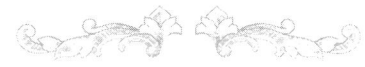

秦汉经方医学形成考
——追溯仲景之前的经方世界

周登威 著
顾 漫 审

上海科学技术出版社

图书在版编目（CIP）数据

秦汉经方医学形成考：追溯仲景之前的经方世界 / 周登威著. -- 上海：上海科学技术出版社, 2025.5.
ISBN 978-7-5478-7082-2

Ⅰ. R289.2

中国国家版本馆CIP数据核字第2025TH4064号

资助项目：本书出版获"中国中医科学院科技创新工程重大攻关项目——出土简帛医学文献的集结与重释"资助（编号：CI2021A00411）

秦汉经方医学形成考——追溯仲景之前的经方世界
周登威　著
顾　漫　审

上海世纪出版（集团）有限公司　出版、发行
上海科学技术出版社
（上海市闵行区号景路159弄A座9F-10F）
邮政编码 201101　www.sstp.cn
山东韵杰文化科技有限公司印刷
开本 787×1092　1/16　印张 20.75
字数 330 千字
2025年5月第1版　2025年5月第1次印刷
ISBN 978-7-5478-7082-2/R·3223
定价：168.00元

本书如有缺页、错装或坏损等严重质量问题，请向印刷厂联系调换

谨以此书献给我的父母、亲人、师友。

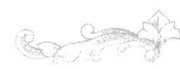

内容提要

本书在全面整理20世纪以来各地出土且目前已公布的秦汉经方类文献的基础上，结合传世的秦汉至隋唐经方类文献，采用医史文献学的研究方法，对秦汉经方医学的形成与源流进行全景式的回顾，尝试勾勒秦汉经方医学的整体图像。

全书由以下九个部分构成：第一部分从经方概念的形成、经方相关概念的考证、经方医学的提出等角度，诠释了经方的性质与经方医学的基本内涵。第二、三部分，以时间为"经"，以地域为"纬"，从纵横两方面，详尽考察秦汉经方医学的历史发展与地域特征。第四部分，从生命观与疾病观等方面，梳理秦汉经方医学的理论基础。第五、六部分，从疾病分类与诊法治法的角度，对秦汉的经方进行主题研究。第七、八部分，聚焦于方剂学的研究。第九部分，对经方医学进行了多方面的思考与探讨。

本书旨在对秦汉经方医学作一全面梳理，以还原仲景之前经方的世界。并通过发掘秦汉简帛经方类文献的精华，溯源传世经方及其理论的形成与发展过程，以彰显早期中医学的成就；亦为理解秦汉至晋唐之际经方医学体系的变革，提供有益的线索。

本书可供从事经方医学或中国医学史研究的专业人士、中医院校师生及广大中医爱好者参考阅读。

序

《天回医简》出版发行快两年了,第一波的研究热潮渐渐退去,其间学者们关注的焦点是文字的再考释。然而,要想读懂《天回医简》,明其医理,用得上,尚有很大的距离,恰如"老鼠拖木锨,大头在后面"。同君登威的合作导师是顾漫研究员,《秦汉经方医学形成考》研究的是"经方"的历史问题。

经方本是一个传世的、不陌生的概念,近世医家尊张仲景《伤寒杂病论》为经方之祖,了无疑义,并以擅用经方为高远。只是因为近几十年考古发现的新材料,特别是《天回医简》的发现,对经方由来的历史及其内涵有不得不再研究之需。

经方之名,是西汉成帝时国家整理旧有之图书的分类名称,是医学图书中的一个门类。加上"医经""房中""神仙",共四大类,构成了西汉时的医学。领衔整理这些医书的是侍医李柱国,经方之名是否为其手定?还是李柱国沿袭原有经方之名实得来?原有的医方是如何整理成为"经方"呢?尚存疑义,文献不足征故也。

医学原本脱胎于三代以来的祭祀文化,三代至春秋,未见独立的医学存在,六经也是如此。故汉人把古代传下来的文献称为"经",动辄言黄帝、神农、伊尹、周公所作,若从祭祀文化那儿论起,倒也是真实不虚。

汉代的各种学问基本还是官守的,医学与医书也不例外。汉代开国后,陆续开始立五经,并分别立了博士官,这些都是皇帝的意志。医学立医经、经方,也是皇帝说了算,只是没有立博士官。我在《从〈天回医简〉看汉晋医经的编撰》一文中曾提出:"三代至春秋,祭祀文化在相当长一个时期是主流的文化,经学产生之前,有事要问卜;三代以后,诸如易、诗、书、礼、乐、春秋各类学问的形成、成熟,使主流文化发生转移,有事不再问卜。中国的各种学问,乃王官之守;经与经学的确立,出于王官;经学的传播,依赖经师。医经的发生,出于战国,广见于西汉。战国至西汉,传播医经的有长桑君、秦越人、公乘阳庆、淳于意等。西汉刘向等奉诏整理国家图书,设'医经'为一大类,有黄帝、扁鹊、白氏三家。医经的确立,标志着医走出了巫的时代,传授医经的经师,有了解释生命与疾病的话语权。自西汉始,形成了医经之学。"(《成都中医药大学学报》,2024)

经方称"经",是因其附属于医经的缘故。《汉志·医经小序》说:"医经者,原人血脉、经落(络)、骨髓、阴阳、表里,以起百病之本,死生之分,而用度针、石、汤、火所施,调百药齐和之所宜。"这段话一直读而不知其义。今得益于成都天回汉墓医简的发现,始知大概。其中"医经者,原人血脉、经落(络)、骨髓、阴阳、表里",其义见于《脉书·上经》;"以起百病之本,死生之分",其义见于《脉书·下经》;"用度针、石、汤、火所施,调百药齐和之所宜",其义见于《反理》《刺数》《和齐汤法》。

那么,经方之前的医方是些什么方呢?周君在文中已有细致的讨论。较为翔实的材料见司马迁《史记·扁鹊仓公列传》。内中称"禁方""禁方书""禁书""方""古传方",方与法往往混言不别。如:"庆有古先道遗传黄帝、扁鹊之脉书,五色诊病,知人生死,决嫌疑,定可治,及药论书,甚精。我家给富,心爱公,欲尽以我禁方书悉教公。"上面所举"黄帝、扁鹊之脉书"等,皆统名之曰"禁方书"。下面又接着说:"臣意即避席再拜谒。受其《脉书》'上下经''五色诊''奇咳术''揆度''阴阳''外变''药论''石神''接阴阳禁书',受读解验之,可一年所。"从"《脉书》上下经"到"接阴阳",皆名之为"禁书"。

今天的人们比较有眼福,受益于考古工作者们科学精致的工作,见到了数量可观的出土医学文献。综合起来,大概就是上述的"禁方书"了。医方类的书自然在其中,然而精疏不一,精致的当属天回汉墓出土的《和齐汤法》了。侍医李柱国大概就是在《和齐汤法》《脉书·下经》的基础上,把医方从"禁方书"中分离出来,别为"经方"一类。医经还遵循着"以人类书"的原则,经方则难以做到了。经方十一家中,多以病名分类,一家竟多至二三十卷,不知是如何去其复重的。影响到后来,有张仲景的《伤寒杂病论》,有《千金要方》《外台秘要》,有《太平惠民和剂局方》,以至于今日中国的制药老字号们。他们遵循"古方无不效耳"的宗旨,始终保持二百个方左右,可通治一切疾病,这大概就是经方的精髓吧。

说上面这些话,意在表明经方这个问题实在太重要了。若能透过经方窥见先秦秦汉医学的变革,汲取前人的智慧,指导当下的生活和医疗实践,就十分有意义了。

  我的老师是张灿玾先生,他是山东中医药大学建校时从民间选拔上来的第一批教师。先生一生最大的爱好是读书、买书,攒下来的书有五六千册之巨,这些都是从牙缝里挤出来的。先生业医执教,尤致力于古籍整理之学,20世纪60年代就在校内开设了中医文献研究室,1985年创建了中医文献研究所。余1980年跟随先生读研究生,自然也以古籍整理为方向。1984年先生嘱余赴北京师范大学专修训诂学。1987年,由先生举荐,余赴沈阳拜史常永先生为师,学习古籍整理。灿师治学严谨,常师为学敏捷。今两位先生都已作古了,但他们钟爱的事业后继有人,周君登威便是其中之贤者。今值此著作整理付梓之际,嘱余作序,今不揣谫陋,略序片语,以襄师生之谊。

柳长华
于成都·中国出土医学文献与文物研究院
2024年9月19日

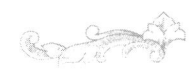

前言

经方是祖国传统医学的重要组成部分之一，是中国古代科学的瑰宝。在现代医学日新月异发展的今天，世界上许多传统医学已相继衰亡，然中医经方却历经数千年而不衰，至今仍生机勃勃地屹立于世界医学之林，在当代的医疗实践中亦发挥着重要作用，愈发激起人们的好奇与关注，与之相关的研究则是层出不穷、方兴未艾。祖国传统医学发源于先秦，其理论体系主要形成于战国到秦汉时期，经方及其理论体系亦创始于这一时期。

既往由于秦汉乃至先秦医学文献的散佚和缺失，仲景之前的经方医学存在着相当多的疑案，经方医学的形成过程始终处于迷雾之中。幸运的是，自20世纪以来，全国各地陆续出土了大量医学相关的简牍或帛书，揭开了一个封存于地下的医学宝藏，对于包括经方医学在内的中医学术史研究产生了重大而深远的影响。

出土的秦汉医学文献，呈集中式发现的有马王堆简帛医书、张家山竹简《脉书》《引书》、甘肃武威医简、成都天回医简、荆州胡家草场简牍医方、北大秦简《病方》、北大汉简医方。散见的含有经方的出土简牍，则有清华战国竹简、里耶秦简、周家台秦简、敦煌汉简、居延汉简、地湾汉简、悬泉汉简、张家界古人堤简牍、尚德街东汉简牍、天长纪庄木牍、乌程汉简等。这些出土医书的名称，虽不见于《汉书·艺文志》及其他史志目录，但如果按照《艺文志》的分类标准，皆应属于"方技略"（即医学类）。《艺文志》"方技略"，由医经、经方、房中、神仙四家组成。这些出土的方技类简帛，尤以"经方"为其大宗，为研究秦汉经方医学的形成与发展，提供了难得的新材料。

本书在全面整理20世纪以来各地出土且目前已公布的秦汉经方类文献的基础上，结合传世的秦汉至隋唐经方类文献，采用医史文献学的研究方法，对秦汉经方医学的形成与源流进行全景式的回顾，尝试勾勒秦汉经方医学的整体图像。主体内容由以下九部分构成。

第一部分从经方概念的形成、经方相关概念的考证、经方医学的提出等角度，诠释了经方的性质与经方医学的基本内涵。

第二、三部分，以时间为"经"，以地域为"纬"，从纵横两方面，详尽考察秦汉经方医学的历史发展与地域特征。得益于大量秦至西汉时期的医学文献的出土，经方医学在这一段时期的概貌与发展脉络，已相对清晰。东汉时期的经方类文献，考古发现的数量较少。武威医简代表了东汉初年经方医学的面貌，《伤寒杂病论》代表了东汉末年经方医学的水平，但由于东汉中叶的文献不足，经方医学在这一时期的关键发展变化还无法还原。在地域特征方面，出土于荆楚一带的秦汉经方类文献为数最多。楚人尚巫，故常用巫祝治病，荆楚经方类文献也体现出"尚巫"思想。荆楚一带气候潮湿，故此地的医学文献似亦更多关注"治湿""治水"；属于燕齐一系的文献——天回医简《脉书·下经》"汤液疾病"与《和齐汤法》，理论性较强，且自成体系；秦蜀一带的出土医学文献，是目前所见最早记载"伤寒"及其治疗的文献，大体上以药方为主，理论性质的内容较少，体现了崇尚实用的特点。

第四部分，从生命的基本物质、外部组织结构、内部脏腑等角度，梳理秦汉经方医学的生命观；并从病因、病位、病性、疾病传变等角度，探究秦汉经方医学的疾病观。生命观与疾病观，构成了秦汉经方医学的理论基础。

第五、六部分，则是从疾病分类与诊法治法的角度，对秦汉的经方进行主题研究。出土秦汉经方类文献中对疾病的分类，蕴含着早期医家对疾病认知的思维模式。其中"肤、肉、骨、气、血"分类模式以及脏腑分类模式，是秦汉医家认知疾病的两种视角，亦是秦汉经方的主要分类体系。在诊法方面，经方医学早期诊疗疾病的模式主要是运用望诊、问诊及触诊，通过患者外在的症状表现，来诊断与鉴别疾病。东汉中后期，则引入脉学来指导经方的临证施用。在治法方面，有刚柔与水火之剂，及治风、补益、降气、下法、汗法、吐法、清法、消法等不同的治法，每一类治法皆有其代表方剂。

第七、八部分，聚焦于方剂学的研究。分别从本草与经方的关系、本草理论、配伍与制方、制方的指导思想等角度，对秦汉经方的配伍与制方理论进行初步探索；进一步通过对比出土秦汉经方与传世方书，发现秦汉时期的经方并没有完全失传，其精华已悄然汇入经方医学的历史长河，滋养着后世经方的发展创新。出土经方重要性的一个体现，恰恰在于其与传世经方是一脉相承的，从而为印证中华文明的源远流长、从未中断,提供了医学上的证据。

第九部分,对经方起源、经方医学与经脉医学及导引医学的关系、出土秦汉简帛医药文献与《神农本草经》《金匮要略》《伤寒论》之间的关系,以及秦汉经方医学对后世的影响等相关学术问题,进行了思考与讨论。

本书旨在对秦汉经方医学作一全面梳理,以还原仲景之前经方的世界。并通过发掘秦汉简帛经方类文献的精华,溯源传世经方及其理论的形成与发展过程,以彰显早期中医学的成就;亦为理解秦汉至晋唐之际经方医学体系的变革,提供有益的线索。

书稿成于笔者在中国中医科学院中国医史文献研究所从事博士后研究工作期间(2021—2023年),是在合作导师顾漫研究员指导下完成的出站报告基础上修订而成。出站报告的写作过程中,蒙肖永芝研究员、万芳研究员、王凤兰研究员、柳长华教授、肖相如教授、黄煌教授、史欣德教授、庞博教授、张雷教授、赵怀舟教授、何振中老师、周琦老师、刘阳老师、罗琼老师、田博老师、吴新明老师等诸多师长提出修改意见。在付梓之际,胡天祥博士、张逸雯博士、王娇博士、闫敏敏博士、翁晓芳博士、郑若羲博士、杨舒婷博士及上海科学技术出版社辛苦给予完善、校对、编辑。此外,意达老师用心设计了精美的封面。柳长华教授不以书稿文鄙理疏,而欣然赐序。在此一并感谢!

希望在胡家草场简牍医方、北大汉简医方全部简文公布后,可以再次补充本书稿。

笔者能力水平与时间有限,书中错误一定不少,望读者多加指教,以便今后修改提高。

周登威

2024 年 9 月

凡例

（1）出土经方类文献有墓葬年代、抄写年代、成书年代之分，而三者经常出现不一致的情况。如马王堆医书《五十二病方》，墓葬年代是公元前168年，但根据书写体例与内容，发现其抄写年代约是公元前300年至前200年，而其成书年代可能更早。这种情况给厘定出土文献的时代划分带来很多困难。本书解决思路是根据考古学的研究成果，成书年代较为明确者，以成书年代为准；成书年代不明者，以抄写年代为准；抄写年代不明者，以墓葬年代为准。

（2）秦汉之际，各地区经济、文化交流频繁，医家亦常有跨区域流动，导致部分出土经方类文献的墓葬地点与成书或抄录地点不一致。如天回医简《治六十病和齐汤法》（下文简称《和齐汤法》），虽然墓葬地点是四川成都天回镇，但其简文多见齐语词汇与古齐国地名，研究人员推断这部分医简成书并抄录于齐地（今山东），西汉文帝以后传入蜀地。这种情况对于文献的地域划分造成一定难度。本书解决思路是参考考古学的研究成果，成书或抄录地点较为明确者，以成书或抄录地点为划定标准；成书或抄录地点不明者，以墓葬地点为划定标准。如《和齐汤法》则据其成书、抄录地点，归入燕齐一系的医学文献。

（3）部分海外回归的含有医药文献的秦汉竹简，墓葬地点与墓葬年代皆不可考。如清华大学藏战国竹简、北京大学藏秦简牍和西汉竹书等，已不可能还原其出土地点并考察其墓葬年代。这种情况对于本研究颇为不利。本书解决思路是根据其文献内容与相关研究成果，大体推断其入葬地点与年代。

（4）出土秦汉经方类文献之中，药方与巫祝方多并存。本书研究对象是以药物为主要治疗手段的药方，故巫祝方及其他非药物疗法（如纯物理疗法）的医方，暂不列入研究范围。

（5）释文外加方框如 字，表示简文笔划缺失，据残笔或上下文例尚可辨释的字;□表示不能辨识的字;☒表示竹简残断造成文字脱失;【 】表示补出的缺文;( )表示古字、异体字、通假字等注明的通行字;〈 〉号表示简文中误写的字,随文注出的正字;〚 〛表示原简脱文,根据文义拟补的字。本文引用出土简帛文献,删去了原文中的勾识、重文等符号及简号等,保留了原释文及括注的通行字,特此说明。

目 录

第一章 经方的形成及经方医学的提出 / 1
第一节 经方的形成 / 1
一、释"经" / 2
二、释"方" / 2
三、经方的性质 / 3
第二节 经方相关概念考 / 5
一、汤液醪醴 / 5
二、毒药 / 7
三、禁方 / 10
第三节 经方医学的提出 / 12

第二章 秦汉时期经方的历史发展 / 16
第一节 西汉之前经方类文献 / 16
一、殷商甲骨中的医药 / 16
二、西周《山海经》中的药物 / 17
三、战国《周礼》中的医药理论 / 20
四、清华战国竹简《病方》 / 22
五、阜阳《万物》 / 23
六、周家台秦简《病方及其他》 / 26
七、北大秦简《病方》 / 28
八、里耶秦简医方 / 34
第二节 西汉初期经方类文献 / 36

一、《五十二病方》《养生方》《杂疗方》　　/ 37
　　二、张家山《脉书》经方类疾病　　/ 41
　　三、《史记·扁鹊仓公列传》中的药方　　/ 45
　　四、天回医简《脉书·下经》经方类疾病　　/ 47
　　五、天回医简《和齐汤法》　　/ 49
　　六、胡家草场简牍医方　　/ 56
　　七、天长纪庄汉简医方　　/ 60

第三节　西汉中后期经方类文献　　/ 61
　　一、北大汉简医方　　/ 61
　　二、敦煌汉简医方　　/ 63
　　三、肩水金关汉简医方　　/ 64
　　四、额济纳汉简医方　　/ 65
　　五、居延旧简中的医方　　/ 65
　　六、居延新简中的医方　　/ 66
　　七、地湾汉简医方　　/ 67
　　八、《汉书·艺文志》经方十一家　　/ 68
　　九、《经方颂说》　　/ 72
　　十、《列仙传》中的药方　　/ 72
　　十一、《范子计然》中的药物　　/ 73

第四节　东汉初期经方类文献　　/ 73
　　一、武威医简　　/ 74
　　二、悬泉汉简医方　　/ 77
　　三、《黄帝内经》中的药方　　/ 78
　　四、《神农本草经》　　/ 79

第五节　东汉中后期经方类文献　　/ 81
　　一、张家界古人堤简牍医方　　/ 81
　　二、湖南尚德街木牍医方　　/ 82
　　三、乌程汉简医方　　/ 84
　　四、《四民月令》中的药方　　/ 85

五、伊尹《汤液》 /87
　　　六、《华佗传》中的药方及《华佗方》 /89
　　　七、《伤寒杂病论》 /93
　　　八、《雷公药对》 /93
　　　九、《本草经集注》中的药方 /96
　第六节　秦汉时期经方类文物 /97
　　　一、南越王五色石 /97
　　　二、巨野红土山丹丸 /97
　　　三、洛阳汉墓仙药 /98
　　　四、镇墓瓶中的五石方 /98

第三章　秦汉经方医学的地域特征 /102
第一节　长江中下游——荆楚一系 /103
　　一、地域及文化特点 /103
　　二、荆楚经方类文献及特征 /105
第二节　黄河下游——燕齐一系 /106
　　一、地域及文化特点 /106
　　二、燕齐经方类文献及特征 /108
第三节　黄河中上游——秦蜀一系 /108
　　一、地域及文化特点 /109
　　二、秦蜀经方类文献及特征 /109
第四节　秦汉医药在不同地域间的流传 /113

第四章　秦汉经方医学的生命观与疾病观 /116
第一节　生命观 /116
　　一、生命的基本物质 /116
　　二、机体外部组织结构 /121
　　三、机体内部五脏六腑 /124
第二节　疾病观 /127

一、病因 /127
　　　二、病位 /137
　　　三、病性 /140
　　　四、传变 /141

第五章　秦汉经方医学的疾病与方剂分类 /145
第一节　一级病症与二级病症 /145
第二节　二级病症的主要分类模式 /146
　　　一、"肤、肉、骨、气、血"分类模式 /146
　　　二、脏腑分类模式 /149
第三节　常见病症的分类与治方 /150
　　　一、风病的分类与治方 /150
　　　二、痹病的分类与治方 /154
　　　三、疸病的分类与治方 /158
　　　四、瘅病的分类与治方 /159
　　　五、瘕病的分类与治方 /161
　　　六、癃病的分类与治方 /166
　　　七、蹶病的分类与治方 /167
　　　八、疝病的分类与治方 /168
　　　九、水病的分类与治方 /170
　　　十、胀病的分类与治方 /172
　　　十一、妇人病的分类与治方 /175

第六章　秦汉经方医学的诊法与治法 /180
第一节　秦汉经方医学的诊法 /180
　　　一、早期望诊问诊为主 /180
　　　二、后期脉诊融入经方体系 /182
第二节　秦汉经方医学的治法与方剂 /183
　　　一、刚柔/水火之剂 /185

二、治风法　　/187
　　三、补益法　　/189
　　四、降气法　　/191
　　五、下法　　/195
　　六、汗法　　/196
　　七、吐法　　/201
　　八、清法　　/202
　　九、消法　　/205

第七章　秦汉经方医学的配伍与制方　　/208
第一节　本草与经方的关系　　/208
第二节　本草理论　　/210
　　一、药物形态　　/210
　　二、药物颜色　　/210
　　三、药物味道　　/211
　　四、药物四气　　/212
　　五、药物毒性　　/213
　　六、药物采收时节　　/214
　　七、药物产地　　/216
　　八、药物三品分类　　/218
　　九、药物"归部"　　/219
第三节　配伍与制方　　/221
　　一、本草配伍　　/221
　　二、制方方法　　/222
　　三、制方结构　　/233
第四节　制方的指导思想　　/234
　　一、万物含精　　/234
　　二、和实生物　　/236

第八章　出土秦汉经方在后世的传承与发展　/240
第一节　《五十二病方》与传世经方　/240
第二节　《和齐汤法》方与传世经方　/243
第三节　武威医简方与传世经方　/266
第四节　其他出土经方与传世经方　/276

第九章　对于经方医学的思考与探讨　/282
第一节　经方的多元起源　/282
　　一、与巫术有关　/282
　　二、与饮食有关　/285
　　三、与初步的医疗实践有关　/288
第二节　三世医学之间的关系　/289
　　一、彼此独立　/289
　　二、以气相通　/291
　　三、相互融合　/291
第三节　出土秦汉简帛医药文献与《本经》《伤寒》《金匮》的关系　/294
　　一、与《本经》的关系　/294
　　二、与《金匮》《伤寒》的关系　/294
第四节　秦汉经方医学对后世的影响　/304
　　一、确立方书编写体例　/304
　　二、开创辨病论治模式　/306
　　三、蕴含辨证论治雏形　/307
第五节　余论　/308

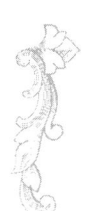

第一章
经方的形成及经方医学的提出

秦汉时期的经方,在经方医学发展过程中有极其重要的地位。研究经方,首先要厘清"经方"这一概念是如何形成的,以及与"汤药""醪醴""毒药""禁方"等相似概念之间的联系与区别,从而归纳出秦汉时期经方的特征,明确"经方医学"这一概念提出的意义。

第一节 经方的形成

目前资料显示,西汉中叶之前的医学文献并无"经方"之名。"经方"一词首见于《汉书·艺文志》(下文简称《汉志》),《汉志》是东汉班固(32—92年)根据西汉末年刘向(前77—前6年)、刘歆(前50—23年)《七略》增删改撰而成。刘向奉命领校群书时,搜集图书后,先分辨来源;以中书为底本参校众书,接着定著篇章,进而校雠文字、确定书名、撰作书录①。《七略》中的《方技略》由侍医李柱国负责整理,其在整理方技时,也是遵循上述流程与方法。

在整理过程中,李柱国对部分医学文献进行了重新命名。如《方技略》中的"医经",即是对出土《脉书》类文献的概括②。然近年来出土大量秦汉时期的经方类文献,却无作者与书名。这些经方类文献,亦是李柱国整理方技的一部分。所以在"确定书名"环节,需拟定"书名",诚如余嘉锡指出:"《汉志》于不知作者之书,乃别为之名。"③针对这些无作者与书名的经方类文献,李柱国

---

① 邓骏捷.刘向校书考论[M].北京:人民出版社,2012:2.
② 柳长华,顾漫,周琦,等.四川成都天回汉墓医简的命名与学术源流考[J].文物,2017(12):58-69,1.
③ 余嘉锡.古书通例[M].上海:上海古籍出版社,1985:33.

新定"经方"一名。

一、释"经"

《说文解字》(下文简称《说文》):"经,织从丝。"织布机或编织物上的直线,称为"经"。书籍称"经",或许是因为古代以丝织物或其他物品编成绳子,用以编连竹简成为书册而得名。1930—1931年内蒙古居延遗址出土东汉永元(93—95年)时期的器物簿,学界命名为"永元器物簿"。这份器物簿,保持有东汉时期竹书的原状。其木简用麻绳编联如经线相贯,合于《说文》所释"经"字之意。

"经",后被加以引申为有特殊价值、被尊为典范的著作,如《庄子·天运》把"《诗》《书》《礼》《乐》《易》《春秋》"六种书籍,称之为"六经"。《荀子·劝学》云:"始乎诵经,终乎读礼。"刘勰《文心雕龙·宗经篇》总结说:"经也者,恒文之至道,不刊之鸿教也。"李柱国以"经"命"方",暗示其所整理的医方,具有典范性。

二、释"方"

当代学者季旭昇《说文新证》引用裘锡圭的观点,说:"'方'是'亡'(锋芒之芒的本字)的分化字,用以表示'方圆'之'方'";"方""亡"二字声近韵同。《说文》言"并船也"之"方",或为"汸"①。故《说文》"方者,并船也,象两舟总头形"一义当为言"汸",而方之本义是表"方圆"之"方"。

"方圆"之"方"有规矩之意。经方用药疗疾,需遵循一定的规矩与法度。《史记·扁鹊仓公列传》记载仓公以"《论药法》《定五味》及《和齐汤法》"等书,传给弟子太仓马长冯信。《论药法》《和齐汤法》属于"经方家"类文献,"药法""汤法"之"法",一是说明用药与制剂自有其方法;二是强调用药与制剂需遵守一定的规范。《汉志》"经方十一家"著录《汤液经法》,此书已亡佚。20世纪敦煌莫高窟发现有《辅行诀脏腑用药法要》(下文简称《辅行诀》)一书。据《辅行诀》记载,此书是南北朝医家陶弘景摘录《汤液经法》而成。《辅行诀》中对《汤液经法》描述到:"商有圣相伊尹,撰《汤液经法》三□,为方亦三百六十首。上品上药,为服食补益方者,百二十首;中品中药,为疗疾祛邪之方,亦

---

① 季旭升.说文新证[M].福州:福建人民出版社,2010:12.

百二十首;下品毒药,为杀虫辟邪痈疽等方,亦百二十首。凡共三百六十首也。实万代医家之规范,苍生护命之大宝也。"①《辅行诀》所言《汤液经法》或许并非《汉志》所录《汤液经法》,但二书书名相同,暗示二书有一定的渊源关系。而由《辅行诀》所论伊尹《汤液经法》为"万代医家之规范"之言,不难窥测《汤液经法》及"经方"的规范之意。

"方"还有"方以类聚"之意,即同类事物相聚一处。经方多是以功效相近(同类)的药物组合成复方,以治疗对应的病症(详见下文"以类制方"部分)。

方,亦有"道"的含义。《庄子·则阳》言"道之为名,所假而行。或使莫为,在物一曲,夫胡为于大方",同书《天下》云"天下之治方术者多矣",成玄英疏:"方,道也。自轩顼已下,迄于尧舜,治道艺术方法甚多。"中医学的特点是道术相依,医道与医术相辅相成,道无术不行,术无道不久。经方作为方技四家之一,其施方用药背后,亦蕴含中华民族认识生命与疾病的智慧——医道。

三、经方的性质

"经"有典范性,"方"有规范性,"经方"一名,内蕴典范与规范之义。西汉中后期,汉武帝"罢黜百家,独尊儒术",立《诗》《书》《礼》《易》《春秋》五经博士。这五部书,成为具有官方性质的法定经典。李柱国奉国家命令整理医书,比附儒家五经,将《脉书》类文献定为"医经",将药方类文献定为"经方",亦是表明这些医书是官方指定的医学经典,故《方技略》最后总结说:"方技者,皆生生之具,王官之一守也。太古有歧伯、俞拊,中世有扁鹊、秦和,盖论病以及国,原诊以知政。汉兴有仓公。今其技术晻昧,故论其书,以序方技为四种。"②此如章学诚所论:"任(任宏)、李(李柱国)二家,部次先后,体用分明,能使不知其学者,观其部录,亦可了然而窥其统要,此专官守书之明效也。"③汉以前,中国的学问,"官守"是其纲纪,方技亦为"王官之一守",经方作为方技四家之一,亦属"官守"之学。李柱国命名"经方",自然表明经

---

① 陶弘景.辅行诀五藏用药法要传承集[M].张大昌,钱超尘整理.北京:学苑出版社,2008.12.
② 中华书局编辑部.二十四史简体字本 汉书[M].北京:中华书局,2000:1398.
③ 王重民.校雠通义通解[M].上海:上海古籍出版社,1987:48.

方具有"典范性"与"官方性"①。

《广雅》言:"经者,常也。""经方"是常用之方,"经方"也有经验性与有效性的一面。出土医学文献中的部分药方,常附有"验""良""令""精""尝试""已试"等说明:

> 治弱(溺)不利,脬盈者方。取枣穜(种)粗屑(屑)二升,葵穜(种)一升……药尽更为,病巳(已)而止。<u>令</u>。

> 治胕廉。夏日取堇叶,冬日取其木〈本〉,皆以甘〈口〉沮(咀)而封之。干,辄封其上。<u>此皆巳(已)验</u>。

> 治蚖方。煮鹿肉若野彘(彘)肉,食之,歆(歠)汁。<u>精</u>。(以上出自《五十二病方》)

> 治久咳上气,喉中如百虫鸣状,卅岁以上方:茈胡、桔梗、蜀椒各二分,桂、乌喙、姜各一分……<u>甚良</u>。(武威医简)

东汉王充在《论衡·须颂篇》记载类似的事实。其云:

> 今方板(技)之书,在竹帛无主名所从生出,见者忽然,不卸(御)服也;如题曰"甲甲某子之方"若言"<u>已验尝试</u>",人争刻写,以为珍秘。

"令""良""精""已试/验"等,是表示药效良验的一般说法,这部分药方也是构成《方技略》中"经方"的一部分。张舜徽亦已指出:"经方者,谓常用之验方也。"②

李柱国提出"经方"之名后的很长一段时间内,"经方"并非唯一通称。如陈寿《三国志·华佗传》记载华佗"精方药,其疗疾,合汤不过数种";仲景在《伤寒杂病论》中说"相对斯须,便处汤药";《针灸甲乙经》皇甫谧序云"伊尹以亚圣之才,撰用《神农本草》以为汤液……仲景论广伊尹汤液为数十卷,用之多验。"陈寿、张仲景、皇甫谧等人或称"方药"或言"汤药"与"汤液",并不言"经方"。唯有《华阳国志》(348—354年)记载:"李助多方,以兹立称。助,字翁君,涪人也。通名方,校医术,作《经方颂说》,名齐郭玉。"李助"校医术,作《经方颂说》",与李柱国的身份颇多重合,二者是同一个人的可能性较大。

---

① 李零先生认为:古代的"方"往往与"经"相附,故称之为"经方"(见《中国方术考·数术方技之书的分类》)。此可备一说。

② 张舜徽.汉书艺文志通释[M].武汉:湖北教育出版社,1990:294.

晋唐之后,经方的"典范性"与"官方性"逐渐消失,泛化为经验方的统称。金元之后,张仲景成为"医圣",仲景书成为中医的"经书",仲景方则成为"经方"专属;此观点一直影响至今。所以秦汉时期的经方与目前的经方,其内涵与特征并不相同。详细论述,见笔者《经方概念的形成与演变》①一文。

第二节 经方相关概念考

秦汉时期,汤液、醪醴、毒药、禁方等概念与经方有密切关系,需加以梳理辨析。

一、汤液醪醴

"汤液"与"醪醴"是以五谷为主加工成的汁液。出土秦汉医药简帛及传世秦汉医学文献中,有题名为"醴""汤""醪"的药方,详细记载了秦汉时期"汤液"与"醪醴"的制剂过程。如:

<u>治汤</u>,取黍米四斗,善炊,贲(馈)而勿孰(熟);令两男婴儿、两女婴儿噍(嚼)之,直(置)盆中,沃以水四斗,挠,济取其汁;置四升釜中,加余(馀)汁上,炊令至四升侧,济取亓(其)汁,歙(饮)之。已歙(饮)而卧,令人摩(摩)身之不用者。(《和齐汤法》)

伯高曰:补其不足,泻其有余,调其虚实,以通其道,而去其邪。饮以半夏汤一剂,阴阳已通,其卧立至。黄帝曰:善。此所谓决渎壅塞,经络大通,阴阳得和者也。愿闻其方。伯高曰:其<u>汤</u>方以流水千里以外者八升,扬之万遍,取其清五升煮之,炊以苇薪,大(火)沸,置秫米一升,治半夏五合,徐炊,令竭为一升半,去其滓,饮汁一小杯,日三,稍益,以知为度。故其病新发者,复杯则卧,汗出则已矣;久者,三饮而已也。(《灵枢·邪客》)

<u>治寒热咳醪</u>。取款冬、菀各百只,则(煎)五十果(颗),牛䣛(膝)大把;煮以水九斗,令三费(沸),济亓(其)汁;露之一宿,清徵(澂),以渍麦鞠(曲)四斗,封涂之。八日,济取亓(其)汀,为炊<u>稻米、黍米</u>相半七斗,酿之一宿;炊六斗,酿之一宿;炊五,酿之一宿;炊四斗,酿之一宿;炊

---

① 周登威,顾漫.经方概念的形成与演变[J].中医药文化,2022,17(1):10.

三斗,酿之一宿。取姜十果(颗),圭(桂)五尺,蜀栎(椒)、少辛各一升,缓裹以毂,与再酿俱入。初食一升,衰益,以知每〈毒〉为齐(剂)。(《和齐汤法》)

【为】醴:为醴,取黍米、稻米□【□□□□□□□□□□□□□□□□】稻醴孰(熟),即诲(每)朝厌欴(歠)【□□□□】□更□(马王堆帛书《养生方》)

《和齐汤法》"治汤"方,是将黍米炊煮成饱胀而未熟的状态,嚼碎后加水搅拌,取汁再煮,内服或外摩治疗"身之不用"。《灵枢·邪客》"半夏汤"则是取流水,扬之万遍,大火煮沸,加入秫米与半夏,再小火煎煮而成,治疗失眠。故"汤"方,多是用五谷煎煮而成。

《和齐汤法》治寒热咳嗽的"醪"方,用款冬花、紫菀、牛膝、附子煮成的汁,加入麦曲密封 8 天,再加入稻米、黍米,反复发酵 5 天,最后加入姜、桂、蜀椒、细辛。马王堆帛书《养生方》的"醴"方,虽残损较甚,但简文显示也是用到黍米、稻米。所以"醴"方,多是以五谷发酵成。《吕氏春秋·孟春纪》"本生"篇曰"其为饮食酏醴也,足以适味充虚而已矣",汉代高诱注说:"醴者,以蘖与黍相体,不以曲也,浊而甜耳。"①《说文》云:"醴,酒一宿孰也。"观此,"醴"类似五谷发酵而成的甜酒。

《素问·汤液醪醴论》有云:"黄帝问曰,为五谷汤液及醪醴奈何? 岐伯对曰,必以稻米,炊之稻薪,稻米者完,稻薪者坚。"②《素问》的整理者也明确指出,汤液及醪醴需用五谷制作。关于汤液、醪醴的制剂记载,出土文献与传世文献,足以相互印证。

"汤液"与"醪醴"在制作方法上,稍有不同。汤液是用五谷或更加入药物煎煮而成;而"醪醴"则是用五谷或更加入药物煮熟后发酵而成。清末学者张骥也曾指出"煎煮后未加酝酿者为汤液;煎煮后加以酝酿者为醪醴"③。不过《灵枢·论勇》有"酒者,水谷之精,熟谷之液也"的说法,体现了在古人认识中,五谷汤液与醪醴是有密切联系的。

古人为何强调用五谷(稻米、秫米、黍米)作汤液与醪醴? 杨上善解释说

---

① 许维遹.吕氏春秋集释上[M].北京:中华书局,2009:23-24.
② 黄帝内经素问[M].中医出版中心整理.北京:人民卫生出版社,2012:59.
③ 张骥.汲古医学校注三种[M].王小平,王瑞阳,张淑元校注.赵立勋审校.成都:四川科学技术出版社,1992:10.

"稻米得天之和气,又高下得所,故完。稻薪收伐得时,所以坚实,用饮以为醪醴,可以疗病者也"①;王冰则云"夫稻者,生于阴水之精,首戴天阳之气。二者和合,然乃化成,故云得天地之和而能至完"。在古人的认识里,稻米、秫米、黍米之物得天地之和气而成。而疾病乃身体矢和所致,如《素问·调经论》说"血气不和,百病乃变化而生"。故以得天地之和气的稻米、秫米、黍米配伍特定的药物,加工成汤液与醪醴,即可使身体恢复至自和的健康状态。

秦汉时期的"汤液"与东汉末年张仲景《伤寒杂病论》中的汤方,同中有异。二者相同之处在于将药物置入水中,用火煎煮而成;不同之处在于前者必须用五谷,药物有无皆可;而后者在于必用药物,五谷却非必须。《伤寒杂病论》中的白虎汤、竹叶石膏汤、附子粳米汤、麦门冬汤、桃花汤、甘麦大枣汤等配合使用粳米或小麦的药方,仍保留有汤液之余韵。仲景以降,汤方多指药物加水煎煮成的汁液,已不再强调必须配伍五谷。个中原因,可能与仲景认为"若欲治疾,当先以汤洗涤五藏六府,开通经脉,治导阴阳,破散邪气,润泽枯槁,悦人皮肤,益人气血,水能净万物,故用汤也②"有关。在仲景看来,水有净化万物的作用,用水加工的药汤,可以净化脏腑,益人气血。

二、毒药

"毒药"一词最早见于《周礼·天官》,"亨人、兽医"条载:"医师掌医之政令,聚毒药以共医事。"郑玄注:"毒药,药之辛苦者。"③同卷"疡医"条言:"凡疗疡,以五毒攻之。"天回医简《逆顺五色脉臧验精神》(下文简称《逆顺》)有云"病不裹〈里〉,不可以每〈毒〉药"。

《和齐汤法》中多处提及在服用药方时需"益衰,以知毒为剂":

> 筋治筋痹。酸枣䨅〈覈-核〉、起实各四分,校〈枝〉草、白蔹(蔹)、勺(芍)药、龙累各三分,则(侧)、礜、商律各二分,圭(桂)、䑩(姜),白参、赤参各一分,皆冶,合和,以方寸半匕取药,直酒中酓(饮)之,<u>衰益,以知毒为齐(剂)</u>,日再酓(饮)。禁。

---

① 李克光,郑孝昌.黄帝内经太素校注[M].北京:人民卫生出版社,2005:581.
② 孙思邈.备急千金要方校释[M].李景荣等校释.北京:人民卫生出版社,2014:10.
③ 李学勤.十三经注疏·周礼注疏上[M].《十三经注疏》整理委员会整理.北京:北京大学出版社,1999:107.

治常寒，□□□勺（芍）药、白蔹（蔹）各三，方（防）风、山茱、白茝（芷）各二，则（荝）、礜、商律各一，合和，以清胶完（丸）之，大如起实，旦莫（暮）先餔食，吞五完（丸），衰益，以知毒为齐（剂）。

治寒热。山茱三，小林（椒）二分，厚柎（朴）、少辛、则（荝）、礜、圭（桂）、畺（姜）、桔梗、朱（茱）臾（萸）各一分，合和，以枣膏完（丸）之，大如起实。服吞之，始吞十完（丸），衰益，以知毒为齐（剂）。

治颓（癞）山（疝）。取芪（紫）帚（参）七分，少辛四分，厚柎（朴）二分，杏核中实、圭（桂）、蜀林（椒）、蕉荚各一分，合和。以方寸半刀〈匕〉取药，直（置）温酒中，酓（饮）之。衰益，以知毒为齐（剂）。

亓（其）一曰，治山（疝）。取毂〈榖〉大把二，干姜三果（颗），圭（桂）二尺，勺（芍）药五寸，枣半斗，淳酒三斗，合和。以为三酿，三沸，济取汁，酓（饮）之。日再饮，饮一升。衰益，以知毒为齐（剂）。

治肠山（疝）。取干桼（漆）八，芪（紫）参七，黄芩六，勺（芍）药四，圭（桂）、畺（姜）各二，半夏一，合和。以方寸匕，直（置）酒中，酓（饮）之，日三，以知毒为齐（剂）。

治消渴。凝水、栝蒌各二分，泽舄（泻）一分，冶，合和，以美桼（漆）丸，大如起实。始吞十九〈丸〉，衰益，以知毒为齐（剂）。

西汉扬雄《方言》云："凡饮药傅药而毒，南楚之外谓之瘌，北燕朝鲜之间谓之痨，东齐海岱之间谓之眠，或谓之眩，自关而西谓之毒。瘌，痛也。""毒"即服药过程中所出现诸如嗜睡、头眩等症状。"益衰，以知毒为剂"，是言在服药过程中，慢慢增加剂量，若出现疼痛、昏迷、眩晕等形如中毒征象时，则不可再服药。此与《神农本草经》（下文简称《本经》）所载"若用毒药疗病，先起如黍粟，病去既止，不去倍之，不去十之，取去为度"相吻合。

《黄帝内经》（下文简称《内经》）中多处记载"毒药"，如"毒药治其内，针石治其外""其病生于内，其治宜毒药，故毒药者亦从西方来""当今之世，必齐毒药攻其中，镵石针艾治其外也""毒药攻邪"等。毒药，原意指气性酷烈的药①，又引申为具有作用偏性或毒性的药物。毒药主要是内服，用于攻逐邪气，治疗在内的脏腑病症。

什么药物属于"毒药"？《汉书》记载，霍显（？—前65年）指使女医淳于

---

① 刘钊.出土文献中所见的"毒药"[N].中国社会科学报,2022-02-17(4).

衍以毒药毒害皇后许平君之事：

> 显曰："妇人免乳大故，十死一生。今皇后当免身，可因投毒药去也，成君即得为皇后矣。如蒙力事成，富贵与少夫共之"……衍良久曰："愿尽力。"即捣附子，赍入长定宫。皇后免身后，衍取附子并合大医大丸以饮皇后。有顷曰："我头岑岑也，药中得无有毒？"对曰："无有。"遂加烦懑，崩。①

淳于衍所用的毒药，是附子一类的药物。许皇后生产后服用附子剂，头晕烦闷而亡。

形成于东汉早期的《本经》将药物分为三品，其中"下药一百二十五种，多毒，不可久服，欲除寒热邪气、破积聚愈疾者，本下经"又云"鬼注虫毒以毒药"。"下品"中包含礜石、附子、乌头、半夏、大黄、葶苈、蜀漆、甘遂、大戟、商陆、巴豆等药物。上文所引《和齐汤法》标注有"知毒为剂"的药方中，亦多含有礜石、附子、半夏等。推而论之，出土秦汉药方中，含礜石、附子、乌头、甘遂、大戟、巴豆者，即可视为"毒药"。如：

> 治鼠。取生鼠，剥去亓（其）肠；冶礜，直（置）亓（其）腹中，置之鬵（鬲）中，以一鬵（鬲）盖而涂之，炊以桑薪，三日出而冶之。以方寸匕取药，直（置）温酒一杯中，酓（饮）之，衰益。（《和齐汤法》）

> 治伤歙（饮）方。大戟七分，芫华六分，茈（紫）参五分，茱三分，商律二分，桂一分，合和；以水渍藨，捉取亓（其）汁，以完（丸）药（《和齐汤法》）

> 调中药，药用亭磨〈历〉二分，甘逐〈遂〉二分，大黄一分，冶，合和，以米汁饮一刀圭，日三四饮，癥出乃止。（武威医简）

> 大黄卅二分（蒸之），人参五分，亭磿十六分，防葵八分，防风八分，桔梗八分，玄参五分，白沙参五分，苦参五分，沙参五分，署（蓣）虻三分，姜四分，桂四分，付子二分，甘遂八分（熬），大戟八分（炙），乌喙五分，黄（王）孙五分，卢茹四分，前胡五分，细辛二分，勺药五分，元（芫）华五分（熬令□），巴豆四分（熬令□），杏核中人四分（熬令□），代堵（赭）五分。凡廿六物，皆□冶，□□□□□□和，以蜜丸之，大如梧□□□□不知，稍□□□□□□□□（乌程汉简医方）

---

① 中华书局编辑部.二十四史简体字本 汉书[M].北京：中华书局，2000：2919.

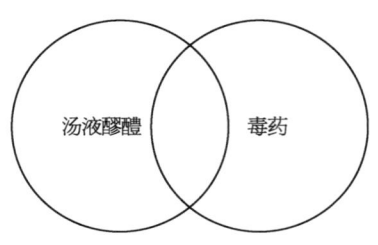

图 1-1 汤液醪醴与毒药的关系

汤液、醪醴是言经方的剂型,与之对应的是丸、散剂等。毒药是言经方的功效峻烈及作用偏性,与之对应的是可以久服的上品上药,即服食类药物①。汤液、醪醴可以是毒药,亦可是服食;毒药可以是汤液、醪醴,亦可是丸、散。汤液、醪醴与毒药是对经方不同角度的描述,彼此交叉但不重合,二者的关系如图(图 1-1)。

三、禁方

秦汉时期有"禁方"的概念,需与"经方"加以区分。

禁方见于《史记·扁鹊仓公列传》。长桑君与扁鹊出入十余年后"呼扁鹊私坐,间与语曰:'我有禁方,年老,欲传与公,公毋泄。'扁鹊曰:'敬诺'"②。仓公淳于意两次得到禁方。其一是公孙光将所得妙方全部传给了仓公,并告诫仓公"毋以教人所传"。仓公答曰:"得见事侍公前,悉得禁方,幸甚。意死不敢妄传人。"其二是高后八年(前180年),仓公受师同郡元里公乘阳庆。阳庆使仓公"尽去其故方,更悉以禁方予之"。

长桑君传扁鹊的禁方含有上文所定义的经方。如扁鹊诊疗疾病时广泛使用"汤熨""酒醪""汤"等。

《史记》记载公孙光以善为古传方而闻名,目前出土简帛经方有题名为"公孙方"或"公孙君方"者:

> 已人身及四支(肢)挛䐱(屈)不可信(伸)者方。取新金盂以盛美醯,盂生青,即取盂生青善臧(藏)之;取大如桃,即有病挛䐱(屈)不信(伸),以青摩之。有(又)可以治面痹,以傅之。<u>公孙方</u>。(《和齐汤法》)

> 樊(矾)石二分半,禹余量(粮)四分,蘖米三分,厚朴三分,牡曲三分,黄芩七分,凡六物,皆治,合和,丸以白密(蜜)丸,大如吾(梧)实。旦吞七丸,餔吞九丸,莫(暮)吞十一丸,服药十日,知,小便数多,廿日愈(愈)。<u>公孙君方</u>。(武威医简)

这两首经方,可能是公孙光所传。此从侧面证实《史记》所言"公孙光善

---

① 何振中.服食[M].北京:宗教文化出版社,2022:7.
② 中华书局编辑部.二十四史简体字本 史记[M]北京:中华书局,2000:2143.

为古传方",非是虚言。公孙光所传仓公的禁方中,亦必含有经方。且公乘阳庆所传仓公医籍中有《药论》等属经方性质的医书。

不过公孙光、公乘阳庆所传禁方,显然还有属于医经、祝由等性质的医书。如公孙光传仓公《化阴阳》及《传语法》等,可能属于房中或巫祝性质的医书。公乘阳庆传使仓公"尽去其故方,更悉以禁方,传黄帝、扁鹊《脉书》",《脉书》属于医经性质的医书。廖育群从"战国前无私人著书"的角度,考察"禁"字有禁域之义;长桑君的"禁方"可能是指正统、正宗医学,并非狭义"方书"(药方),而是广义之"方"(医学),其中包括诊法、经脉等①。笔者赞同此说。

秦汉时期,"禁方"一词并不限于医家专用。如《史记·孝武本纪》记载:"如大见数月,佩六印,贵振天下,而海上燕齐之间,莫不搤捥而自言有禁方,能神仙矣。"②此禁方当是燕齐方士的方术概念。

李柱国校方技时,对医书进行分门别类,将"医经""经方""神仙""房中"独立命名,"禁方"的范围逐渐缩小,《方技略》中已无专以"禁方"为书题者。

"禁方"有"毋泄""不敢妄传"的性质。如武威医简中的部分药方后有"千金不传""禁不传也""禁,勿忘(妄)传也"等语。传世文献《内经》亦云:"传非其人,慢泄天宝""非其人勿教,非其真勿授""得其人乃言,非其人勿传"等。但"禁方"并非不能传他人,而是强调"非其人勿传",如长桑君传禁方于扁鹊;公孙光、公乘阳庆传禁方于仓公。李建民已指出:"禁方不能泄露、不得妄传的禁令,不是不传、不教,而是得其人所传。"③

罗琼等④通过研究《治六十病和齐汤法》中的"禁方"发现出土方书中存在注明"禁"的药方,提出汉代所谓"禁方"的概念可能类似于现代的"处方药",是需要在医生指导下应用的药物,擅自使用会有一定风险。

综上,"禁方"可视为非其人勿传、具有师承性质的正统医学,并不局限于经方。而注明"禁"的药方,类似现代的"处方药"。

---

① 李建民.生命史学:从医疗看中国历史[M]上海:复旦大学出版社,2008:153.
② 中华书局编辑部.二十四史简体字本 史记[M].北京:中华书局,2000:326.
③ 李建民.禁方书 圣人与正典[J].读书,2003(8):64-70.
④ 罗琼,顾漫,柳长华.天回医简《治六十病和齐汤法》释名考证[J].中国中药杂志,2018,43(19):3979-3983.

第三节　经方医学的提出

基于《脉书》的结构体例及《汉书·艺文志》对"方技"的分类,笔者提出"经方医学"这一概念。所谓经方医学,是指以药物治疗为主的"非经脉病"及其所对应的生命观、疾病观、诊法、治法、配伍与制方的理论与技术。

1983 年底至 1984 年初,湖北省荆州张家山地区出土一批题名为"脉书"的医简,学界称之为张家山《脉书》。2012 年 7 月至 2013 年 8 月四川出土有 900 多支医简。其部分内容,与张家山《脉书》的结构体例极为相似,整理者将这部分内容命名为《脉书·下经》。张家山《脉书》与天回《脉书·下经》,根据其内容性质,大体可分两部分。

第一部分是各类疾病的病症表现;如张家山《脉书》记载"内瘅,身痛,艮(眼)蚤(爪)黄,弱(溺)赤,为黄瘅(疸)。身、面、足、胻尽盈,为庐(肤)张(胀)。腹盈,身、面、足、胻尽肖(消),为水。身痛,面盈,为风。头、身痛,汗不出而渴,为温。身寒热,渴,四节痛,为疟"①等;天回《脉书·下经》简文曰"凡病久则变化,化则通,通则难辨也",并论述风、痹、蹶、痿、水、肤胀、狐、疝、伤中、女子病、瘕、瘅、金伤、马尤等 17 大类疾病。这部分内容,强调病症的症状表现,不涉及经脉。而且张家山《脉书》这部分病名中,有不少病名可以与帛书《五十二病方》相对应,如马继兴发现张家山《脉书》这部分内容有近 16 种疾病与《五十二病方》所载疾病相同②。天回《脉书·下经》中记载的"喉痹",在北大秦简《病方》中有"已毋喉痹"的药方;《脉书·下经》所载的风、痹、蹶、痿、水、胀、疝、伤中、女子病、瘕、瘅等疾病,《和齐汤法》中皆有其对应的药方。《脉书》的病候内容与药物治疗技术,有较高的关联性。

第二部分是经脉的走向及其"是动"病、"所产"病,还有"阴阳脉死候""相脉之过"等:

> 巨阳之脉,毄(系)于踵(踵)外踝中,出腘衷,上穿臀,出厌(厌)中,夹(挟)脊,出于项,上头角,下颜,夹频,毄(系)目内廉。是勤(动)则病:冲

---

① 张家山二四七号汉墓竹简整理小组.张家山汉墓竹简 二四七号墓[M].北京:文物出版社,2001:136.

② 马继兴.张家山汉简《脉书》中的五种古医籍[J].中医杂志,1990(5):44-47.

头,目以(似)脱,项以(似)伐,胸痛,要(腰)以(似)折,脾(髀)不可运,腘如结,腨如裂,此为踵(踵)蹶(厥),是巨阳之脉主治。其所之病:头痛,耳聋,项痛,灋强,疟,北(背)痛,要(腰)痛,尻痛,痔,腘痛,腨痛,足小指痹跙,为十二病。① (张家山《脉书》)

足大阳脉。殹(系)足小指,循足胕(跗)外廉(廉),出外果(踝)后胜(腨)中,循肥(腓)而上,出腘中以上,其支者入州,直者贯尻,夹脊以上,出项,上头角,夹顾,下颜颊,殹(系)目内眥(眦)。其病:颔(晕)乱(乱),颜痛,䪼(頄)脃(䪼),头痛,北(背)痛,夹脊痛,脊强,要(腰)痛,尻脾(髀)痛,蚨(痔),州痛,腘痛,腨痛,踵(踵)与果(踝)痛,足小指痹(痹),颠(癫)狂,回目,目莫(瞑)如毋见,灭目,目瞀,踵头,疟,风。② (天回《脉书·下经》)

凡三阳,天气也,其病唯(虽)折骨、列(裂)肤,不死。凡三阴,地气也,死脉也,腐臧(脏)阑(烂)肠而主杀。阴病而乱,则不过十日而死。凡视死征,唇(唇)反人盈,则肉先死。龈齐齿长,则骨先死。面墨目圜视雁则血先死。汗出如丝,槫(传)而不流,则气先死。舌捆橐拳(卷),则筋先死。凡征五,一征见(现),先〈无〉活人。(见于马王堆《阴阳脉死候》、张家山《脉书》、天回《脉书·下经》)

相脉之道③,左□□□□案(按)之,右手亘踝而单(弹)之。它脉盈,此独虚,则主病。它脉滑,此独濇(涩),则主病。它脉静,此独勤(动),则主病。夫脉固有勤(动)者,骭之少阴,臂之巨阴、少阴,是主勤(动),疾则病。此所以论有过之脉殹,其鎔(余)谨当视脉之过。治病之法,视先发者而治之。数脉俱发病,则择其甚者而先治之。(马王堆帛书《脉法》、张家山汉简《脉书》、天回医简《脉书·下经》)

这部分内容,则重在经脉循序,以及经脉异常搏动所示的病症。并通过诊察脉动,以知死生,决嫌疑,定可治。秦汉时期,在施以砭石、灸刺等治疗时,需诊察脉象以确定疾病的起因与疾病之所在。如马王堆帛书《脉法》、张家山汉简《脉书》记载用诊脉指导灸法与砭法技术,即"气上而不下,则视有

---

① 张家山二四七号汉墓竹简整理小组.张家山汉墓竹简 二四七号墓(释文修订本)[M].北京:文物出版社,2006:118-119.
② 天回医简整理组.天回医简(下)[M].北京:文物出版社,2022:41.
③ 天回医简《脉书》作"相脉之过",可从。

过之脉,当环而久(灸)之……气一上一下,当郄与胕(肘)之脉而砭之"。在诊察到"气上而不下"的情况下,于脉动有异常的脉口上,施以灸法治疗;在"气一上一下"的情况下,于郄与肘处的脉口上,施以砭法治疗。天回医简《刺数》亦云:"刾(刺)数,必见病者状,切视病所,乃可循察。病多相类而非,其名众,审察诊病而葴(针)之,病可俞(愈)也;不审其诊,葴(针)之不可俞(愈)。治贵贱各有理。"①在传世文献中,亦有相似的论述,如《素问·缪刺论》曰:"凡刺之数,必先视其经脉,切而顺之,审其虚实而调之,不调者经刺之,有痛而经不病者缪刺之,因视皮部有血络者尽取之,此缪刺之数也。"②《灵枢·九针十二原》总结说:"凡将用针,必先诊脉,视气之剧易,乃可以治也。"③所以,这部分涉及经脉循行的病症,对应的针、砭、灸等治疗。

概言之,《脉书》涉及两类不同的疾病系统。一类是与经脉无关的病症,对应汤液、醪醴、毒药等药物治疗,可称之为经方类病症;一类是基于经脉循行及经脉异常搏动所示的病症,对应砭石、针灸等非药物治疗,可称之为经脉类病症。经方类病症与经脉类病症泾渭分明,各有其不同的疾病系统与不同的治疗方法。

侍医李柱国总结秦汉医学时,将"方技"分为"医经""经方""房中""神仙"四家,寓意"经方"是有别于"医经""房中""神仙"的一门独立技术。并谓:

> 医经者,原人血脉经落(络)骨髓阴阳表里,以起百病之本,死生之分,而用度箴石汤火所施,调百药齐和之所宜。

> 经方者,本草石之寒温,量疾病之浅深,假药味之滋,因气感之宜,辩五苦六辛,致水火之齐,以通闭解结,反之于平。

> 房中者,情性之极,至道之际,是以圣王制外乐以禁内情,而为之节文。

> 神仙者,所以保性命之真,而游求于其外者也。聊以荡意平心,同死生之域,而无怵惕于胸中。④

---

① 天回医简整理组.天回医简(下)[M].北京:文物出版社,2022:80.
② 黄帝内经素问[M].中医出版中心整理.北京:人民卫生出版社,2012:239.
③ 黄帝内经灵枢明无名氏本[M].顾漫点校.北京:北京科学技术出版社,2016:3.
④ 中华书局编辑部.二十四史简体字本 汉书[M].北京:中华书局,2000:1395-1397.

"医经"是论述人体生理、病理等医学相关的基础理论,主要运用针灸、砭石等物理性质的方法治疗疾病;"经方"是论述疾病的病位深浅与病势轻重,主要运用草木、矿物等药物以治疗疾病;二者在治疗方法上有显著差异。"神仙""房中"主要是针对疾病的预防及养生延年。所以,在治疗方法及疾病的治疗与预防方面,"经方"明显与"医经""房中""神仙"有别。

　　在中医学起源研究的领域,柳长华先生创造性地提出"三世医学"的概念,即发源于黄河上游的"汤液医学"与发源于黄河中下游的"经脉医学"及发源于长江中下游的"导引医学"构成了早期中医学的三世医学。汤液医学以药物治疗为主,经脉医学以砭石、针灸治疗为主,导引医学以导引配合呼吸吐纳为主;三世医学各有其理论系统、疾病系统、诊法系统及治法系统。[①] 上文已论汤液是构成经方的一部分,汤液医学同于本文所论述的经方医学。

---

① 柳长华.解读黄帝内经[M].北京:科学出版社,2019:7-8.

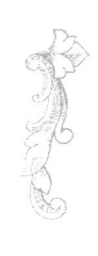

第二章
秦汉时期经方的历史发展

《周易·系辞下》:"夫《易》彰往察来,而微显阐幽。"回顾秦汉时期经方医学的历史发展,是探讨经方医学形成的基础。这一章节内容将目前出土的简帛经方类文献结合传世秦汉经方类文献及涉及经方内容的其他秦汉文献,以时间顺序,按西汉之前、西汉初期、西汉中后期、东汉初期、东汉中后期五个时期,进行排列与分析,力图展示秦汉时期经方医学的历史发展概貌。

第一节 西汉之前经方类文献

殷商(前1500—前1046年)至秦(前221—前207年),是中医学的萌芽与发展阶段。这一时期的出土文献,与经方有关者约有殷商甲骨、清华简《病方》、阜阳《万物》、北大秦简《病方》、里耶秦简医方、周家台秦简《病方及其他》等。传世文献《山海经》收录有较多的药物学知识,《周礼》则记载不少与经方相关的理论。

一、殷商甲骨中的医药

殷商是中国目前第一个有同时期的文字记载的王朝。出土于河南省安阳市的商代遗址的甲骨文,直接证实了古史记载中"商"王朝的存在。甲骨文,又称"契文""甲骨卜辞""殷墟文字"或"龟甲兽骨文字",是契刻在龟甲和兽骨上的占卜、记事文字。其主体内容是商王室的占卜活动,占卜者可根据裂纹的形态来判断吉凶。甲骨文中关于医学的记载,为中医学史的研究提供了珍贵的资料。

在甲骨中,已经有"药"字:

丁卯卜,争贞,有药,宠？贞有药不其宠？《合集》13674

　　……不其药？《小屯殷墟文字乙编》632

"有药,宠"是卜问有了药物,病情是否会好。"不其药"可能是卜问不用药物治疗是否可以。

甲骨中,有用枣、用鱼的卜辞:

　　……戌卜……贞……梦秉枣。

　　甲戌卜,贞,有疟,秉枣？

　　丙戌卜,贞：疛,用鱼？①

枣并无直接治疗疟病的作用,此以枣治疗疟病,可能是一首巫祝方（详见第九章论述）。后者则询问是否可以用鱼治疗腹痛（疛）。

殷人尚鬼,商人的世界里,鬼神无时无刻不影响着人们的生活。鬼神也是致病的主要因素,故治病也是针对鬼神而设。甲骨中的"药"或"枣",可能是用于巫术或祭祀,但却表明商人对"药"已经有一定的认识。

二、西周《山海经》中的药物

有关《山海经》的成书年代,分歧较大,学界无统一认识。书中记载的主神上及黄帝、颛顼,下至成汤,其主体内容似成形于殷商。当代学者刘钊②将《山海经》中的字词与出土文献对比,结合用字习惯及图像,推论出《山海经》的《山经》部分的产生时代至迟不晚于战国,产生的地域很可能是在楚地,其作者也应该是楚人。胡建升③将《山海经》文本所记录的6种玉器类型与出土的史前玉器进行比较,并发现这6种玉器在西周墓葬同时出土,由此判断《山海经》文本应该成书于西周时期。笔者暂将《山海经》视为西周时期的一部文献。

《山海经》记载大量与医学有关的药物,马伯英统计是121种④,于博雅统

---

① 温少峰,袁庭栋.殷墟卜辞研究 科学技术篇[M].四川省社会科学院出版社,1983：339-340.

② 刘钊.出土文献与《山海经》新证[J].中国社会科学,2021(1)：83-103,205-206.

③ 胡建升.从出土玉器看《山海经》的成书时间[J].神话研究集刊,2021(2)：252-274.

④ 马伯英.中国医学文化史[M].上海：上海人民出版社.2020：145.

计是124种①。今据于氏研究,整理如下。

《南山经》:祝余,状如韭,食之不饥;迷榖佩之不迷;白䓘食者不饥,可以释劳。(3条)

《西山经》:萆荔食之已心痛;文茎其实如枣,可以已聋;草状如葵,食之使人不惑;有草状如韭,白华黑实,食之已疥;黄雚,其状如赭,浴之已疥,又可以已胕;薰草,佩之可以已疠;菁蓉,食之使人无子;杜衡,可以走马,食之已瘿;无条,可以毒鼠;有木员叶而白柎,赤华而黑理,其食如枳,食之宜子孙;爰有嘉果,其实如桃,食之不劳;丹木,黄华而赤实,其味如饴,食之不饥;沙棠,可以御水,食之使人不溺;薲草食之已劳;櫰木,食之多力;丹木,其实大如瓜,食之已瘅,可以御火。(16条)

《东山经》:有木状如杨,其实如枣而无核,其味酸甘,食之不疟;芑木可以服马。(2条)

《中山经》:枥木,其实如楝,服之不忘;植楮,可以已瘌,食之不眯;鬼草服之不忧;雕棠食之已聋;荣草食之已风;芒草可以毒鱼;荀草服之美人色;菱木可以毒鱼;葶苧可以毒鱼;焉酸可以为毒;蓧草服之媚于人;黄棘服之不字;无条服之不瘿;天楄服者不噎;牛伤服者不厥;帝休服者不怒;柟木服者不妒;薽草服之不昧;亢木,食之不蛊;蔓荈食之不愚;梨草可以已疽;蓟柏服者不寒;榖草服之不夭,可以为腹病;莽草可以毒鱼;鸡谷其味酸甘,食之利于人;木多桑,多杨桃,可以为皮张。(26条)

以上植物药共计53种。

《南山经》:狌狌食之善走;鹿蜀佩之宜子孙;旋龟佩之不聋,可以为底;鯥鱼食之无肿疾;类,自为牝牡,食者不妒;猼訑佩之不畏;鹍鹕食之无卧;狐而九尾食者不蛊;灌灌佩之不惑;赤鱬食之不疥;虎蛟食者不肿,可以已痔。(11条)

《西山经》:羬羊其脂可以已腊;䳠渠可以已□;肥遗食之已疠,可以

---

① 于博雅.《山海经》中医药学知识的内容与传播[J].中医文献杂志,2017,35(6):1-5.

杀虫;貛边席其皮者不蛊;櫟(鸟)食之已痔;数斯食之已瘿;文鳐鱼其味酸甘,食之已狂;谨可以御凶,服之已瘅;鹕鹕服之使人不厌;当扈食之不眴目;冉遗之鱼食之使人不眯,可以御凶。(21 条)

《北山经》:滑鱼食之已疣;鹕鹕自为牝牡,食之不疽;儵鱼食之可以已忧;何罗之鱼,食之已痈;鳛鳛之鱼食之不瘅;耳鼠食之不腺,又可以御百毒;䳝食之已风;䳇食之已嗌痛,可以已痸;䰽䰽之鱼食之杀人;鲽鱼食之已疣;鮨鱼食之已狂;紫鱼食之不骄;殷冒食之已暍;䱂食之腹痛,可以止衕;人鱼食之无痴疾;鸥鹠食之不饥,可以已寓;领胡食之已狂;父之鱼食之已呕;鹕习鸟食之不溺;黄鸟食之不妒;师鱼食之杀人。(11 条)

《东山经》:箴鱼食之无疫疾;珠蟞鱼其味酸甘,食之无疠;鳡鱼食者不疣;茈鱼食者不糠。(4 条)

《中山经》:嫫鬾食之已瘿;豪鱼可以已白癣;鮒鱼食之已痔衕;朏朏养之可以已忧;蠱蚳食之不眯;䳝食之宜子;欤鸟食之已垫;脩辟之鱼食之已白癣;三足龟食者无大疾,可以已肿;鯩鱼食者不睡;䲢鱼食者不痈,可以为痿;鳝鱼食者无蛊疾;青耕可以御疫;獜食者不风;三足鳖食之无蛊疾。(15 条)

以上动物药 62 种。

《南山经》:育沛,佩之无瘕疾。(1 条)

《西山经》:流赭,涂牛马无病;白石焉,其名曰礜,可以毒鼠;瑾瑜之玉,君子服之,以御不详。(3 条)

《北山经》:器酸,三岁一成,食之已疠。(1 条)

《中山经》:天婴可以已瘆;帝台之石服之不蛊;帝台之浆,饮之者不心痛。(3 条)

以上矿物药物有 8 种。

《山海经》记载 63 种疾病及其病症。包括外科病如疥、疣、瘕、痈、瘿、疽等;内科病如腹病、疟、瘅、风、厥、暍、心痛等;精神科疾病如狂、惑、卧、蛊、痴等;以及生殖系统病症无子、不育等。《山海经》中还记载一些如美人色、媚于人、走马、多力属于养生性质的药物等。根据文本内容,将《山海经》所载病症制表如下(表 2-1)。

表 2-1 《山海经》病症

分属	病名	数目
外科	聋、眯、昧、眴目、溃、嗌痛、疥、疣、瘕、痈、瘘、疽、胝、肿疾、白癣、腊、垫、皮张、胕、痔、瘿	21
内科	腹病、疟、疠、瘅、风、厥、暍、呕、疫疾、心痛、溺、饥、劳、寒、瘕	15
精神类	忘、瘨、狂、惑、卧、厌、怒、妒、忧、蛊、无卧、骄、痴疾、不睡	14
生殖类	宜子孙、无子、不育	3
其他	美人色、媚于人、走马、多力、利于人、善走、不畏、不厌、御百毒、不详	10

《山海经》中虽只有简单的病症名称，无详细的证候描述，但却表明周人对疾病已有初步的认识。

《山海经》中的药物知识有医学的一面，如"䔲荔食之已心痛；黄雚，其状如苴，浴之已疥；植楮，可以已瘕；荣草食之已风"等，亦有巫术的一面，如"迷榖佩之不迷；蘳可以御凶，服之已瘅；沙棠，可以御水，食之使人不溺；旋龟佩之不聋；育沛，佩之无瘕疾"等。整体上，其呈现一种医巫杂糅的状态。于氏也认为《山海经》"表现出了鲜明的由巫术向医学发展过渡阶段的特征"①。此外，何裕民注意到《山海经》中："有药名而无功效记载的药物有近 60 种，其中有许多成为后世常用药：如桂、杞、桔梗、芍药、芎䓖、术、芫、门冬、芁（秦艽）、薯蓣（山药）、辛（细辛）、菟丘（菟丝）、椒、寓木（寄生）、雄黄、麝香等。这类现在常用药在《山海经》只见其名，不见功效记载……也许正因为这些食用之物比较平常，在古人眼里并无特殊意义，遂仅列其名，而无详论。"②

虽然《山海经》弥漫着浓郁的巫韵气息，但也保存了远古先民对疾病及对治药物的探索。

三、战国《周礼》中的医药理论

《周礼》是记录周代礼制的著作。关于《周礼》的成书时代，目前无统一

---

① 于博雅.《山海经》中医药学知识的内容与传播[J].中医文献杂志,2017,35(6)：1-5.
② 何裕民,张晔.走出巫术丛林的中医[M].上海：文汇出版社,1994：113-114.

认识。连雯从方位系统考察认为《周礼》大约成书于战国时代①,夏世华从《周礼》中的月令政治角度研究也提出《周礼》可能是成于战国之书②。本文从之。

《周礼·天官》"医师"记载周代的医师制度、医学分科及医药理论。其云:

> 医师:掌医之政令,聚毒药以共医事。凡邦之有疾病者、疕疡者造焉,则使医分而治之。岁终,则稽其医事,以制其食。十全为上,十失一次之,十失二次之,十失三次之,十失四为下。
>
> 食医:掌和王之六食、六饮、六膳、百羞、百酱、八珍之齐。凡食齐视春时,羹齐视夏时,酱齐视秋时,饮齐视冬时。凡和,春多酸,夏多苦,秋多辛,冬多咸,调以滑甘。凡会膳食之宜,牛宜稌,羊宜黍,豕宜稷,犬宜粱,雁宜麦,鱼宜苽。凡君子之食恒放焉。
>
> 疾医:掌养万民之疾病。四时皆有疠疾,春时有痟、首疾,夏时有痒、疥疾,秋时有疟、寒疾,冬时有嗽、上气疾。以五味、五谷、五药养其病。以五气、五声、五色视其死生。两之以九窍之变,参之以九藏之动。凡民之有疾病者,分而治之。死终,则各书其所以,而入于医师。
>
> 疡医:掌肿疡、溃疡、金疡、折疡之祝药,劀、杀之齐。凡疗疡,以五毒攻之,以五气养之,以五药疗之,以五味节之。凡药,以酸养骨,以辛养筋,以咸养脉,以苦养气,以甘养肉,以滑养窍。凡有疡者,受其药焉。
>
> 兽医:掌疗兽病,疗兽疡。凡疗兽病,灌而行之以节之,以动其气,观其所发而养之。凡疗兽疡,灌而劀之,以发其恶,然后药之,养之,食之。凡兽之有病者,有疡者,使疗之;死,则计其数,以进退之。③

《周礼·天官》将医生分为食医、疾医、疡医、兽医四类。疾医、疡医中的"以五味、五谷、五药养其病"及"以五毒攻之,以五气养之,以五药疗之,以五味节之"是药物治病的基本理论。而食医中的"凡和,春多酸,夏多苦,秋多辛,

---

① 连雯.从方位系统的使用看《周礼》与《尔雅》的成书[J].南通大学学报(社会科学版),2015,31(1):82-87.
② 夏世华.《周礼》的政治模式及其成书年代[J].国际儒学论丛,2021(1):84-104.
③ 李学勤.十三经注疏 4 周礼注疏上[M].《十三经注疏》整理委员会整理.北京:北京大学出版社,1999:107-117.

冬多咸,调以滑甘",以及疡医中的"凡药,以酸养骨,以辛养筋,以咸养脉,以苦养气,以甘养肉,以滑养窍"的五(六)味用药理论,则是破解秦汉经方制方的重要线索之一。将于下文详述。

四、清华战国竹简《病方》

2008年7月清华大学入藏了一批战国竹简,学界通称"清华简"。包括残简在内共2 388枚,经^{14}C测定,可判定其年代为公元前305±30年,相当于战国中晚期①,其主体内容是经、史。中有少部分药方,整理者命名为《病方》,收载于《清华大学藏战国竹简(拾)》。

《病方》篇首已残,据整卷竹书的编联情况判断,本篇最多有3支简,现存后2支,残存33字。简文内容如下:

⟦图⟧瓤(瓠),渍(煮)以酉(酒),舍(饮)之,以瘦(瘥)肩、腎(背)疾。菩,渍(煮)之以酉(酒),舍(饮)之,以(瘥)惄。忌目渍(煮)以澡(澡)目疾,瘦(且)以褱(缓)之。②

简文所记药材多不可识,整理者认为可能是"荆名"。侯乃峰释⟦图⟧瓤为"卵瓠",即圆形的葫芦,有"栝蒌"类植物的可能③,如此则与《金匮要略》以栝楼剂治疗"心痛彻背"的记载相吻合。侯氏将菩释为"苴",指苴麻子,即麻子仁。《本经》云:"麻蕡,治七伤,利五脏,下血寒气,多食令人见鬼狂走。久服通神明轻身。麻子,补中益气,久服肥健不老。"惄,《说文》言"怖也",即恐怖、恐惧之意。麻子仁有一定的补益与兴奋作用,服之可令人不恐。"忌目",可能是"析目"(析蓂子)或决明子④。《本经》云:"析蓂子,味辛微湿,主明目;决明,治青盲,目淫肤赤白膜,眼赤痛泪出。"结合侯氏所释,此三种医方,一是以酒煮栝楼内服,治疗肩、背疾;其二是以酒煮麻子仁内服,治疗恐惧;其三是煮

---

① 李学勤.清华简整理工作的第一年[J].清华大学学报(哲学社会科学版),2009,24(5):5-6.

② 黄德宽.清华大学藏战国竹简10[M].清华大学出土文献研究与保护中心编.中西书局,2020:154-155.

③ 侯乃峰.释清华简《病方》篇的"卵"字兼谈相关问题[J].中医典籍与文化,2022(1):3-18,403.

④ 黄德宽.清华大学藏战国竹简10[M].清华大学出土文献研究与保护中心编.中西书局,2020:155.

析蓂或决明子,外洗治疗目疾。依简文制表如下(表2-2)。

表2-2 清华战国竹简病方

序号	药方	主证病症	剂型与用法
1	栝楼	肩、背疾	酒煮,内服
2	麻子仁	憼	酒煮,内服
3	析蓂或决明子	目疾	煮,外洗

这些药方,基本都是单味药的处方,药物构成较为简单,所针对的疾病也只略记其病名。清华简《病方》是迄今所见抄成年代最早的方技类文献,对祖国医药学史研究有非常重要的价值。

五、阜阳《万物》

阜阳汉简是1977年在安徽阜阳双古堆第二代汝阴侯夏侯灶(？—前165年)墓出土的汉简,其中有关于医药、物理、物性的内容。胡平生等人以1号简文"天下之道不可不闻也,万物之本不可不察也,阴阳之化不可不知也",命名为《万物》。目前学者研究认为,《万物》虽然抄写于西汉初年,但其成书时间约在春秋战国时期①。

《万物》残简计一百三十余,其行文体例一般是"某药治某病"或"某病治以某药",前者如"贝母已寒热也、姜叶使人忍寒也";后者如"服乌喙百日令人善趋也、使人倍力者以羊与龟、已癃以石韦与燕矢也、为毋忘笛(芝)与阑(兰)也"。其体例与上文所引《山海经》"薰草,佩之可以已疠""臧羊其脂可以已腊""滑鱼食之已疣"等,近乎一致。二者的成书可能有相同的历史背景。

《万物》中记载病症有30余种,涉及外科如金创、痔、疖等;内科如肠澼、癃、遗尿、寒热、心烦、心痛等;部分精神类如惑、梦甹(噩梦)、嗜睡、失眠等。《万物》中还记载如令人疾行、使人倍力、损劳、益气等属于养生性质的药物或配伍等。根据简文内容,《万物》所载病症制表如下(表2-3)。

---

① 胡平生,韩自强.《万物》略说[J].文物,1988(4):48-54.

表 2-3 《万物》病症

分属	病名	数目
外科	疠、骨瘤、龟手、蚖、痔、痈耳、金创、痤、蚀、裂、折、痿、踊	13
内科	辟、肠澼、癃、石癃、遗尿、寒热、心烦、心痛、气臾(泄)、鼓胀、蛊、瀵、目盲	13
精神类	惑、梦咢、嗜睡、失眠、健忘	5
其他	疾行、倍力、损劳、益气	4
待考	疕、诒	2

《万物》中的金创、痔、痿、肠澼、癃、寒热、心痛等病症,亦见于《五十二病方》《和齐汤法》。

据残存的文字统计,所载药物不少于110种,其中保存有药名可考者约88种。涉及玉石类、草木类、兽禽类、虫鱼类、果类、米谷类、菜类等。制表如下(表2-4)。

表 2-4 《万物》药物

分属	药物	数目
玉石部	黄土、盐、理石、鼠壤、银、卤土	6
草部	紫参、石韦、石番、贝母、乌喙、萆薢、商陆、陈蒲、艾叶、半夏、细辛、菖蒲、姜叶、菟丝子、芝、兰、芒草、龙须、蒿、葵、莎根、白芷、乌韭、瓠带、茅	25
木部	茱萸、蜀椒、梓根、梓荚、芫根	5
兽禽部	燕矢、石鼠矢、久膏、兔白、羊桃、羊、獭膏、狟膏、麂膏、牛胆、羖羊矢、犀、鼠脑、宿鸟、雏鸟	15
虫鱼部	蚕、蟆、牡蛎、蚕卵、鱼、螵蛸、蜜、土蝼、蜘蛛、龟、蚍蜉、鲍鱼、魁蛤、虿、鳖	14
果部	兰实、梅实、杏核、菱	4
米谷部	蔵、醯、美糗、糟、黍、菽	6
菜部	瓜实、苦瓠、薑	3
待考	橐、莫盗、鼠享、大发、马胭、贝金、冰□、颠首、榖中膏、土毛	10

这些药物,在出土秦汉经方及传世秦汉经方中较为常见。

《万物》竹简残损较严重,部分简文只残存药物或病症,药物功效或对应的主治病症较为完整者,有30余条,内容如下(表2-5)。

表2-5 药物功效或主治病症

序号	药物	功效或主治病症	序号	药物	功效或主治病症
1	紫参	辟	17	蜘蛛	令人疾行
2	石韦与燕矢	癃	18	姜叶	使人忍寒
3	石番	令溺不遗	19	乌喙	令人善趋
4	梓根汁	可为坚体	20	羊与龟	使人倍力
5	贝母	寒热	21	牛胆与誓目	明目
6	乌喙与蟆	疖	22	理石与茱萸	损劳
7	牡蛎	气泄	23	芝与兰	健忘
8	久膏	骨瘤	24	□橐	噩梦
9	东与醯	使人不龟手	25	石卦	金创
10	商陆与羊桃	鼓胀	26	芒草	杀鱼
11	兰实与鼠脑	蹦	27	莫盗	濞
12	蚕卵	免裂	28	乌喙与草薢	使马益走
13	雏鸟	解惑	29	蜀椒与颠首	杀鼠
14	鱼与黄土	痔	30	蒿	蚖
15	蜱蛸与杏核	痈耳	31	蜜	肠澼
16	菽	瘘			

《万物》中石韦治癃、贝母治疗寒热、商陆治疗鼓胀、姜叶治疗恶寒等经验,一直被当今的医者使用。传世文献《医心方》引《博济安众方》有"疗聤耳出脓,杏仁炒令赤,捣如膏,绵裹塞耳"的记载,此与《万物》杏仁治疗痈耳的经验一脉相承。

《万物》记载了部分药物配伍,如石韦配伍燕矢治疗癃病,理石配伍茱萸治疗损劳、蜱蛸配伍杏核治疗痈耳等,体现了较早的配伍实践。《万物》的出土,填补了中国本草史和医学史上战国初期至春秋时期之间的空白,使人们得以窥见秦汉以前古人的药物使用经验。

六、周家台秦简《病方及其他》

为配合宜黄(宜昌至黄石)公路工程建设,湖北省荆州市周梁玉桥遗址博物馆(原湖北省沙市市博物馆)于1993年6月发掘清理了周家台30号秦墓,出土了大批器物及381枚简牍。整理者将丙组竹简编为第三组,计73枚,拟定为《病方及其他》。①《病方及其他》约有20首病方。其中巫祝方9首,药方10首,残方1首。药方内容是:

取肥牛胆盛黑叔(菽)中,盛之而系县(悬)阴所,干。用之,取十余叔(菽)置鬻(粥)中而歙(饮)之,已肠辟。不已,复益歙(饮)之。鬻(粥)足以入之肠。

温病不汗者,以淳(醇)酒渍布,歙(饮)之。

取车前草实,以三指窜(撮),入酒若鬻(粥)中,歙(饮)之,下气。

以正月取桃橐(蠹)矢(屎)少半升,置淳(醇)酒中,温,歙(饮)之,令人不单(惮)病。

取新乳狗子,尽鬻(煮)之。即沐,取一匕以殽沐,长发。

去黑子方:取稾(藁)本小弱者,齐约大如小指。取东〈朿〉灰一升,渍之。染稾(藁)本东〈朿〉灰中,以靡(摩)之,令血欲出。因多食葱,令汗出。桓(恒)多取櫌桑木,燔以为炭火,而取牛肉剬(劙)之,小大如黑子,而炙之炭火,令温勿令焦,即以傅黑子,寒辄更之。

人所恒炊(吹)者,上橐莫以丸礜,大如扁(蝙)蝠矢而干之。即发,以醯四分升一歙(饮)之。男子歙(饮)二七,女子欲〈饮〉七。

叚(瘕)者,燔剑若有方之端,卒(淬)之醇酒中。女子二七,男子七以歙(饮)之,已。

治痿(痿)病:以羊矢(屎)三斗,乌头二七,牛脂大如手,而三温鬻(煮)之,洗其□,已痿(痿)病亟甚。

已鼠方:取大白礜,大如母(拇)指,置晋釜中,涂而燔之,毋下九日,冶之,以。②

今将这部分药方,制表如下(表2-6)。

---

① 彭锦华.关沮秦汉墓清理简报[J].文物,1999(6):26-47,1,97-99.
② 张雷编.秦汉简牍医方集注[M].北京:中华书局,2018:39-99.

表 2-6 周家台秦简药方

序号	主治病症	药方	药味数	剂型及用法
1	已肠澼方	牛胆、黑豆	2	粥冲服黑豆
2	温病不汗方	布	1	醇酒渍布,饮酒
3	下气方	车前子	1	酒或粥冲服
4	不悍病方	桃蠹屎	1	醇酒冲服
5	长发方	新乳狗子	1	煮,外洗
6	去黑子方	藁本、冬灰	2	外擦
7	治人所恒吹方	橐莫、礜石	2	作丸,内服
8	治瘕方	燔剑若有方之端	1	淬之醇酒中,内服
9	治痿方	羊屎、乌头、牛脂	3	煮,外洗
10	已鼠方	礜石	1	

《病方》中大部分药方为单方,复方多为 2~3 味药,组方较为简单。涉及的病症有内科疾病:肠澼、温病不汗、吹(哮喘)、痿病、瘕、不下气;外科疾病:黑子、不长发、鼠瘘。

"温病不汗方"所用之"布",疑为女子月经布。以"布"为主的简帛药方总体上呈现出巫术的色彩,故此方可能是一首巫方,但却表明秦时医家已开始尝试对温病进行治疗。"温病不汗方"及稍后北大秦简《病方》中的"已温病方",对于考察温病的概念形成与证候特点,极具价值。

《病方》中橐莫、礜石治疗哮喘的经验,在后世一直有传承。如北宋时期的《普济本事方》记载:

> 紫金丹,治多年肺气喘急咳嗽,晨夕不得眠。信砒一钱半(研,飞如粉),豆豉好者一两半(水略润少时,以纸干,研成膏)。上用膏子和砒同杵极匀,丸如麻子大。每服十五丸,小儿量大小与之,并用腊茶清极冷吞下,临卧以知为度。有一亲表妇人,患十年,遍求医者皆不效,忽有一道人货此药,谩赠一服,是夜减半。数服顿愈,遂多金丐得此方。予屡用以救人,悉为神异。①

---

① 许叔微.普济本事方[M].北京:中国中医药出版社,2007:26.

紫金丹以"信砒、豆豉"作丸治疗哮喘的经验与《病方》中囊莫、礜石治疗哮喘的记载,颇为相似。

治瘕方,用煅烧剑或有尖角的物品,淬之酒中,饮此酒,以治瘕病。此方也有一定的巫术色彩。周家台秦简《病方及其他》体现了至秦代时仍医、巫共存的状态。

七、北大秦简《病方》

2010年初,北京大学得到香港冯燊均国学基金会捐赠,入藏了一批从海外回归的珍贵秦简牍,研究人员初步判断这批简牍的抄写年代大约在秦始皇时期,推测很可能出自今湖北省中部的江汉平原地区。① 这批秦简中含有78枚病方简,整理者定名为《病方》。

这批《病方》涉及40种病症,其中内科类病症如温病、喉痹、薄②、风、肠澼、肠泄、内瘅、肠癫、噎、心痛、内闭、虫、心疾、瘕、虡(哮喘)共15种;外科类病症如痈、伤、大痼伤、痍而内漏、久瘙、山蛭食人身、哽鱼共7种;妇人类病症如女子暴、字而毋余病、女子无子、字难、字而瘕共5种;儿科类病症如婴儿笃啼不止共1种;五官科类病症如目赤、目疾共2种;精神类疾病如直颠(狂)、瘛共2种;还有兽病类肥豚、肥豯、令蚕不死、人蚕、牛疫共5种;以及预防类去百疾、欲入草中、御渴3种。根据疾病分属,制表如下(表2-7)。

表2-7 《病方》疾病分类

分属	病 名	数目
内科	温病、喉痹、薄、风、肠澼、肠泄、内瘅、肠癫、噎、心痛、内闭、虫、心疾、瘕、虡(哮喘)	15
外科	痈、伤、大痼伤、痍而内漏、久瘙、山蛭食人身、哽鱼	7
妇人	女子暴、字而毋余病、女子无子、字难、字而瘕	5
儿科	婴儿笃啼不止	1
五官类	目赤、目疾	2

---

① 朱凤瀚,韩巍,陈侃理.北京大学藏秦简牍概述[J].文物,2012(6):65-73,1.
② 薄:谢明宏认为可释为"郁",即气郁类疾病。参简帛网《北大秦简读札(一)》(http://www.bsm.org.cn/? qinjian/9188.html)。

分属	病名	数目
精神类	直撅(狂)、瘛	2
兽病类	肥豚、肥豯、令蚕不死、入蚕、牛疫	5
预防类	去百疾、欲入草中、御渴	3

北大秦简《病方》,涉及内、外、妇、儿、五官、精神、兽科等各类疾病,其中内科类疾病占绝大部分。

笔者统计《病方》中,医方共52首,其中祝由方16首,灸方1首,内服药方21首,外用药方14首。其药方内容如下(表2-8)。

表2-8 北大秦简《病方》药方

序号	主治病症	药方	药味数	剂型及用法
1	温病	鷽断	1	内服
2	喉痹	乌头、姜、桂	3	局部外熏
3	瘅	豕昔膏	1	外敷后,再灸
4	风	貑豕矢	1	美酒煮后,内服
5	肥豕	礜石、半夏、马骨	3	与大豆共煮,内服
6	肥豯	漆	1	内服
7	令蚕毋死	礜石	1	桑叶洗以礜石,喂蚕
8	肠澼	稻米	1	煮,内服
9	肠泄	秫米	1	煮,外洗
10	痈	皂石	1	烧焦,外敷
11	痈	白蔹、盐	2	和盐外敷
12	女子暴	盐	1	外洗
13	内瘅	藁本	1	水渍,内服
14	大瘙伤	朽屋帻	1	溺煮之,外洗;后渍之以水,内服
15	瘙而内漏	女子布	1	水煮,内服
16	久瘙	陈葵茎、豕膏	2	合豕膏外敷
17	牛疫	醯、盐	2	外洒

续　表

序号	主治病症	药　　方	药味数	剂型及用法
18	字病瘕	薙	1	酒煮,内服
19	字病瘕	铁	1	淳酒渍之,内服
20	目大赤	曾青	1	外敷
21	目疾	石	1	夏金磨石,取其垢,外敷
22	字而无余病	鞠	1	水煮,内服
23	山蛭食人身	黍、秫、菽	3	取黍、秫、菽,以其气熏之
24	痈溃	豕矢、羊矢、鸡矢、奄卢、豕膏	5	外敷
25	虫	鱼肠	1	取其汁,内服
26	虫	鹿角	1	内服
27	肠癞	黑豆	1	外熨
28	女子无子	羊肝	1	外塞
29	女子无子	苦瓜瓠、王瓜	2	燔之,以熏
30	字难(难产)	细麦	1	内服
31	字而瘕	蜂房	1	酒冲服
32	内闭	榆树	1	水煮,内服
33	内闭	乌头	1	削尖,外导
34	内闭	榆树	1	酒煮,内服
35	御渴	葵	1	取汁,内服

以上,5味药的复方1首;3味药的复方4首;2味药的复方4首;单味药者26首;主要是以单味药者为主。有代表性的药方内容如下。

雎(痈)溃者,以豕矢、羊矢、鸡矢、奄(庵)卢(闾)、豕膏,熏之冬(终)日,已矣。

已毋侯(喉)箅(痹):用歇(乌)豙(喙)三果(颗),用干薑(姜)三果(颗),用美桂长三尺,皆直冶之。用大瓯容五参,钻其鏨(断),容织绾。取桑炭,最(撮)歇(乌)豙(喙)、薑(姜)、桂,以临火;取美酉(酒)少半桮(杯)洒之,用瓯覆之,善壂(堅)去旁,令病者伏而唒之。已,即以美酒荡其瓯中,饮之。

女子毋(无)子者,一曰:取苦瓜瓠(瓠)、王瓜,皆阴干之,而燔之,以熏亓(其)慎,已,令男子从之。

已风,用緞(緞)豕矢,干而冶之,煮美酉(酒),投其中,歓(饮)之。卧而多衣,起而浴脂。

肠辟(澼),取稻米善筲(淘)析(淅),磨取亓(其)汁,孰(熟)煮之而歓(饮)之,毋食它物。

肠泄者,取秫米熬,令龟(纔)焦,即鬻之孰(熟)而歓(饮)之。

已疽(痈),取菽本,洵(洗)去亓(其)土,以盐䪲(齑)之,以沐少和之,即以涂之,壹宿而去之。

已温病,以鷩䴗(断)二七,孰(熟)煮以歓(饮)之。①

痈溃方,用豕矢、羊矢、鸡矢与奄卢、猪脂肪混合熏炙患处,治疗痈处溃烂。

天回《脉书·下经》谓:"喉痹。始发,应(膺)淰淰,如被露衣,息短,气喝喝,肩言之疾也,手辟(臂)用过度,发肩北(背)□唾血而星(腥),状唊唊,居则好伏;至其癃音而斯(嘶),不治。"《素问》亦有"其病气逆则喉痹卒瘖""一阴一阳结谓之喉痹"之论。喉痹,是以咽喉肿痛伴见唾血、胸闷气短、甚者失音为特征的疾病。"已毋喉痹"方,将乌头、姜、桂置于火上,洒入美酒,用瓯覆盖,患者在旁鼻吸乌头、姜、桂所生的烟气。《本经》记载"桂,主喉痹;干姜主胸满咳逆上气;附子主咳逆邪气",三药合用,共治喉痹之咽痛、胸满、咳逆。仲景半夏散及汤、麻黄升麻汤等治疗咽中痛或咽喉不利的药方中,亦含有桂、姜等,仲景之经验或源于此。近代医家有用含有桂、附、干姜的阳和丸(桂、姜、附、白芥子、麻黄)治疗淋巴腺结核②,此经验与此"已毋喉痹"方,遥相呼应。

女子不孕,多因瘀血痰湿闭阻胞宫。女子无子方,药用苦瓜瓠、王瓜,外熏下阴。王瓜,《本经》云"主瘀血月闭";苦瓜瓠,疑是苦瓠,具有利水消肿的作用。二药合用,具有活血利水之效,故可用于治疗女子不孕。

风病,是以不定时发热恶寒为主的一类疾病。已风方,用美酒煮猪屎。猪屎,《别录》云"主寒热",可对治发热恶寒之风病。

---

① 北京大学出土文献与古代文明研究所.北京大学藏秦简牍(四)[M].上海:上海古籍出版社.2023:859-870.

② 北京中医医院.赵炳南临床经验集[M].北京:人民卫生出版社,1975:358.

肠澼方与肠泄方,皆用煮熟的米汁内服治疗痢疾。《本草经集注》记载:"稻米,味苦。主温中,令人多热,大便坚。粳米,味苦,平,无毒。主益气,止烦,止泄。"①李东垣《兰室秘藏》云:"兼治血痢及血崩,及血下不止,血下褐色或紫色、黑色,及肠下血,空心服米汤,下其脉洪大而缓者。"②米汁治疗痢疾的经验,在传世文献中,得以完整的传承。张仲景《伤寒杂病论》中的"桃花汤""附子粳米汤"等药方中使用粳米配合赤石脂或附子治疗下利,即是对此经验的继承与发展。

已痈方,用白蔹汁,外敷治疗痈病。《本经》云"白蔹,一名菟核,一名白草,味苦平,生山谷。治痈肿疽疮,散结气,止痛除热,目中赤,小儿惊痫,温疟,女子阴中肿痛"③,白蔹是治疗痈疽的常用药。《刘涓子鬼遗方》记载:

> 用治痈,白蔹薄方。白蔹、大黄、黄芩各等分,上三味捣筛,和鸡子白涂布上,敷痈上,一燥辄易之,亦可治。又以三指撮置三升水中,煮三沸,绵注汁拭肿上数十过,以寒水石沫涂肿上,纸覆之,燥复易,一易辄以煮汁拭之,昼夜二十易之。④

《鬼遗方》白蔹薄方与此秦简已痈方,在主治病症、主要药物及用法方面,甚是相近。秦汉早期的药方及其用药经验,在后世代有传承。

已温病方,是用鬵断熟煮,内服。鬵,《说文》:"大釜也。一曰鼎大上小下若甑曰鬵。"断,是底部的意思。鬵断,或与晋唐经方用于治疗伤寒的釜底墨相类。此方是关于温病早期诊治方案的明确记载之一。

《病方》还有四首兽医药方:

> 肥豕(豕):用礜半升,用半夏一䭾(四),必用一马四枳(肢)骨。燔礜,冶。取半夏,干冶之。取马骨,□伐而煮之,令示(亓〈其〉)汁足以渍大叔(菽)廿斗。渍之,令其汁尽。叔(菽)適生,生长如冉叔(菽)。即孰(熟)烝(蒸),令可食也,乃煬干之,可臧(藏)。因取二斗熬之,而冶,取半

---

① 李时珍.新校注本 本草纲目(下)[M].刘衡如,刘山水校注.北京:华夏出版社,2011:990.
② 李东垣.兰室秘藏[M].北京:中国中医药出版社,2007:58.
③ 神农本草经[M].森立之辑,罗琼、赵永亮点校.北京:北京科学技术出版社,2016:78.
④ 刘涓子.刘涓子鬼遗方[M].北京:人民卫生出版社,1986:43-44.

夏、礜,参(叁)斀(毄)之。食,用药以升。为围,令毋水,豕必规(窥)食围稠(橺),为楬(竭)所食。毋再,一日参(叁)歙(饮)食之,唯(虽)一数食可也。

肥豯,用桼(漆)如唾。宿食,旦乃买(卖)之。

令蚕毋死:取礜大如指,冶之,入一斗水中。蚕生,以洒桑,食之。

牛即役(疫),未病,以东卿(向)桃支(枝)长四寸,券(卷)以枲,系左角,以五室皆毋同姓者澘,以日毚出,洒亓(其)角及身。已,即赭亓(其)角。亓(其)病也,以醯三斗,入盐亓(其)中三最(撮),即浣婴儿葆(褓)。已浣,即以汁亦洒之。

肥豕方与肥豯方,是给猪增肥方,前者用礜石、半夏配合大豆内服;后者用漆饲喂。蚕虫容易感染诸如白僵菌之类的细菌而致死。令蚕毋死方,则是用以礜石洗过的桑叶喂蚕。僵死之蚕形如中风之状,礜石有治风之力,用礜石洗过的桑叶喂蚕,则可令蚕免于中风。牛疫方,是目前出土秦汉经方中,明确以"疫"命名的医方,亦是为数不多一则关于动物疫病的早期文献。

《病方》中有一类处于巫医之间的医方,如:

痿而内扁(漏),血不出者,以女子月吏(事)布,水一棓(杯),濯之而歙(饮)。

痿而内漏方,用洗过月事布的水内服治疗"血不出"。此方没有"禹步"或"皋"之类的祝祷仪式,然在出土经方中,女子布常用于巫祝方,故此方亦有一定的巫祝色彩。上文"牛疫方",也没有巫祝仪式,但以桃枝避疫的方法,与巫祝亦有千丝万缕的联系。

此外,《病方》有关于药物文化含义的记录:

正月上卯,取豕首三韦束一,齑(齏)之,以酉(酒)湻之,而投其宰(滓)井中,以其汁祭门户、宫四陋。祝曰:帝有神草,名为豕首。冬生夏实,与帝同室,饮之以去百疾。支(魑)父支(魑)寻,毋令百疾过某室。歙(饮)之,毋庸食,先少者始。

豕首,《本经》云"天名精,一名豕首",陶弘景说"此即今人呼为豨莶,亦名豨首。夏月捣汁服之,以除热病"。其冬天生长夏天结实,与天神同室,服用可以祛除百病,故有神草之名。这是古人对豕首的独特认识。

敦煌医书《本草经集注》残卷(编号龙530,日本龙谷大学藏)记载五条《药对》,其中之一是:"立至之日,豕首、茱萸先生,为牡蛎、乌喙使。主四肢三十二节",并云"右此五条,出《药对》中,义旨渊深,非世所究,虽莫可遵用,而是主统领之本,故亦载之也"。①

由"豕首,冬生夏实"的记载,可以推断"立至之日,豕首、茱萸先生"的"立至",应是冬至与夏至。此亦可侧证五条《药对》"义旨渊深,非世所究"所言非虚。

北大秦简《病方》,涉及内、外、妇、儿、五官、精神类、兽病等各类疾病,内容丰富。《病方》中的药方,虽以单方或2~3味的复方为主,然藉此可以理解古人用药之理及进一步认识秦汉经方的形成与发展。其"牛疫方",有助于考察秦及秦以前的疫病诊治情况。而关于"豕首"的记载,可以窥见古人眼中的药物文化。

八、里耶秦简医方

2002年,在湖南省龙山县的里耶古城始建于战国而废弃于秦末的1号古井中,出土秦代官署档案简牍36 000多枚②,学界称之为"里耶秦简"。2012年出版的《里耶秦简(壹)》收录了19首医方③,但多为残方,较为完整的药方有5首:

治令金伤毋痏方:取鼢鼠,干而☐[长]石、薪夷、甘草各与鼢☐。

病暴心痛灼灼者,治之,析蓂实,冶,二;枯橿(姜)、菌桂,冶,各一。凡三物并和,取三指最(撮)到节二,温醇酒。

人病少气者,恶闻人声,不能视而善瞋,善饲不能食,临食而恶臭,以赤雄鸡冠,完(丸)。

病烦心,穿地深二尺,方尺半,鬻(煮)水三四斗,潰(沸),注☐☐穿地中,视其可歓(饮),歓(饮)一参。

☐治心腹痛,心腹痛者如盈状獥然而出不化:为麦恒鬻(粥)一鲁,冶

---

① 马继兴.中国出土古医书考释与研究中[M].上海:上海科学技术出版社,2015:679-680.
② 张春龙,龙京沙.湖南龙山里耶战国——秦代古城一号井发掘简报[J].文物,2003(1):4-35,1.
③ 湖南省文物考古研究所.里耶秦简1[M].北京:文物出版社,2012:01.

麦鞠(麴)三□。①

今将里耶秦简较为完整的药方,制表如下(表2-9)。

表2-9 里耶秦简药方

序号	主治病症	药方	药味数	剂型及用法
1	治令金伤毋痛方	鼢鼠、长石、辛夷、甘草	4	散剂
2	病暴心痛灼灼者	薪蒫实、枯姜、菌桂	3	散剂,以酒冲服
3	病少气	赤雄鸡冠	2	丸剂,内服
4	治心腹痛	麦曲	2	
5	治病烦心	土	1	沸水注入土中,取其清内服

里耶秦简中多是治疗心痛、腹痛、金创痛等急性病症的药方。其中"治令金伤毋痛方"是秦汉时期的流行甚广的一首经方,在《五十二病方》、北京大学所藏西汉竹简医书等其他出土医书中,亦有记载。"病暴心痛"方,用薪蒫子、干姜、桂,制成散剂,温酒冲服。薪蒫子,即薪蒫的种子,《别录》云"主治心腹腰痛"。以干姜、桂治疗心痛的经验,亦见于传世文献。如《肘后备急方》记载:"治卒心痛。桂末若干,姜末,二药并可单用。温酒服方寸匕,须臾,六七服,瘥。"

"□治心腹痛"方,亦见于胡家草场简牍医方:

治心腹病,心腹病者如盈状而出不化。为麦䴷糗(粥)如为恒糗(粥)一鲁,冶麦鞠(麴)三指(撮)到节者三,入(粥)中,尧。②

此方主用麦曲治疗腹满、下利完谷不化。《证类本草》引《唐本草》云"小麦曲,止痢平胃,主小儿痫,消食痔",麦曲有消食化积的作用,可用于腹满、下痢的治疗。

里耶秦简有关于药物采收、炮制方法的记载:

治枺(术),暴(曝)若有所燥,冶。

以五月尽时艾(刈)取析蒫暴(曝)□。

---

① 张雷.秦汉简牍医方集注[M].北京:中华书局,2018:1-21.
② 荆州博物馆.荆州胡家草场西汉简牍选粹[M].北京:文物出版社,2021:201.

术的制作方法,是在阳光下晾晒使其充分干燥后,研成粉剂。析蘉要在五月末割取晒干。这部分内容,为本草采收、药物炮制、用药历史等本草研究提供了珍贵的文献资料。

2018年,出版的《里耶秦简(贰)》收录1首残方:

□析令如□管三,韦束两,三尺,渍以水□□☐卒(淬)时没水尽,孰(熟)挮而以布缴之,取□☐。①

此方在胡家草场简牍医方有较为完善的转录:

病水,腹盈大,脐瘇(肿),卧则面瘇(肿),不卧面瘇(肿)仓〈俞(愈)〉,得之饥渴而暴歓(饮)。治之,取桑根白皮,析令如笔管,三韦(围)束一,长尺,渍以水,瀸(浃)止,卒(晬)时浚水尽,孰(熟)捣(捣)而以布缴(绞),尽取汁以歓(饮)病者,壮者盈一夷(中)桮(杯),老及□盈。②

桑白皮,《别录》云"无毒。主去肺中水气,止唾血,热渴,水肿,腹满,胪胀,利水道,去寸白,可以缝金创"③。胪胀,当为肤胀④,为水病常见证候之一。《医心方》引《小品方》"十水散,治水肿方"云"先从面目肿,名曰气水,其根在肺,桑根主之";又引《小品方》"十水丸,治水肿方"方曰"肿从内起坚块,四肢肿,名为石水,其根在膀胱,桑根主之"⑤;桑根白皮具有治疗水肿的作用。

里耶秦简为官署档案,其收录的医方可能是政府制定的处方手册,对于研究官方医方书的形成、推广及早期经方的制剂规范,具有重要价值。

第二节　西汉初期经方类文献

西汉初期,社会安定,经济繁荣。汉惠帝四年(前191年)废除秦始皇焚书时颁布的《挟书律》,大收篇籍,广开献书之路,思想文化得以复苏。医学亦在快速发展,涌现出公乘阳庆、公孙光、淳于意等一批杰出医家,他们的事迹、所传医书及诊籍,

---

① 陈伟.里耶秦简牍校释(第二卷)[M].何有祖,鲁家亮,凡国栋撰.武汉:武汉大学出版社,2018:419.
② 李志芳,顾漫.胡家草场西汉墓出土"病水方"补释[J].简帛,2021(2):75-80.
③ 陶弘景.名医别录[M].尚志钧校注.北京:中国中医药出版社,2013:109.
④ 李志芳,顾漫.胡家草场西汉墓出土"病水方"补释[J].简帛,2021(2):75-80.
⑤ 丹波康赖.医心方[M].北京:华夏出版社,2011:207.

被司马迁记录于《史记·扁鹊仓公列传》内。西汉初期盛行厚葬之风,当时的墓葬形式也利于随葬品的保存,20世纪以来,大量西汉初期的简帛文献得以出土,其中含有不少医学资料。目前出土的这一时期的经方类文献,约有马王堆《五十二病方》《养生方》《杂疗方》、张家山《脉书》"非经脉病"部分、天回《脉书·下经》"非经脉病"部分、《和齐汤法》、胡家草场简牍医方、天长纪庄汉简医方等。

一、《五十二病方》《养生方》《杂疗方》

1973年冬在湖南省长沙马王堆三号西汉古墓出土了大批稀世的文献资料,包括许多已经失传了的医药文献。学者命名为《足臂十一脉灸经》《阴阳十一脉灸经》甲本、《脉法》《阴阳脉死候》《五十二病方》《却谷食气》《阴阳十一脉灸经》乙本、《导引图》《养生方》《杂疗方》《胎产书》《十问》《合阴阳》《杂禁方》《天下至道谈》,共计为14种。既往研究常将《养生方》《杂疗方》归入"神仙"或"房中"类文献。因《养生方》《杂疗方》也主要是药物治疗,且含有较多复方,本文暂将其归入经方类文献。

钟益研[①]等研究认为《五十二病方》抄成不晚于秦汉之际,即应为公元前3世纪末的写本。马继兴[②]发现《五十二病方》中未见有脏腑或经脉相关的病名以及大量的巫祝方等,表明《五十二病方》的成书年代较抄写年代更早。

《五十二病方》记载疾病52种,涉及外科疾病如疽病、痈病、久疕等共28种;涉及内科疾病如痉病、癃病、蛊病(即腹中虫病)等共8种;精神类疾病如癫疾、痫病等共5种;儿科类疾病如婴儿索痉、婴儿病痫等共4种;疾病不明者如大带、诸食病等7种。根据疾病分属,制表如下(表2-10)。

表2-10 《五十二病方》疾病分类

分属	病 名	数目
外科	诸伤、狂犬啮人、犬噬人、巢者、夕下、蛊、蛭蚀、蚖、疣者、白瘙、螟、□蠸者、牡痔、牝痔、胸痒、疽病、□烂者、脒脪、脒伤、痂、蛇啮、痈、鬜、虫蚀、干瘙、久疕、去人马疣、治瘘	28

---

① 钟益研(马继兴),凌襄(李学勤).我国现已发现的最古医方——帛书《五十二病方》[J].文物,1975(9):49-60.

② 马继兴.马王堆古医书考释[M].长沙:湖南科学技术出版社,1992:15.

续 表

分属	病　　名	数目
内科	伤痉、毒【乌喙】、癃病、溺□沦者、膏溺、肿囊、肠癩、蛊	8
精神类	癫疾、人病马不痫、人病□不痫、人病羊不痫、人病蛇不痫	5
儿科	婴儿索痉、婴儿病痫、婴儿瘛、魅	4
待考	大带、□者、疣、诸食病、诸□病、脉者、【□】□	7

与北大秦简《病方》相较,《五十二病方》主要是以肉眼可以观察到的外科疾病为主,脏腑内伤性质的疾病并不多见。

《五十二病方》,现存医方(含巫祝方与残方)约280首,记载药物254种。除含巫祝方及残方,较为完整的药方约184首(马继兴统计是170首),其中复方(药物≥2味,不含溶剂与辅料;残方者以实际药物数目为准)70首,单方114首。复方中,7味药的医方3首;6味药的医方1首;5味药的医方4首;4味药的医方5首;3味药的医方12首;2味药的医方46首。择其有配伍意义的典型复方,制表如下(表2-11)。

表2-11 《五十二病方》典型复方

序号	主治病症	药　　方	药味数	剂型及用法
1	疽病	白蔹、黄芪、芍药、桂、姜、蜀椒、茱萸	7	散剂酒服
2	疽病	白蔹、黄芪、芍药、甘草、姜、蜀椒、茱萸	7	散剂酒服
3	痂	礜石、乌头、藜芦、巴豆、甘蔗、桂、蜀椒	7	散剂热熨
4	诸伤	石膏、甘草、桂、姜、蜀椒、茱萸	6	丸剂酒服
5	痂	葶苈子、芫黄、大豆、猪油、鳝鱼血	5	散剂外敷
6	干瘙	藜芦、乌头、礜石、菌茹、芫花	5	散剂外敷
7	牡痔	小便、青蒿、鲋鱼、桂、姜	5	汤剂外熏
8	伤者	川断、黄芩、甘草、乌头	4	汤剂外敷
9	令金伤毋痛方	鼢鼠、长石、辛夷、甘草	4	散剂酒服
10	癃	皂荚、枣、吴茱萸、蜀椒	4	外熏
11	牡痔	芫黄、防风、乌头、桂	4	酒丸内服
12	痏	白芷、桂、姜、辛夷	4	外敷
13	巢者	牛肉、乌头、桂	3	

续 表

序号	主治病症	药　方	药味数	剂型及用法
14	血疽	黄芪、黄芩、白蔹	3	散剂
15	烂者	水银、男子恶、朱砂	3	散剂外敷
16	痂	蛷螂、乌头、礜石	3	外敷
17	虫蚀	榆皮、白芷、桂	3	散剂外敷
18	干瘙	雄黄、水银、头脂	3	散剂外敷
19	胻伤	郁金、术	2	
20	痊者	黄芩、甘草	2	膏剂外敷
21	狂犬伤人	礜石、橐莫	2	散剂醯服
22	犬噬人伤者	地龙、伏龙肝	2	汤剂外敷
23	夕下	黄芩、合卢	2	汤剂外敷
24	毒乌喙者	童子尿、赤小豆	2	汤剂内服
25	□	□蒺藜、白蒿	2	外敷
26	癃	蒉子、冬葵子	2	内服
27	癃	牡蛎、堇菜	2	散剂黑豆汁冲服
28	癃	冬葵子、阿胶	2	汤剂内服
29	癃	枣种、冬葵子	2	汤剂内服
30	癫	桂、独活	2	外敷
31	牡痔	黾（蛙）①脑、地胆	2	外敷
32	牝痔	芦如、甘蔗	2	汤剂内服
33	疽病	白蔹、百合	2	散剂内服
34	烂者	谷芽、厚朴	2	
35	烂者	谷芽、乳汁	2	
36	胻膫	赤小豆、狗胆	2	外敷
37	痂	牛膝、血余炭	2	散剂外敷
38	痂	水银、铜绿	2	散剂外敷
39	痂	芫荑、苦瓠	2	散剂外敷
40	痂	乌头、菱芰	2	散剂外敷
41	痈	乌头、藜芦	2	散剂外敷
42	身疕	藜芦、礜石	2	膏剂外敷

① 原作"龟"，今从张雷先生释作"黾（蛙）"。

续 表

序号	主治病症	药　　方	药味数	剂型及用法
43	痂	蜀椒、雷矢	2	散剂外敷
44	令金伤毋痛	荠菜子、术	2	散剂酒服

配伍结构较为复杂的药方,主要集中在疽病、痂、诸伤、痈、干瘙。如治疗诸伤的"石膏、甘草、桂、姜、蜀椒、茱萸"方,在东汉初年的武威医简中,即有相似的类方:

> 治金创止漏方。石膏一分,姜二分,甘草一分,桂一分,凡四物,皆冶,合和,以方寸〈匕〉,酢浆饮之,日再夜一。良甚,勿传也。①（武威医简）

此治诸伤方与武威医简治金创止痛方,不论是药物组成,还是功效主治,皆十分相近。

再如"令金伤毋痛方（鼢鼠、长石、辛夷、甘草）",此方亦见于里耶秦简:

> 治令金伤毋痛方。取鼢鼠,干而□长石、薪(辛)夷、甘草各舆鼢□。②（里耶秦简）

稍后不久的北京大学所藏西汉竹简医书,所载"治令金伤毋痛方"也用到"长石、新(辛)夷、甘草"三味药③。

《五十二病方》内容丰富,对于考察秦汉早期的经方医学形态,意义重大。

《养生方》记载了90余首养生方,主要为轻身益力、除中益气、益力、走等房中养生方:

> （除中益气）后饭者,其乐(药)以鸟□、莫石、泽舄(泻)、蘗(术)、酸枣□□等,冶,即以松脂和,以为完(丸),后饭,少多自材(裁)□。

> 取细辛、干姜、菌桂、乌豙(喙),凡四物,各冶之。细辛四,干姜、菌〖桂〗、乌豙(喙)各二,并之,三指最(撮)以为后饭,益气,有(又)令人免(曼)泽。

---

① 张雷.秦汉简牍医方集注[M].北京:中华书局,2018:203-204.
② 张雷.秦汉简牍医方集注[M].北京:中华书局,2018:11.
③ 李家浩,杨泽生.北京大学藏汉代医简简介[J].文物,2011(6):88-89.

走：非廉、方葵、石韦、桔梗、芘威各一小束，乌家（喙）三果（颗），【□□□□□】□□大□【□】后（厚）等（朴）五寸，白膦蛇若苍梗蛇长三四寸，若【□□□□□】阴困，各盅（冶），并以【□】若枣脂完（丸），大如羊矢，五十里一食。阴困出錐【□□□□□□】头。①

《杂疗方》（后分为《房内记》与《疗射工毒方》）记载较多的亦是益气、内加等强身益内、延缓衰老的房中药方：

内加益气：取白松脂、杜虞、□石脂等冶，并合三指大最（撮），再直（置）□

内加：取桂、姜、朴（椒）、蕉荚等，皆冶，并合以穀汁丸之，以榆□拊之，大如釭□□臧（藏）筒中，勿令歇。即用入中身空（孔）中，举，去之。

约：取桂、干姜各一，蕃石二，蕉荚三，皆冶，合。以疏缯裹之，大如指，入前中，智（知）而出之。②

《养生方》《杂疗方》中的药方及其主治病症，对于考察经方治法，尤其是补法的形成与发展，具有重要价值。

二、张家山《脉书》经方类疾病

1983 年底至 1984 年初，湖北省荆州地区，在发掘西汉初州古墓时，发现了大批竹简。其有两种医书，题名为《脉书》和《引书》。《脉书》共计 65 枚竹简，抄写时间应在西汉初期。③ 既往认为《脉书》是一部医学著作，主要论述人体内各类脉的循行和所主疾病，但细究《脉书》前 524 字，是关于疾病证候的论述，并不关系经脉循行，而是非经脉所主的经方类疾病。这部分简文内容如下：

病在头，农（脓）为轸，疕为秃，养（痒）为昏。在目，泣出为潸（浸），脉蔽童（瞳）子为脉滞（浸）。在目际，靡（糜），为䩲。

在鼻，为肌（衄）；其疕痛，为蜡食。在耳，为聋；其农（脓）出，为浇。在腎（唇），为□。在口中，靡（糜），为篡。在齿，痛，为虫禹（龋）；其痈，为

---

① 裘锡圭.长沙马王堆汉墓简帛集成6[M].湖南省博物馆，复旦大学出土文献与古文字研究中心编纂.北京：中华书局，2014：51-59.
② 裘锡圭.长沙马王堆汉墓简帛集成6[M].湖南省博物馆，复旦大学出土文献与古文字研究中心编纂.北京：中华书局，2014：74-79.
③ 连劭名.江陵张家山汉简《脉书》初探[J].文物，1989（7）：75-81.

血禹(齲)。在齿,痛,为臆(孕)。在朕(喉)中痛,朕(喉)踝〈痹〉殹。在面,疕为包(疱)。在颐下,为瘿。在颈,为瘘。

在肩,为□。在夜(腋)下,为马。在北(背),痛,为王身。在掌中,为蟴。在身,颡颡然,□之不智(知)人,为踝〈痹〉。在身,疕如疏,养(痒),为加(痂)。在身,炙痛以行身,为火疢。火疢,赤气殹。在戒,不能弱(溺),为闭;其塞人鼻耳目,为马蛕。

在胃管(脘),痛,为鬲(隔)中。在肺,为上气欬(咳)。在心胠下,坚痛,为□□烝□。

在肠中,小者六如马矢(矢),大者如桮(杯),而坚痛,榣(摇),为牡叚(瘕)。在肠中,痛,为血叚(瘕)。肘(疛),其从脊胃(胸)起,使腹张(胀),得气而少可,气叚(瘕)殹。其腹胗胗如肤张(胀)状,鸣如鼃(蛙)音,膏叚(瘕)殹。其衷(中)约隋(堕),上下不通,柀(矢)叚(瘕)殹。

在肠中,痛,左右不化,泄,为唐(溏)叚(瘕)。在肠,左右不化,为塞〈寒〉中。在肠,有农(脓)血、篡、脾(髀)、尻、少腹痛,为肠辟(澼)。食即出,为泄。左右血先出,为脉。肠热而渴,□□□□。

非时而血出,滴(滴),为廥;其清,为浚。弱(溺)出白,如沐,为白叚(瘕)。前出如拳,为暴。乳痈,为醉。字而肠痛,弱(溺)而痛,为血□□□ □□□□□□不能□右(?),为□。

橐痈,为血癪;其痈上下鸣,为肠癪。在篡,痛如枣,为牡庤(痔);其痈有空,汁出,为牝庤(痔)。在脐,疕,赤淫,为臍;其疕就就然,为潞。在踝下,痛,为癅(瘦);在足下,为殿。

内瘅,身痛,艮(眼)蚤(爪)黄,弱(溺)赤,为黄瘅。身、面、足、胻尽盈,为庐(肤)张;腹盈,身、面、足、胻尽肖(消),为水。身痛,面盈,为风。头、身痛,汗不出而渴,为温。身塞〈寒〉热,渴,四节痛,为疟。

身病养(痒),农(脓)出,为骚(瘙)。四节疕如牛目,麋(眉)突(脱),为厉(疠)。

身时偾,沫出,羊鸣,□□□□见(?),不能息,为癫;反折,为间(痫)。①

依以上资料,将这部分疾病整理如下(表2-12)。

---

① 张家山二四七号汉墓竹简整理小组.张家山汉墓竹简二四七号墓(释文修订本)[M].北京:文物出版社,2006:115-116.

表 2-12 张家山《脉书》经方类疾病

序号	病名	证候	序号	病名	证候
1	贛	病在头,脓	26	火疢赤气	在身,炙痛以行身
2	秃	病在头,疕	27	闭	在戒,不能溺
3	㾄	病在头,痒	28	马蛕	其塞人鼻耳目
4	浸	在目,泣出	29	鬲中	在胃管,痛
5	脉浸	脉蔽瞳子	30	上气、咳	在肺
6	枳	在目际,糜	31	□□蒸□	在心,胠下坚痛
7	鼽	在鼻	32	牡痕	在肠中,小者六如马矢,大者如杯,而坚痛,摇
8	蟨食	其疕,痛	33	血痕	在肠中,痛
9	聋	在耳	34	气痕	疛,其从脊胸起,使腹胀,得气而少可
10	浇	脓出	35	膏痕	其腹䐜䐜如肤胀状,鸣如蛙音
11	□	病在唇	36	矢痕	其中约隋,上下不通
12	篡	在口中,糜	37	溏痕	在肠中,痛,左右不化,泄
13	虫齲	在齿,痛	38	寒中	在肠,左右不化
14	血齲	其痈	39	肠澼	在肠,有脓血、篡、髀、尻、少腹痛
15	腏	在龂,痛	40	泄	食即出
16	喉痹	在喉,痛	41	脉	左右血先出
17	炮	在面	42	□	肠热而渴
18	瘿	在颐下	43	扁	□□□非时而血出,滴
19	瘘	在颈	44	浚	其溃
20	□	在肩	45	白瘕	溺出白,如沐
21	马	在腋下	46	暴	前出如拳
22	王身	在背,痛	47	醉	乳痛
23	蜮	在掌中	48	血□	字而肠痛,溺而痛
24	痹	在身,颡颡然,□之不知人	49	□	不能□右
25	痴	在身,疕如疏,痒	50	血癃	橐痛
			51	肠癃	其痛上下鸣

续 表

序号	病名	证候	序号	病名	证候
52	牡痔	在篡,痛如枣	61	风	身痛,面盈
53	牝痔	其痛有空,汁出	62	温	头、身痛,汗不出而渴
54	膫	在胕,疕,赤淫	63	疟	身寒热,渴,四节痛
55	潞	其疕就就然	64	瘙	身病痒,脓出
56	瘘	在踝下,痛	65	疠	四节疕如牛目,眉脱
57	殿	在足下	66	癫	身时偾,沫出,羊鸣
58	黄瘅	内瘅,身痛,眼爪黄,溺赤	67	瘛	□□见,不能息
59	肤胀	身、面、足、胕尽盈	68	痫	反折
60	水	腹盈,身、面、足、胕尽消			

　　以上 68 种疾病,3 种残缺较甚不知病名,其余 65 种疾病,涉及内科疾病 24 种、外科疾病 20 种、妇科疾病 5 种、儿科疾病 1 种、五官科疾病 13 种,精神类疾病 2 种。根据疾病分属,制表如下(表 2 - 13)。

表 2 - 13　张家山《脉书》经方类疾病分类

分属	病 名	数目
内科	痹、火疢、闭、鬲中、上气(咳)、□□蒸□、牡瘕、血瘕、气瘕、膏瘕、矢瘕、溏瘕、寒中、肠澼、泄、白瘕、血瘕、肠癉、黄瘅、肤胀、水、风、温、疟	24
外科	竷、秃、啮、皰、瘿、瘘、马、王身、蛕、痂、马蚴、脉痔、牡痔、牝痔、膫、潞、瘘、殿、瘙、疠	20
妇科	扁、浚、暴、醉、血□	5
儿科	瘛	1
五官科	浸、脉浸、颖、齞、蟨食、聋、浇、病在唇、篡、虫龋、血龋、䏽、喉痹	13
精神类	痫、癫	2

　　与《五十二病方》中的疾病相比较,张家山《脉书》这部分疾病中,内科疾

病明显增多,且有对疾病证候的简单描述。其中对"黄瘅""肤胀""水""风""温""疟"等疾病的论述,甚为详细。对于重新认识传世文献"温""风""水""瘅"等相关记载,考察这些疾病概念的形成与演变,具有十分重要的意义。尤其"头、身痛,汗不出而渴,为温"的记载,上可补周家台秦简"温病不汗"之不足,下与《伤寒论》"太阳病,发热而渴,不恶寒者,为温病"相呼应。

三、《史记·扁鹊仓公列传》中的药方

《史记》是中国第一部纪传体通史,由汉代史学家司马迁撰写。其在"自序"中谓:"扁鹊言医,为方者宗,守数精明,后世循序,弗能易也,而仓公可谓近之矣,作《扁鹊仓公列传》第四十五。"仓公,即淳于意(约前215—前140年),西汉医家,临淄(今山东淄博)人。淳于意先受方于公孙光;后拜公乘阳庆为师,得到《脉书·上经》《脉书·下经》《五色诊》《药论》《奇咳术》《揆度》《阴阳外变》《石神》《接阴阳》等医书。《史记·扁鹊仓公列传》记载仓公淳于意25例医案,其中17例(含1例齐太医所用半夏丸)涉及方药的使用。统计制表如下(表2-14)。

表2-14 《史记·扁鹊仓公列传》中的药方

序号	药方	主治病症	病症表现	服药后的效果
1	下气汤	气鬲病	烦懑,食不下,时呕沫	一日气下,二日能食,三日即病愈
2	火齐汤	涌疝	不得前后溲	一饮得前溲,再饮大溲,三饮而疾愈
3	火齐	热病气	当浴流水而寒甚,已则热	一饮汗尽,再饮热去,三饮病已
4	火齐	风瘅客脬	难于大小溲,溺赤	一饮即前后溲,再饮病已,溺如故
5	药酒	风蹷	胸满	尽三石,病已
6	火齐汤	气疝	难于前后溲,而溺赤。病见寒气则遗溺,使人腹肿	三日而疝气散,即愈
7	苦参汤	龋齿		日嗽三升,出入五六日,病已
8	莨菪药	怀子而不乳		以酒饮之,旋乳
9	消石齐	余病		出血,血如豆比五六枚

续 表

序号	药方	主治病症	病症表现	服药后的效果
10	寒水	蹶	头痛身热,使人烦懑	寒水拊其头
11	柔汤	肾痹	要胁痛不可俯仰,又不得小溲	十八日所而病愈
12	窜以药	内寒	要背痛,寒热,月事不下	旋下,病已
13	芫华	蛲瘕	腹大,上肤黄粗,循之戚戚然	即出蛲可数升,病已,三十日如故
14	火齐米汁	迵风	饮食下嗌辄后之	七八日病已
15	五石	侍医遂自用	中热不溲者,不可服五石	疽发乳上,入缺盆,死
16	火齐粥	痹	右胁下,大如覆杯,令人喘,逆气不能食	六日气下;即令更服丸药,出入六日,病已
17	半夏丸[1]	肺消瘅		病者即泄注,腹中虚

注:[1] 半夏丸为齐太医诊山跗病时所用。

仓公常用火齐治疗各类疾病,火齐的可能组成详见下文。而仓公以苦参治疗牙痛,及以消石下血等经验,一直被后世医家传承使用。前者如《外台秘要》引《广济》"疗热风,齿龂肉欲尽根出,恐是疳虫食断,及耳鼻疼痛方(苦参、大黄、黄芩、枳实、地骨皮、玄参、黄连)";后者如《伤寒杂病论》治疗少腹部瘀血的桃核承气汤(芒硝、大黄、甘草、桂枝、桃仁)及大黄牡丹皮汤(芒硝、大黄、牡丹皮、桃仁、瓜子仁)。不过苦参属苦寒之品,用之治疗牙痛不可常服,否则容易导致腰痛,故《证类本草》引《梦溪笔谈》说:"常患腰疼,时以病齿,用苦参。后有太常少卿舒昭亮,用苦参揩齿,岁久亦病腰。自后不用苦参,腰疾遂愈。"①

《史记·扁鹊仓公列传》已出现诸如"功效+剂型"或"主药+剂型"的药方命名方式,前者如下气汤、柔汤,后者如半夏丸、苦参汤等。《史记·扁鹊仓公列传》前后的出土经方类文献,以及东汉早期的经方类文献,药方还多是"治某某病方"的命名方式,并未产生严格意义上的方名。直到东中后期的《四民月令》等书中,才逐渐出现"功效+剂型"或"主药+剂型"的药方命名方式。笔者推测诸如下气汤、半夏丸、苦参汤等方名,或为仓公所自拟。此

---

① 唐慎微.证类本草[M].北京:中国医药科技出版社,2011:233.

对于考察秦汉经方的方名形成,具有重要价值。

四、天回医简《脉书·下经》经方类疾病

2012年7月至2013年8月,成都市文物考古工作队和荆州文物保护中心组成联合考古队,对位于四川省成都市金牛区天回镇的一处西汉时期墓地进行了抢救性发掘,共发掘西汉时期土坑木椁墓4座,其中M3出土竹简951支。[①] 除一种疑似有题名简的"逆顺五色脉臧验精神"外,余者没有书名。整理者根据传世文献记载,结合出土医书体例,将这些医简定名为《脉书·上经》《脉书·下经》《逆顺五色脉臧验精神》(下文简称《逆顺》)《刺数》《犮理》《治六十病和齐汤法》《经脉》《疗马书》。其中《脉书·下经》"经方类疾病"部分,是关于经方类疾病的病因、病机、疾病分类、证候特点的论述。

天回《脉书·下经》云"凡病久则变,化则通,通则难辨也",合于《素问》所言"《下经》者,言病之变化"之论。所谓"病之变化",即疾病的病因、病机、病候、分类、诊法、治法、传变预后等,此是经方医学的核心理论之一。

与其他出土经方类文献相比,天回《脉书·下经》对经方类疾病的病因、病机有丰富的记载,如"凡风者百病之长也,虽已变化为它病,犹有风气之作也……凡风之始产也,皆有大分,至其变化则无常方矣"等,指出"风"为诸病之因。又如"蹶,寒气在肌肤间,肘膝以下寒,爪尽死而烦心。地湿垩薄产蹶""久昼卧产瘘,寒气在筋,状如静痹,瘘释而不用,耳目不变""伤中,少腹腰脊皆痛,不可举重,不可甚饥甚饱,溺赤,得之内"等。即,蹶的病因在于久处寒湿之地,寒气内侵肌肤而致;瘘病是因长时期不活动,寒气在筋而致;伤中则是因房劳而发。

天回《脉书·下经》中的经方类疾病的分类也颇具特色。其先分为:风、蹶、瘘、痹、疝、女子病、狐、水、胀、伤中、瘕、寒中、带、偩、马尤、金伤、瘅17大类一级病症。在一级病症下,又分若干不同的二级病症。如风病分有:心风、肺风、脾风、肝风、胃风、脑风、西风、东风、南风、北风、土风、水风、漯风、兔风、内风、蹶风、肉风17种。蹶病分为阳蹶、隋蹶、胃蹶、胸蹶、水厥5种。瘘病有心瘘、隋瘘2种。瘕病分有气瘕、石瘕、血瘕、心瘕、壅瘕5种。痹病分心痹、着痹、挛痹、通痹、喉痹5种。狐病有阴狐、体狐、竿狐、直狐、气狐5种。胀病有

[①] 金陵,曾帆,薄咏,等.四川成都天回汉墓医简整理简报[J].文物,2017(12):48-57.

肤胀、鼓胀、膏胀、肌胀、䐜胀5种。瘅病分有：心瘅、肾瘅、肠瘅、胃瘅、小肠瘅、骨瘅、隋瘅、咽瘅、膏瘅、气瘅、内瘅、风瘅12种。瘕病分有：膏瘕、蚀瘕、承瘕、风瘕、肌瘕、胸瘕、蚼瘕、苦母、勇瘕、水瘕、腹瘕、血瘕、蛊瘕、气瘕、字瘕、痔瘕、溏瘕17种。这种疾病分类明显不同于以后的疾病分类，体现了扁仓一脉的医家，对疾病分类的独特认知。

天回《脉书·下经》对每一类疾病的证候特点，有较为细致的描述，如"内风，惶惶不乐，悲心善恐，中不安""阳蹷，气走头，无汗而热""心痹，心脊相直，寒而痛""内㿉，弱（溺）赤，足善栗，行不安地，数后血""阴狐，天阴而痒"等。

天回《脉书·下经》还涉及类似病症的鉴别。如"凡寒气乍在乍亡者，风也；畜作有时者，疟也；梃解而不去身者，痹也"等。此是鉴别与寒气有关的风、疟、痹三病，自觉寒气时有时无者，是风；寒气潜伏、恶寒发热定时发作者，为疟；寒气一直存在、伴见懈怠无力者，为痹。

对疾病传变预后的论述，也是天回《脉书·下经》一大特点。疾病传变方面，如"凡久风产痹，痹之卒发者，不必产于风。淫气箸（著）痹产疸，疸之卒发者，不必产于痹"。意思是风病日久传变为痹病，痹病日久传变为疸病。需注意，这里强调久病有一定的传变规律，但卒病没有一定的传变规律。

疾病预后方面，内容更为丰富：

> 箸（著）痹。不穜（肿）不溃，痛而不移，类骨且（疸）；至破困（腘）穜（肿）足，不治。
>
> ☐转胞。不弱（溺）不后，从要（腰）以下不用，腰以下不用尚可久也。手足不用，易（易）者三四日，久者五六日死矣。且死，必先多弱（溺）后，乃死。
>
> 水而齐（脐）平者，死。
>
> 承瘕。外发有伤，死。
>
> 金伤。伤百节带会，讯（迅）而死。
>
> 内单（瘅），弱（溺）膏，死。

着痹发展到腘破足肿，则属不治；转胞若发展至手足不用，短则三四日、久则五六日即死亡；水病见脐平者、承瘕外发有伤者、金伤病伤及百会者、内瘅小便如膏者，皆是死候。

天回《脉书·下经》"汤液疾病"部分，是目前为数不多涉及经方医学理论的一部出土文献。对于认知秦汉经方医学的理论，具有不可替代的价值。

五、天回医简《和齐汤法》

成都天回镇汉墓出土医简中有治六十病之方,整理者根据其内容重在"合和制剂",并参《史记·扁鹊仓公列传》对仓公所传医书的著录,将其命名为《治六十病和齐汤法》。

《和齐汤法》录有 60 种疾病,包括风、痹、疝、内瘅、消渴、伤中、金伤、女子瘕、婴儿痫等。此 60 种疾病,病名如下(表 2 - 15)。

表 2 - 15 《和齐汤法》病名

病　名	病　名	病　名
治风痹汗出方一	治㾕廿一	治风偏清卅一
治頯二	治黄瘅廿二	治大伏蝎(蛟)蜴蛕卅二
治瘕三	治石癃廿三	治心腹卅三
治心腹承瘕四	治寒热咳醪廿四	治逆气卅四
治腹后膏成农(脓)者五	治目多泣廿五	治内消歈少溺多者卅五
治金伤六	治白从廿六	治消渴卅六
治益气轻劲七	饮消石廿七	治字难者卅七
治风八	治下气廿八	治女子瘕卅八
治风聋九	治身大疙廿九	治风瘅卅九
止风汗十	治四支挛诎卅	治内瘅五十
治风热中十一	治鲜(癣)卅一	治内风五十一
治寒热十二	治汤已身之不用者卅二	治伤中五十二
治上气十三	治伤饮卅三	治内崩金伤赤㾕五十三
治咳十四	治伤寒足清养者卅四	治隔中五十四
治鼠十五	治身有疵伤卅五	治内瘀五十五
治癩山(疝)十六	治过及恶伤卅六	治风痹初发五十六
治女山(疝)十七	治婴儿痫方卅七	治暴血血瘕五十七
治肠山(疝)十八	治蹶卅八	治心暴痛五十八
止内崩十九	治温病卅九	治气暴上走嗌五十九
治女子不月廿	治伤肺卅	治泄而烦心六十

以上 60 种疾病,除"饮消石"无法归类,其他 59 种病,内科疾病 42 种、外科疾病 7 种、妇科疾病 5 种、儿科疾病 1 种、五官科疾病 4 种。根据疾病分属,

制表如下(表2-16)。

表2-16 《和齐汤法》疾病分类

分属	病　名	数目
内科	风痹汗出、瘕、心腹承瘕、益气轻劲、风、风聋、风汗、风热中、寒热、上气、咳、癃疝、女疝、肠疝、黄瘅、石癃、寒热咳醪、下气、四支挛诎、身之不用、伤饮、伤寒足清养、蹶、温病、伤肺、风偏清、大伏蜡蛟蛕、心腹、逆气、内消歓少溺多、消渴、风痹、内痹、内风、伤中、隔中、内瘀、风痹初发、暴血血痹、心暴痛、气暴上走嗌、泄而烦心	42
外科	頤、腹后膏成脓、鼠瘘、金伤、身有疵伤、过及恶伤、内崩金伤赤沦	7
妇科	内崩、女子不月、沦、字难、女子瘕	5
儿科	婴儿痫	1
五官科	目多泣、白从、身大疕、癣	4
无法归类	饮消石	1

与《五十二病方》、张家山《脉书》经方类疾病相较,《和齐汤法》中的内科疾病占绝对数量,此或是天回医简《逆顺》提出"病不表,不可以镵石。病不里,不可以毒药"的基础。"病不里,不可以毒药"的理论,进一步促进经方医学对脏腑内科病症的诊治;并推动医家从脏腑角度对经方医学的疾病进行分类与确定病位。西汉中后期,侍医李柱国即提出诸如"五藏六府痹""五藏六府""五藏六府瘅""五藏伤中"等经方医学的脏腑病症理念。

《和齐汤法》虽收录60种病,但每一病症附若干医方,如"治风痹汗出"条目下,含风痹汗出、风痹偏清、心痹、痹寒、筋痹、腐痹6种病症,7首医方;而"治消渴"中有医方9首;《和齐汤法》医方总数为105首,其中含祝由方4首。药方内容如下(表2-17)。

表2-17 《和齐汤法》药方

序号	方名或主治病症	药　物　组　成	药味	剂型及用法
1	治风痹汗出方	粟、盐	2	水煮,外洗
2	治心痹	蜀椒、细辛、桂、姜、杏仁、皂荚、附子	6	散剂,酒冲服

续表

序号	方名或主治病症	药物组成	药味	剂型及用法
3	残方	川芎、黄芪、白蔹	3	
4	治痹方	房葵、蜀椒、细辛、芍药、柏实	5	散剂,米麻饮服
5	治痹方	饴、附子、桂、姜、枣、漆、卵	7	蒸熟取汁,内服
6	治风痹偏枯	饴、生姜、附子、桂、漆、利如、卵	7	蒸熟取汁,内服;药渣内服
7	治痹寒	附子、枣	2	附子浸入酒中,以枣汲取药酒,食枣。
8	治筋痹	酸枣仁、薏苡仁、黄芪、白蔹、芍药、龙累(覆盆子)、附子、礜石、商陆、桂、姜、白参、丹参	13	散剂,酒冲服
9	治腐痹方	猪脂、礜石、黄芩	3	作膏,外敷
10	治颐	菽、麦、马蹄、蕙	4	外敷
11	治瘕	赤石脂	2	散剂,酒冲服
12	治心腹承瘕			
13	治腹后膏者	鲤鱼、胶	2	水煮,内服
14	治金伤	蜀椒、川芎	2	散剂,酒冲服
15	治金伤	鲖鱼头、人发	2	外敷
16	治金伤,干者	龙骨	1	外敷
17	治金伤	蚕矢、犬胆	2	外敷
18	益气	藜芦、礜石	2	
19	残方	乌头、桔梗、桂、姜、牛膝、厚朴、细辛、芍药、节皮、白蔹、黄芪、蜀椒、皂荚、石膏、磁石、苦参、菝葜、茱萸、紫参、漆、柴苿、防风、姓鼠、卷柏、利如	25	散剂
20	治益气	玄参、附子、利如、牛膝、菝葜、山茱萸、桔梗、桂、蜀椒、白芷、细辛	11	丸剂,枣水冲服
21	治风	赤石脂、蜀椒、防风、细辛、厚朴、陈吴萸、桂、姜	8	散剂,酒冲服
22	风水方	藜芦、乌头、石膏、半夏、干姜、桂、蜀椒	7	丸剂,内服
23	治风聋	细辛、姜、桂、蜀椒、土瓜、皂荚	6	散剂,塞耳
24	止风汗出方	牡蛎、石膏、鲍鱼	3	散剂,酒冲服

续 表

序号	方名或主治病症	药物组成	药味	剂型及用法
25	治风热中	天花粉、消石、蜀椒、桂、菟丝子、知母	6	散剂,内服
26	治常寒	芍药、白蔹、防风、山茱、白芷、附子、礜石、商陆	8	清胶合丸,内服
27	治寒热	山茱、蜀椒、厚朴、细辛、附子、礜石、桂、姜、桔梗、茱萸	6	枣膏合丸,内服
28	□汗寒热	蟾蜍、桂、姜、漆、肉酱、牛膂肉、麻䊌、藁䊌、盐、楮实子、达漆、柳	12	煮汁,内服。再煮穀、劈漆、柳,外洗
29	治上气	饴、枣、紫菀、桂、姜、猪脂	6	酒煮,内服
30	治咳	紫菀	1	陈肉酱合丸,内服
31	治沓咳	紫菀、附子	2	常溲合丸,烧赤,淬酒中,内服
32	治沓咳	紫菀、附子	2	屏前溺涂丸,烧赤,淬酒中,内服
33	治鼠	礜石	1	礜石置于鼠内,蒸;后研成散,酒冲服
34	癞疝	紫参、细辛、厚朴、杏仁、桂、蜀椒、皂荚	7	散剂,酒冲服
35	治疝	楮实子、干姜、桂、芍药、枣	5	酒煮,内服
36	治疝	大黄、黄芩、茯苓、天花粉、桑螵蛸	5	散剂,酒冲服
37	治女疝	山芥(术)、牡蛎、附子	3	散剂,酒冲服
38	治肠疝	干漆、紫参、黄芩、芍药、桂、姜、半夏	7	散剂,酒冲服
39	止内偩方	麻	1	膏剂,酒冲服
40	止内偩方	狗肝	1	烧焦,酒冲服
41	治女子不月	蔓、麦曲	2	散剂,内服
42	治女子沦及内偩及溺血者	楮实子	1	酒煮,酒冲服
43	治黄瘅	黄牡牛溺	1	内服
44	治石癃	附子、蜂房、斑蝥	3	黍米汁煮,内服
45	治寒热咳䚢	款冬、紫菀、附子、牛膝、麦曲、姜、桂、蜀椒、细辛	9	汤剂,内服
46	治目多泣	羖羊角、细辛	2	散剂,酒冲服
47	治目多泣	鲤鱼胆	1	散剂,外敷

续表

序号	方名或主治病症	药物组成	药味	剂型及用法
48	治白徒	枣、芫蕙、狼牙	3	枣煮汁合芫蕙、狼牙内服
49	饮消石方	消石	1	内服
50	治下气	白昌根、桂、附子	3	散剂,内服
51	已身病大疕方	柏叶	1	酒煮,外洗
52	已人身及四肢挛屈不可伸者方	盂生青	1	外摩
53	面辟	盂生青	1	外敷
54	治癣	白芷	1	美酸渍之,外涂
55	治汤	黍米	1	煮汁内服,外摩
56	治伤饮方	大戟、芫花、紫参、苶、商陆、桂	5	蘖汁合丸,内服
57	治伤寒而足清痒者	桐根、蛇床子、盐	3	水煮,外洗
58	身有疕伤	柳枝叶、杨枝叶、荆枝叶、藜枝叶、构树枝、柏枝	6	水煮,外洗
59	疕伤在手	藜芦、巴豆、桔梗、蜀椒、木兰、狂樸	6	丸剂,内服
60	身有疕伤	楮实子或柏	1	汤剂,外洗
61	治过及恶伤	蘖鬼	1	凋煎,外敷
62	治婴儿瘸方	黍米、穀茎、苶、猪脂	4	煮汤,外洗
63	治婴儿瘸方	马下齿	1	作散,内服
64	治蹶	芍药、防风、细辛、蜀椒、姜、桂、茯苓	7	散剂,酒冲服
65	治温病发	米、鸡卵	2	米汁,冲服鸡卵
66	治伤肺	狗肺、生叔、紫菀、附子、枣、饴、猪脂	7	酒蒸煮,食菽、肉,饮汁
67	治风偏清之方	紫菀、附子、干姜、桂、鸡卵、漆、饴、枣	8	酒煮取汁,内服
68	治心腹为病	消石	1	散剂,内服
69	其病在心腹肝肺间者	丹参、沙参、苦参、玄参、紫参、芍药	6	散剂,内服
70	治心腹盈新发	大黄、黄芩、半夏、姜	4	醇酒渍药后,饮酒
71	治逆气	蜀椒、桂、姜、乌头、桔梗	5	散剂,酒冲服

续 表

序号	方名或主治病症	药物组成	药味	剂型及用法
72	治内消	铅、稻米、熟黍、蘖	4	铅烧热后淬入水，取铅水与稻米、熟黍、蘖混合，内服
73	治消渴	凝水石、天花粉、泽泻	3	美漆合丸，内服
74	治消渴	长石、石膏、凝水石、桂、姜、蜀椒、菟丝实	7	散剂，水冲服
75	治消渴	稻米、种麦、泽泻、榆叶、枣	5	散剂，内服
76	治消渴	蜀椒、长石、桂、菟丝实、礜石、姜、凝水石	7	散剂，水冲服
77	治消渴	苦参、龙胆、知母、桂、姜、附子、曾青、白丹、天花粉	9	酒药合丸，内服
78	治消渴	礜石、长石、理石、石𠃓、莫石、凝水石、白英、曾青、脂石、石膏、磁石、青粟米	12	
79	治消止溺	天花粉、长石、凝水石、理石、思石	5	散剂，酒冲服
80	消渴，溺多不止	天花粉、长石、凝水石、理石、恶石	5	散剂，酒冲服
81	治渴	龙胆、天花粉	2	天花粉汁合丸，内服
82	治女子病瘕	弓胶、紫参、紫葳、芍药	4	酒煮弓胶，后加入紫参、紫葳、芍药之散，内服
83	治风瘅	贝母、商陆、乌头、酿米	4	散剂，米汁冲服
84	治内瘅	天花粉、消石	2	散剂，内服
85	治内风	垣衣、术、贝母、姜、桂、蜀椒	6	散剂，酒冲服
86	治伤中	羊肝肠胃、桂、细辛、姜、甘草	5	酒煮羊肝肠胃，加入桂、细辛、姜、甘草之散，内服
87	治伤中	赤菽、马脯中束、附子	3	酒煮，内服
88	治内㿗、金伤及女子赤沁方	黑犬骨、羊角、人发、姜、桂、干蓍根	6	散剂，酒冲服
89	治隔中	桂、细辛、柴胡、大黄	4	散剂，酒冲服
90	治隔中	土	1	热熨

续表

序号	方名或主治病症	药物组成	药味	剂型及用法
91	治内瘀	生地黄	1	地黄取汁,和酒内服
92	治内瘀及折伤痛	磨刀石、代赭石	2	散剂,酒冲服
93	治风痹初发	杏仁、细辛、蜀椒、姜、桂	5	散剂,酒冲服
94	治血暴发者	土瓜、紫参、桂	3	散剂,酒冲服
95	治血暴发	飞廉花	1	散剂,内服
96	治血痹	白薇、芍药、节华、姜、桂、蜀椒、茱萸	7	散剂,酒冲服
97	治心暴痛	椒目	1	散剂,酒冲服
98	治气暴上走嗌	细辛、乌头、半夏、穀米、白薇	4	汤剂,内服
99	心烦	白薇	1	
100	治泄而烦心	白薇、米	2	汤剂,内服
101	治烦心	白茅	1	汤剂,内服

注:药物组成数量与药味数量不符者,是因为药物组成有残脱,药味数量为简文原文记载数量。

以上药方,大部分为复方,其中25味药物者1首;13味药物者1首;12味药物者2首;11味药物者1首;9味药物者2首;8味药物者3首;7味药物者10首;6味药物者10首;5味药物者10首;4味药物者8首;3味药物者11首;2味药物者17首;单味药物者25首;复方(≥2味药者)占75%;平均药物在4~5味。《和齐汤法》的制方水平,明显高于北大秦简《病方》《五十二病方》。不难看出,在西汉初叶,经方医学有快速发展之势。

与北大秦简《病方》《五十二病方》及胡家草场简牍医方、北大汉简医方、武威医简等相较,《和齐汤法》关于医方制剂的内容,尤为丰富:

  治风痹扁(偏)枯,淳酒三斗,饴半斗,生畺(姜)五果(颗),则(萴)五果(颗),圭(桂)尺五寸,桼(漆)半升,黎(棃)如三寸,卵十。父(咬)且(咀)药,破卵,并,入方(钫)酒中,直(置)瓵中,痈(壅)以大豆至颈,炊令三沸,挍,酓(饮)亓(其)汁。阴干亓(其)宰(滓),干,屑(屑),三指最(撮)一,以为后饭。禁荤、麑肉、鲜鱼。节(即)复为,以则(剉)十果(颗)。烝(蒸)药之时,令人操大箸从方(钫)口搞,毋令药不散(散)。

这是一首治疗风痹导致半身不遂的医方,但制剂过程极为详尽。先将生姜、附子、桂、漆、防葵等药材切碎、鸡卵打碎,与酒、饴糖一并置入钫中,后将钫置入甗中,用大豆密封,炊煮成药液。药渣亦作成散剂内服。在制剂时,还强调"蒸药之时,令人操大箸从钫口搞,毋令药不散"。

上文所引"治寒热咳嗽",简文亦载其详细的制剂过程:

治寒热咳嗽。取款冬、菀各百只,则(剉)五十果(颗),牛郗(膝)大把;煮以水九斗,令三费(沸),济亓(其)汁;露之一宿,清徵(澂),以渍麦鞠(曲)四斗,封涂之。八日,济取亓(其)汁,为炊稻米、黍米相半七斗,酿之一宿;炊六斗,酿之一宿;炊五,酿之一宿;炊四斗,酿之一宿;炊三斗,酿之一宿。取姜十果(颗),圭(桂)五尺,蜀朴(椒)、少辛各一升,缓裹以縠,与再酿俱入。初食一升,衰益,以知每〈毒〉为齐(剂)。

治寒热咳嗽方需反复发酵而成,制剂过程较为复杂。

《和齐汤法》体现了秦汉时期成方制剂的规范,对于研究西汉初期的经方学术史,价值非凡。

六、胡家草场简牍医方

2018年10月至2019年3月,荆州博物馆在胡家草场墓地发掘了18座古墓葬。其中,西汉墓M12出土4642枚简牍,内容包括岁纪、历、日至、法律文献、医方及杂方、日书、簿籍、遣册等。研究人员根据出土器物特征和简牍文字资料,初步判断M12属西汉早期,不早于汉文帝前元十六年(前164年)。[①] 其中医方简约450枚,另有4件木牍;竹简分两卷。

第一卷,有目录,记录有45个方名,每个方名皆有编号,内容较为庞杂,涉及种植、畜牧、冶金、胎产及巫祝等方术,巫术色彩比较浓厚,研究人员暂定名为"杂方"。[②]《杂方》目录如下(表2-18)。

---

① 李志芳,蒋鲁敬.湖北荆州市胡家草场墓地M12发掘简报[J].考古,2020(2):3-20,2.

② 李志芳,蒋鲁敬.湖北荆州市胡家草场西汉墓M12出土简牍概述[J].考古,2020(2):21-33,2.

表 2-18　胡家草场简牍《杂方》目录

名　　称	名　　称	名　　称
种麻一	关梁勿索十六	希字卅一
食草二	行畏十七	字难卅二
不食三	禹追围十八	唾漆卅三
肥牛四	行道十九	洤瘤卅四
肥犬五	病人廿	金创卅五
肥豨六	人遗廿一	为烛卅六
肥马七	筋束廿二	巳蚖卅七
相豚八	威灵廿三	约卅八
相牛九	说廿四	欲子卅九
治牛羸十	求妇廿五	欲男卌
益重十一	夫妻斗廿六	夜视卌一
为银十二	欲男廿七	白齿卌二
狗病马十三	知男女廿八	剑毋拔卌三
辟兵十四	欲男女廿九	天毋虫卌四
威方十五	子好卅	种韭方卌五

《杂方》与医学有关的内容，约是"字难卅二""治瘤卅四""金创卅五""已蚖卅七""白齿卌二"等。"白齿"方记载"以美桂磨之百日，而齿白矣"，即使用美桂摩擦牙齿百日，可以让牙齿变白，略似现代的美齿方。

《杂方》中的部分兽病方，亦涉及药物的使用，如"肥牛方"。简文记载："煮豆，斗以乌喙一果，而盐豆，日盐二升，茸，食如常养牛方，茹以甘刍，善骚，靡以秫米二斗。"①此方使用乌头、豆、盐与细草混合，饲养牛，可以令牛肥壮。

第二卷，有目录，记录有 30 个方名，皆有编号，主要是治疗各种疾病的方剂，巫术色彩较少，研究人员暂定名为"医方"。简文目前还未全部公布。已公布的简文显示有：治水、肤胀、面盈、胕肿、腹大、耆卧方、止汗方、病坐湿坨（地）、治心痛、心痹、病腹盈者、治心腹病、病水方、病心痛、病肠澼方②等：

---

① 荆州博物馆.荆州胡家草场西汉简牍选粹[M].北京：文物出版社，2021：202.
② 李志芳，蒋鲁敬.湖北荆州市胡家草场西汉墓 M12 出土简牍概述[J].考古，2020（2）：21-33，2.

治水、肤胀、面盈、胪肿、腹大、嗜卧方。冶大戟、甘遂、藟，大黄各一合，芫华半合，并和以醯，丸，大如梧实

止汗方：美枣、乌喙、香脂三物等，渍枣令膜，苦蒸熟，以巾泥（捉）其膏棓（杯）中，谨冶乌喙，销

病坐湿坨（地），阳筋佗（弛），足不收者。以美沐四斗、盐一参、甘草一枡、石涅半饼并煮令沐，余可二参，以汹（洗）之，道揩（踝）到足，炙桑炭靡（摩）之。其一煮大兰三斗，洎六斗，乌喙二果（颗）三沸三用，复更为。

治心痛：毁鸡卵二，直（置）醯小音（杯）中，饮之，虮从口出。

心痹：燔杏核，冶，以酒少饮之。

病腹盈者：取蘘草本三斗，三汲煮以水三斗，孰（熟）令汁半斗，去滓而欲饮，尽之。

治心腹病，心腹病者如盈状而出不化。为𪎊□（粥）如为恒□（粥）一鲁，冶麦鞠（麴）三指（撮）到节者三，入粥中，挠

病水，腹盈大，胪瘇（肿），卧则面瘇（肿），不卧面瘇（肿）俞〈愈〉，得之饥渴而暴歆（饮）。治之，取桑根白皮，析令如笔管，三围束一，长尺，渍以水，瀸（浃）止，卒（晬）时浚水尽，孰（熟）擣（捣）而以布缴（绞），尽取汁以歆（饮）病者。壮者盈一㭰（中）棓（杯），老及□盈

泽泰（漆），其叶类柳，赤茎，折之，其汁白而出茎中，居好生水畔若泽旁。①

病心痛，以淳酒渍柏叶一棓（杯），而歆（饮）其汁。其在少腹者，是寿（疛）也，以竹箐（箇）炊（吹）其隋二七。②

有（又）可以已呕挛。已呕挛，薄高其火齐，病挛（挛）久者三歆（饮），易者再歆（饮），而挛（挛）已矣。

"治水、肤胀、面盈、胪肿、腹大、耆卧方"药用大戟、甘遂、芫花、大黄，与仲景"十枣汤"的组成及主治病症极为相近，对于研究仲景方的源流具有重大意义。

"病坐湿地，阳筋弛，足不收者"，即久处湿地，导致筋脉废弛、足不收的病

---

① 荆州博物馆.荆州胡家草场西汉简牍选粹[M].北京：文物出版社，2021：201.
② 顾漫，周琦，李志芳.胡家草场医方简考释三则[J].江汉考古，2023，185（2）：106－112.

症,一方用美沐、盐、甘草、石涅(即矾石①),煎汤外洗;亦可用大兰(罗琼等人考证为瞿麦)、洎、乌喙治疗。

治心痛方,是一首治疗蛔虫导致的心痛方。治法是内服鸡蛋与醋,蚘即可出。此开"酸以安蛔"之先,仲景以乌梅丸治疗蛔厥,或本于此意。

心痹方,单用一味杏核作散,以酒送服。《和齐汤法》"治心痹"(杏仁、皂荚、蜀椒、细辛、桂、姜)方,也配伍使用杏仁。黄圣等人研究认为"杏仁表面有纵行纹理,类似人身血脉……杏仁可续其断绝之脉,联络营卫使其相通"②,且杏仁外形也如心脏之形,此或是古人眼中杏仁的特殊之处。《金匮要略》有"茯苓杏人甘草汤"一方:

> 胸痹,胸中气塞,短气,茯苓杏人甘草汤主之。方:茯苓三两,杏人五十个,去皮尖,甘草一两、炙。右三味,㕮咀,以水一斗,煮取五升,去滓,温服一升,日三服。不差,更合服。③(《金匮要略》)

茯苓杏人甘草汤使用杏仁,或是对早期杏仁治心痹方的发展,亦是对杏仁通续心脏之血脉经验的继承。

蘘草本治"病腹盈者",罗琼等人认为是以蘘荷治疗蛊病④。

"泽桼(漆),其叶类柳,赤茎,折之,其汁白而出茎中,居好生水畔若泽旁"的记载,对于考证秦汉时期泽漆的基原,提供了重要参考。《别录》泽漆:"一名漆茎,大戟苗也。"陶弘景补充说:"是大戟苗,生时摘叶有白汁,故名泽漆,亦能啮人肉。"⑤医简中"泽漆"与传世文献中记载的大戟苗,是相吻合的。

病心痛方,则是以淳酒渍柏叶,内服。宋《太平圣惠方》有"治忧恚呕血,烦满少气,胸中疼痛,柏叶捣罗为散,不计时候,以粥饮调下二钱"的记载。可见以柏叶治疗心痛的经验,一直在传承使用。

木牍方则是一首治疗小儿痫的药方:

---

① 罗琼,翁晓芳,顾漫.湖北荆州胡家草场西汉医简药物考证四则[J].中医药文化,2023,18(1):40-47.

② 黄圣,刘果.章次公运用杏仁泥治疗消化性溃疡经验撷英[J].中医杂志,2022,63(6):592-594.

③ 张仲景.金匮要略明吴迁钞本[M].北京:北京科学技术出版社,2016:28.

④ 罗琼,翁晓芳,顾漫.湖北荆州胡家草场西汉医简药物考证四则[J].中医药文化,2023,18(1):40-47.

⑤ 陶弘景.本草经集注[M].尚志钧,尚元胜辑校.北京:人民卫生出版社,1994:332.

已閒(癇):先久(灸)戻(尾)上三壯,取牡搗矢(屎)、美棗,飢,乳计〈汁〉孰(熟)摩,小未能猷(饮),以涂其母乳,乳之。①

此方先灸患癇病的小儿的尾骶及其附近的部位,再让其饮用牡搗矢、枣做成的药。若患儿是尚在哺乳期的婴儿,不能服用,则将摩好的药靡涂抹在其母乳头上哺乳喂服。周琦②研究发现:此方是目前已知治疗小儿癇病最早的"灸药并施"的医方。灸法为医经(经脉)医学的治法,牡搗矢、枣等药物为经方医学的治法。灸药并施的治疗手段,表明在西汉早期,医经与经方在治疗方法上已开始联合。

胡家草场简牍医方还有一则关于"火齐"的简文:

　　有(又)可以已呕挛。已呕挛,薄高其火齐,病恋(挛)久者三猷(饮),易者再猷(饮),而恋(挛)已矣。③

"薄高其火齐",意思是该方若用呕吐伴见痉挛的治疗,则需少少加强煎煮时间。藉此可观"火齐"之真实含义。

此外,据研究人员初步研究发现,胡家草场简牍医方与仲景经方相似性较高,对于研究传世经方的源流发展,具有重大意义。

七、天长纪庄汉简医方

2004 年 11 月,安徽省天长市安乐镇发现一座西汉时期竖穴土坑墓,研究人员根据墓葬结构及随葬遗物推断为西汉早期墓葬④。出土的 34 枚简牍中含有一枚药方简,为一残方:

　　桔梗一两,乌喙三果(颗),甘草三尺,白符一两,枣一升,□百枚,饴五升,枝(枳)五升,萸四两。

《药性论》云:"白石脂,一名白符。"桔梗、乌头、石脂皆有治风之功;饴,亦有治风之效,如《和齐汤法》"治风痹扁(偏)枯"方,即含有饴。故此方疑是一

---

① 荆州博物馆.荆州胡家草场西汉简牍选粹[M].北京:文物出版社,2021:202.
② 周琦,李志芳.荆州胡家草场西汉墓医方木牍"已癇方"初探[J].简帛研究,2020(2):150-161.
③ 顾漫,周琦,李志芳.胡家草场医方简考释三则[J].江汉考古,2023,185(2):106-112.
④ 纪春华,乔国荣,王震,等.安徽天长西汉墓发掘简报[J].文物,2006(11):4-21,1.

首治风方。

第三节　西汉中后期经方类文献

西汉中后期,政治形势比较稳定,国家经济状况较好。汉武帝虽然推行罢黜百家、独尊儒术的文化政策,但却"建藏书之策,置写书之官,下及诸子传说,皆充秘府",从而诸子百家文献得以保存。建元三年(前138年),汉武帝派遣张骞出使西域,开通丝绸之路,促进了中原与西域之间的经济、文化、医学的交流。今河西走廊一带出土大量的汉简,即得益于此。至汉成帝(前51—前7年)时,书籍有所散佚,皇帝就派谒者陈农向天下征求遗失的书籍,并命令刘向整理、校定。刘向去世后、其子继承父业,部次群书。向、歆父子两代人,历经四代帝王,以50余年时间,对中国历史文献作了最为壮观的结集、整理、研究。其中侍医李柱国协助"校方技",这也是中国历史上第一次对中医古籍进行专门集结、整理。"经方""医经""神仙""房中"等概念,即由李柱国所厘定。

这一时期的出土经方类文献也较为丰富,约有北京大学藏汉代医简(下文简称"北大汉简医方")、敦煌汉简医方、肩水金关汉简医方、额济纳汉简医方、地湾汉简医方等;传世文献涉及医药者,则有《汉志》《列仙传》《范子计然》等。

一、北大汉简医方

2009年初,北京大学接受捐赠,获得了一批从海外回归的西汉竹简,约2 300枚。研究人员根据竹书文字的书法与书体特征以及简文中出现的年号(孝景元年),推测竹简的抄写年代多数当在汉武帝时期,可能主要在武帝后期,下限亦应不晚于宣帝[①]。竹简含有近20种古代文献,基本涵盖《汉书·艺文志》所划分的六艺、诸子、诗赋、兵书、数术、方技六大门类。其中医方简存710余枚,不少于187个方名,涉及内科、外科、五官科、妇产科和儿科等多个科目的病方,少数单方有"秦氏方""冷游方""翁壹方"等方题[②]。研究人员推

---

① 朱凤瀚,韩巍,陈侃理.北京大学藏西汉竹书概说[J].文物,2011(6):49-56,98,1.
② 同上。

断,北大医简可能是由当时流传的名医验方摘编而成。

这部分简文,还未公布全部释文。已公开的内容显示有:治病心腹坚、治闭不出、治除病水者、治金伤、治婴儿索痉、治痹血、字而胞不出、治心下坚食欲呕,及治咳、治令金伤毋痛方、治目痛方、治侯(喉)痹嗌痛难以饮食、治字有余疾、治婴儿索痉、治婴儿病瘛、治心痛等医方。目前公布的简文,如下:

> 治牡痔有空(孔)而(脓)血出者方:取女子布燔,置器中,以熏痔,三日而止。

> 治心痛:茈参、黄芩各七,桂、姜、蜀椒、朱臾各一,黄连、山朱臾、少辛各三,凡九物

> 死病及心痛、心痹。此皆在腹心肺肝之间,不可别名也,人猥谓之心腹病;□主胁,芍药主少腹,病所在即倍其药,食之服之,廿日病已。其病久甚者,服之百日。

> 治令金伤毋痛:长石、新(辛)夷、甘草①·②

北大汉简医方的治令金伤毋痛方与《五十二病方》令金伤毋痛方及里耶秦简治令金伤毋痛方,三方主治病症与药物组成相似,可相互对读。

"死病及心痛、心痹。此皆在腹心肺肝之间,不可别名也"等简文与《和齐汤法》"治心腹为病"方,亦是相同:

> 死病及心痛、心痹,此皆在腹心肺肝之间,不可别名也,人猥谓之心腹病;□主胁,芍药主少腹,病所在即倍其药,食之服之,廿日病已。其病久甚者,服之百日。(北大汉简医方)

> 治心腹为病也,如大伏蜡敫(蛟)蚰,动如蚘、蚩〈蜥〉蜴〈蜴〉者,此皆在肠中,及承瘕诸它瘕之动,如鼠蛴竃成虫者,揣(抟)勤(动)勤,能息,案(按)之避手,淖淖浍浍有殷(声),不耆(嗜)食。此其在通天也,曰死病也。及心甬(痛)痹,此皆在肠心肝肺闲(间),不易(易)别部也,人猥谓之心腹病。久者十余岁,及水、诸张(胀)皆难治也,其实皆与腹心同药治之。以旦未食,取消石大如桃,入温浆若水一杯中,酓(饮),出,日一,此已其病在心腹肝肺闲者;已食,有(又)取丹参、莎(沙)参、苦参、玄参、茈

---

① 李家浩,杨泽生.北京大学藏汉代医简简介[J].文物,2011(6):88-89.
② 北京大学藏西汉竹书墨迹选粹[M].北京:人民美术出版社,2012:34.

（紫）参、芍药等，屑（屑），并和，夕食以一刀圭为后饭，削（稍）益至一撮，日三，此已其病在腹中者。丹参主匈（胸），莎（沙）参主腹，苦参主胁，玄参主肠，茈（紫）参主心，勺（芍）药主少腹，病所在即倍其药。方曰服之百日。今再试之，廿日其病已。此列（烈）药也，服之之时，使人肠甬（痛），少比比恶出，即其病之剧，捐而靡散者也。令稍酓（饮）卵甘，肠甬（痛）即已。（《和齐汤法》）

北大汉简医方内容丰富，药方数量众多，为研究秦汉时期的医学史提供了新的资料，期待早日公布全部简文。

二、敦煌汉简医方

自20世纪初至90年代，考古专家在敦煌周边汉代城障烽隧遗址，发掘出土有2 000余枚简牍，简牍的纪年上限最早为汉宣帝本始三年（前72年），最晚为王莽新始建国天凤六年（19年），这批汉简应属西汉中后期时期戍边队伍的简牍。① 其中医药简100余枚，但是残损严重。公布的简文显示有：头痛四节不举不能、伤寒、泄、血在胸中、久咳逆、胸痹、痿痹、心腹久积等病症。

简文中较为完整的药方有4首（含1首兽医方）：

治久咳逆、匈痹、痿痹、止泻、心腹久积、伤寒方。人参、茈宛、昌蒲、细辛、姜、桂、蜀椒各一分，乌喙十分，皆合和，以

治马伤水方。姜、桂、细辛、皂荚、付子各三分，远志五分，桔梗五分，鸡子十五枚☐

☐☐分，摄水取桔梗、龟板、芍药各三分，海渫（藻）、黄芩☐

当归、半夏、黄芩、蜀椒、阿魏、白☐、☐☐、姜，以水数升②

大黄主靡（磨）谷、去热。③

"治久咳逆、匈痹、痿痹、止泻、心腹久积、伤寒方"，药用人参、紫菀、菖蒲、细辛、桂、姜、蜀椒、乌头，治疗咳逆、伤寒等病症，彰显有异病同治之理。方中的"紫菀、人参、菖蒲、细辛、姜、桂、椒"组合，是部分后世药方的核心构成，如

---

① 孙其斌，袁仁智.敦煌汉简中的医药简探讨[J].西部中医药，2014，27（11）：42-45.

② 范新俊.敦煌汉简医方用药小议[J].甘肃中医，1990（3）：37.（文中说是来自敦煌马圈湾，但未见出处，亦未见图）

③ 张雷.秦汉简牍医方集注[M].北京：中华书局，2018：340.

《医心方》转引《新录方》①记载的"治一切病,温白丸方"与此敦煌方,组方相近(详见第八章"敦煌医简□治久咳逆方与钟乳丸及温白丸")。

"治马伤水方"是一首治疗马饮冷水或感受风雪,伤及脾胃的兽医方,药用桂、桂、细辛、附子散寒,皂荚通窍。

敦煌汉简记录有一则医案,广濑熏雄②释文如下:

　　股寒。曾载车,马惊,隋(堕),血在凶(胸)中。恩与惠君方,服之廿日,徵(癥)下。卅日,腹中毋积,匈(胸)中不复,手足不满,通利。臣安国。

此案中的"安国",即韩安国(? —前127年),字长孺,官至御史大夫。《史记·韩长孺列传第四十八》记载:

　　安国行丞相事,奉引堕车蹇。天子议置相,欲用安国,使使视之,蹇甚,乃更以平棘侯薛泽为丞相。安国病免数月,蹇愈,上复以安国为中尉。③

《史记》与敦煌汉简皆所载韩安国因堕车引发行动不便之事,此是出土文献与传世文献相互印证的实例之一。

敦煌汉简及同一地带出土的肩水金关汉简、居延旧简,对于考察伤寒的形成、证候及诊治,具有重大价值。

三、肩水金关汉简医方

1972—1974年由甘肃省文物部门主持,在汉代张掖郡肩水金关遗址发掘出土了一批简牍,简牍的纪年上限最早为太初五年即汉武帝天汉元年(前100年),最晚为新莽始建国四年(12年)④,这批汉简应属西汉中后期的一批简牍。其中有一些医药简,但是残损严重。公布的简文涉及有心腹寒热、胸胁支满、心腹不耐饮食、寒气、胁下支满、少气、咳水、伤寒、头四肢不举等病症。

---

① 丹波康赖.医心方[M].北京:华夏出版社,2011:218-219.
② 广濑熏雄.敦煌汉简中所见韩安国受赐医药方的故事[J].中医药文化,2018,13(1):47-51.
③ 中华书局编辑部.二十四史 简体字本 史记[M].北京:中华书局,2000:2195.
④ 罗见今,关守义.《肩水金关汉简(壹)》八枚历谱散简年代考释[J].敦煌研究,2012(5):113-118.

简文中有残方 2 首：

> 治寒气丸：蜀椒四分，干姜二分□。
>
> （残方）：地黄七分，术□分，干□四分，黄（防）葵六分，人参六分，石□三分，凡十物，白密（蜜）一升，麋脂一升□九日四□。①

前者用蜀椒、干姜治疗寒气一类的病症；后者药用地黄、术、人参等，似是一首补益方。

肩水金关汉简有一首较为完整的兽医方：

> 鼻寒跖（踖）足，数卧起，据犀之，炊（吹）鼻，以四毒各一栖（杯）。胅鼻温，腹不满□□跖（踖）足，数卧起。自□抻陛犀之，灌淳（醇）酒二参，姜、桂、乌□半升，乌喙、□毒各一刀刲（圭），并和，以灌之。②

此方以姜、桂、乌□、乌头、□毒，做成散剂，以醇酒灌服，治疗马鼻受寒导致的卧立不安。

四、额济纳汉简医方

1999 年、2000 年、2002 年内蒙古自治区文物考古研究所会同阿拉善盟博物馆、额济纳旗文物所在内蒙古阿盟额济纳旗 9 个汉代烽隧遗址进行发掘，获得 500 余枝简牍和一批伴出器物。简牍的纪年上限最早为神爵三年（前 59 年），最晚为建武四年（28 年）③，属西汉中后期至东汉早期的一批简牍。其中有 1 首残方：

> □一分，石膏二分，卑（螵）肖（蛸）二分，丹参一分，弓（芎）一分，厚朴一分，杏亥（核）中人（仁）一分，并合□。

此方残缺较甚，然药用石膏、桑螵蛸、丹参、川芎、厚朴、杏仁等，似是治疗外伤病症或心腹痛的一张药方。

五、居延旧简中的医方

1930 年，由中瑞等国的科学家组成的西北科学考察团在内蒙古居延地

---

① 张雷编.秦汉简牍医方集注[M].北京：中华书局，2018：415.
② 张雷编.秦汉简牍医方集注[M].北京：中华书局，2018：411.
③ 罗见今，关守义.《额济纳汉简》年代考释[J].敦煌研究，2012（2）：110-117.

区一次性发掘出土汉简一万余枚,学界称之为"居延旧简"。这批简大部分属于武帝末至王莽、刘玄时期,东汉时期只有小部分建武初七年(30年)简,也有更少数的和帝、殇帝、灵帝简。① 这批简牍,学界称之为"居延旧简"。居延旧简中涉及的病症有:内科性质的伤寒、伤汗以及外科性质的伤头、右手。

涉及的药方约有2首,完整的药方1首,残方1首:

伤寒四物:乌喙十分,术十分,细辛六分,桂四分,以温汤饮一刀刲(圭),日三,夜再,行解,不出汗□□。

(残方)蜀椒四分,桔梗二分,姜二分,桂□。

伤寒四物方,药用乌头、术、细辛、桂作散,温汤冲服,祛风散寒以治伤寒。

六、居延新简中的医方

居延新简共有8706枚,于1972—1974年在甲渠候官(破城子)和甲渠塞第四隧遗址发掘出土。其中纪年简的上限始于西汉昭帝始元时期,下限至西晋武帝太康四年(283年),西汉武帝时期和东汉光武帝建武八年(32年)以后的简数量极少,属于宣帝时期的最多②。这批汉简中有一些与医药相关的资料。医药简涉及的病症有:伤寒、寒热、伤汗、温、头痛、病心腹、心腹支满、两胠箭急、四节不举、肠澼、伤脏等内科病症;伤腰、伤右手指、伤右髀等外科病症;以及属于妇科病症的"带下病"。

涉及的药方皆是残方,举例如下:

治除热方:贝母一分,桔更(梗)三分□。

□一分,栝楼、䈽、睐四分,麦丈句③、厚付(朴)各三分,皆合和,以方寸匕取药一,置杯酒中饮之,出矢镞。

□气□脏方:补诸(薯)与(蓣)、泽写(泻)、门冬、□□各□。

治除热方中用贝母,与《万物》记载的"贝母已寒热也",相对应。此残方与仲景三物小白散,仅有一味药之差,对于考察仲景方的来源,也有一定的

---

① 陈梦家.考古学专刊甲种第十五号汉简缀述[M].北京:中华书局,1980:10.
② 骈宇骞,段书安.二十世纪出土简帛综述[M].北京:文物出版社,2006:413.
③ 张雷先生认为是"瞿麦"之异名。

意义。

"出矢镞"方,药用栝楼、麦丈句、厚朴等作散,酒冲服,以促使刺入体内的箭镞外出。麦丈句,疑是巨句麦,即瞿麦。传世文献记载"治箭镞及诸刀刃在咽喉胸膈诸隐处不出者方,酒服瞿麦方寸匕,日三,差"①,同书又云"治刺在肉中不出方,煮山瞿麦汁饮之,日三瘥止②"。《千金翼方》中还附载孙真人用瞿麦丸治疗军人背部中箭、脓出不止的一则医案:

> 贞观中有功臣远征,被流矢中其背胂上,矢入四寸,举天下名手出之不得,遂留在肉中,不妨行坐,而常有脓出不止。永徽元年秋,令余诊看,余为处之瞿麦丸方。瞿麦二两,雄黄一两半(研)、干地黄、王不留行各五分,麻黄(去节)、茅根、败酱、防风、雀李根皮、牛膝、大黄、蓝实、石龙芮、蔷薇根皮各□两。上一十四味,捣筛为末,炼蜜和丸如梧子,酒服十丸,日二,稍稍加至二十丸。以知为度。忌猪鱼生冷等,可直断口味。凡箭镞及折刺入身中,四体皆急,当合此药服之,令四体皆缓,缓则其镞必自跳出。余常教服此药与断肉,遂日日渐瘦,其镞遂跳出一寸,戴衣不得行,因即错却,乃得行动,已觉四体大缓,不比寻常,终冬至春,其镞不拔自然而落,取而量之,犹得三寸半。是以身必须断口味令瘦,肉缓刺则自出矣,故以记之。③

此案详细记载了孙思邈用瞿麦丸治疗流矢不出的过程,最后"其镞不拔自然而落"。可证瞿麦确有治疗箭镞不出的作用。

七、地湾汉简医方

2017年出版《地湾汉简》是西北屯戍汉简的一新资料,收录的是1986年甘肃省文物考古研究所对地湾遗址进行发掘所获的700多枚简牍④。简牍的纪年上限是西汉昭帝始元六年(前81年),最晚为东汉光武帝建武三年(27

---

① 孙思邈.备急千金要方校释[M].李景荣等校释.北京:人民卫生出版社,2014:892.
② 孙思邈.备急千金要方校释[M].李景荣等校释.北京:人民卫生出版社,2014:884.
③ 孙思邈.千金翼方校释[M].李景荣,苏礼,任娟莉等校释.北京:人民卫生出版社,2014:520.
④ 甘肃简牍博物馆,甘肃省文物考古研究所,出土文献与中国古代文明研究协同创新中心中国人民大学分中心.地湾汉简[M].上海:中西书局,2017:3.

年)①。书中载有1首残方②,方勇③等研究认为此方是用于治疗风寒及金疮之类的医方,并释读如下:

□□付(附)子五果(颗),参一分,细辛、术各一分,苑、弓穷各一分半,兹(牸)肉□□。

兹(牸)肉,指母牛肉。此方残缺较甚,主治病症不明。然附子、细辛配合血肉之品的组方结构,与马王堆养生方类似,或为一首补益性质的药方。

八、《汉书·艺文志》经方十一家

《汉书·艺文志》是中国现存最早的目录学文献。其中《方技略》著录了当时所存的医学书籍,并按不同的学术特征分成"医经""经方""房中""神仙"四类。其中"经方"包含《五藏六府痹十二病方》《五藏六府疝十六病方》《五藏六府瘅十二病方》《风寒热十六病方》《泰始黄帝扁鹊俞拊方》《五藏伤中十一病方》《客疾五藏狂颠病方》《金疮疭瘛方》《妇人婴儿方》《汤液经法》《神农黄帝食禁》十一家。诸如"痹""疝""瘅""风寒热""伤中"等方书,在《和齐汤法》皆有对应(表2-19)。

表2-19 《经方十一家》与《和齐汤法》疾病分类对比

病　名	《经方十一家》	《和齐汤法》
痹	五藏六府痹十二病方	治风痹汗出;治风痹初发;治暴血血痹
疝	五藏六府疝十六病方	治癫山(疝);治女山(疝);治肠山(疝)
瘅	五藏六府瘅十二病方	治风瘅;治内瘅;治黄瘅
风寒热	风寒热十六病方	治风;治风聋;治风汗;治风热中;治寒热;治风偏清;治内风;治寒热咳醪;治伤寒足清养者;治温病
伤中	五藏伤中十一病方	治伤中;治伤肺

---

① 蔡万进.居延汉简整理添新作——《地湾汉简》评介[N].光明日报,2018-6-25(14).
② 甘肃简牍博物馆,甘肃省文物考古研究所,出土文献与中国古代文明研究协同创新中心中国人民大学分中心编.地湾汉简[M].上海:中西书局,2017:18.
③ 方勇,周佳瑶.读《地湾汉简》医方简札记一则[J].湖南省博物馆馆刊,2019(1):333-335.

续 表

病　名	《经方十一家》	《和齐汤法》
客疾、狂颠类	客疾五藏狂颠病方	治心暴痛；治气暴上走嗌
金疮疯痉类	金疮疯痉方	治金伤；治四支挛讲
妇人婴儿类	妇人婴儿方	止内崩；治女子不月；治沦；治字难者；治女子瘕；治内崩金伤赤沦；治内瘀五；治婴儿痫方

天回《脉书·下经》有"心瘅、肾瘅、肠瘅、胃瘅、小肠瘅、骨瘅、隋瘅"等病名，似是"五藏六府瘅"的早期面貌。此外，《外台秘要》转引《古今录验》九疸秦王散方：

> 胃瘅，食多喜饮，栀子仁主之。
> 心瘅，烦心，心中热，葛根主之。
> 肾瘅，其人唇干，葶苈子主之。
> 脾瘅，溺赤出少，心惕惕若恐，瓜蒌主之。
> 肺瘅，饮少，小便多，秦椒汗、瓜蒂主之。一云膏疸。
> 舌瘅，渴而数便，石钟乳主之。
> 肉瘅，其人小便白，凝水石主之。
> 髓瘅，目眶深，多嗜卧，牡蛎、泽泻主之。
> 肝瘅，胃热饮多，水激肝，白术主之。
> 上十一味，名秦王散，各等分，随病所在加二分，捣合下筛。饮服五分匕，日三，稍加可至方寸匕。忌桃李、雀肉等。①

此九疸秦王散方，在体例及文字内容上，与《脉书·下经》中的"瘅病"颇多对应。由九疸秦王散方，可窥《五藏六府瘅十二病方》的大体内容。

《泰始黄帝扁鹊俞拊方》以"黄帝""扁鹊""俞拊"命名，李伯聪认为这是一部扁鹊学派的经方著作②。

之于《汤液经法》，柳长华先生等人认为《汤液经法》或是《和齐汤法》之承传，应是专论经方制剂的文献，是为成方制剂的规范③。《汤液经法》与《神农

---

① 王焘.外台秘要方[M].王淑民校注.北京：中国医药科技出版社，2011：66.
② 李伯聪.扁鹊和扁鹊学派研究[M].西安：陕西科学技术出版社，1990：201.
③ 柳长华，顾漫，周琦，等.四川成都天回汉墓医简的命名与学术源流考[J].文物，2017(12)：58-69，1.

黄帝食禁》，并列前后，或暗示二书，有某种相似性，即二书可能皆为"五谷"主题，《汤液经法》言五谷治病；《神农黄帝食禁》言五谷饮食禁忌。

《医心方》转引有《本草食禁》《本草食禁杂法》《神农食经》等类似《神农黄帝食禁》的内容：

> 《本草食禁》云：妊身食鸡肉并糯米，使子腹中多虫。
>
> 《本草食禁杂法》云：勿向北冠带，大凶。
>
> 《本草食禁杂法》云：勿杀龟，令人短寿。
>
> 《本草食禁》云：正月，一切肉不食者（吉）。
>
> 《本草食禁》云：二月寅日食，不吉。
>
> 《本草食禁》云：不食獐鹿及一切肉。
>
> 《本草食禁》云：不食葫，令人喘。
>
> 《本草食禁》云：九月不食被霜瓜及一切肉，大吉。
>
> 《本草食禁》云：甲子日勿食一切兽肉，伤人神。
>
> 《本草食禁》云：若饮热茗后饮水浆，令人心痛，大慎之。
>
> 《本草食禁》云：凡食煮炙肉，大多腹中胀闷者；还取煮肉汁，去脂，热饮一升即消。
>
> 《神农食经》云：饱食讫，多饮水及酒。成痞癖，醉当风。
>
> 《神农食经》云：生鱼合蒜食之，夺人气。

由这些引文推测《神农黄帝食禁》或是论述饮食禁忌的医书。《金匮要略·禽兽虫鱼禁忌并治》，似与之相关。

《汉书·艺文志》在著录经方十一家后，对"经方"总结道："经方者，本草石之寒温，量疾病之浅深，假药味之滋，因气感之宜，辩五苦六辛，致水火之齐，以通闭解结，反之于平。及失其宜者，以热益热，以寒增寒，精气内伤，不见于外，是所独失也。故谚曰：有病不治，常得中医。"①

"本草石之寒温"，言药物寒热温凉之性；"假药味之滋"言药物苦、辛、酸、咸、甘之味。公乘阳庆传仓公有《药论》一书；仓公传太仓马长冯信正方有《论药法》一书；二书应是论述草石之性味。

"量疾病之浅深"，言病势之轻重，非言病位之表里。相似的论述见于《素

---

① 中华书局编辑部.二十四史简体字本汉书[M].北京：中华书局，2000：1397.

问·玉版论要篇》:"容色见上下左右,各在其要。其色见浅者,汤液主治,十日已。其见深者,必齐主治,二十一日已。其见大深者,醪酒主治,百日已。色夭面脱,不治。"①

"辩五苦六辛",一说言"本草药味",一说言"辨五脏六腑之病位";若是言"本草药味"似与前文"假药味之滋"有重复之嫌。笔者倾向后说。

"因气感之宜"之"气",一是言草石之"气"与疾病之"气"相感应;二是可能是指"阴、阳、风、雨、晦、明"的"六气",为经方医学的"病因学"。

"致水火之齐"之"水火之齐",一说为"大黄类方(火齐)与消石类方(水齐)";一说为"用水火煎煮",即"制(汤)剂之法"。二者有内在联系(详见后"刚柔/水火之剂"部分)。

"本草石之寒温"与"假药味之滋",构成经方医学的"药论"。"量疾病之浅深"(病势)、"辩五苦六辛"(病位)、"因气感之宜"(病因)构成经方医学的"病论"。"致水火之齐"为经方医学的"方论(含制剂)"。上文已论,李柱国校方技之前,汤液、毒药、醪醴构成了药物治疗学的主体。李柱国校方技之时,拟定为"经方"之名。《汉志》"经方"结构,可总结如图2-1:

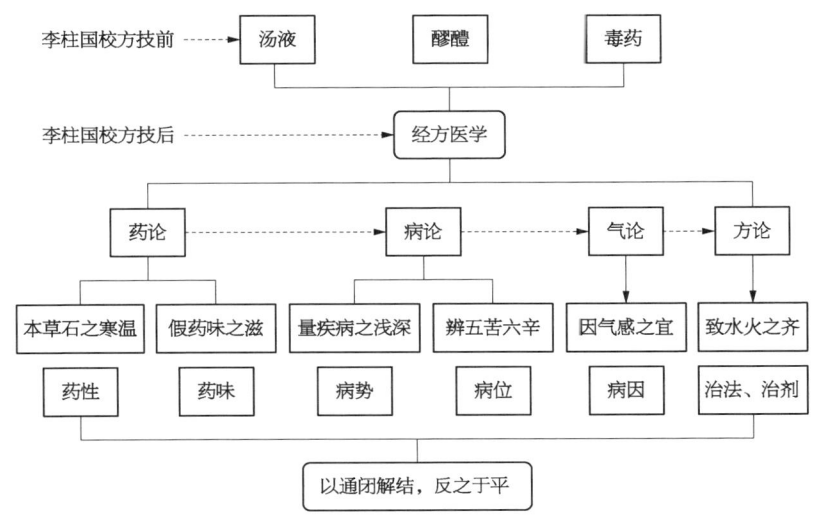

图2-1 《汉志》"经方"结构

西汉末年的李柱国,借校正方技之机,创造性地提出"经方"概念,更从病

---

① 黄帝内经素问[M].中医出版中心整理.北京:人民卫生出版社,2012:61.

论、药论、方论等方面,首次对经方医学进行了理论体系的总结。自后"经方"概念或外延,虽几经变迁,但经方医学所含的"病论、药论、方论"等结构体系,一直保持相对的稳定,并延续至今。

九、《经方颂说》

《华阳国志》(348—354年)记载:"李助多方,以兹立称。助,字翁君,涪人也。通名方,校医术,作《经方颂说》,名齐郭玉。"①上文已论,"经方"一名,出自李柱国之手,在其前后,无有言"经方"者。而李助著有《经方颂说》,且曾"校医术"。李助与李柱国的身份,颇多重合,二者是同一个人的可能性较大。《经方颂说》早已亡佚,内容不详。但从《经方颂说》的书名可知,无疑是以"经方"为主题,且是目前最早以"经方"为书名的一部医书。刘宋陈延之于《经方小品》中提出的"方说"一名,或脱胎于《经方颂说》。

十、《列仙传》中的药方

西汉末年刘向《列仙传》中,记载颇多药方。如:甘草汤,崔文子黄散、崔文子赤丸、山图折伤方(地黄、当归、羌活、苦参)、文宾益气方(菊花、地肤、桑上寄生、松子)②、紫丸、七物药等。其中甘草汤是目前所见甘草入汤剂的最早记载,对于研究张仲景在汤方中高频使用甘草,提供了重要线索。山图折伤方,则被后世医家用于益血养生或治疗风气。如《苏沈良方》记载:

> 四神丹,治风气。熟干地黄、元参、当归、羌活(各等分)上捣为末,蜜和丸,梧桐子大,空心酒服,丸数随宜。《列仙传》有山图者,入山采药折足,仙人教服此四物而愈。因久服,遂度世。顷余以问名医康师孟。师孟大异之云,医家用此多矣。然未有专用此四物如此方者,师孟遂名之曰四神丹。洛下公卿士庶争饵之,百病皆愈。药性中和,可常服。大略补虚益血,治风气,亦可名草还丹。己卯十一月,东坡居士儋耳书。③

总之,根据《列仙传》中的这些药方,可以窥见西汉后期的经方发展以及经方方名的形成与演变。亦有助于考察"经方"家与"神仙"家之间的密切关系。

---

① 常璩.华阳国志校注[M].刘琳校注.成都:巴蜀书社,1984:822.
② "山图折伤方"及"文宾益气方"之名,为笔者自拟,非原书固有。
③ 沈括,苏轼.苏沈良方[M].成莉校注.北京:中国医药科技出版社,2012:20-21.

十一、《范子计然》中的药物

《范子计然》是一部较为独特的古书,研究人员认为此书成书不早于汉武帝时期,不晚于两汉之际,极可能写成于新莽时期①。内容除阴阳五行、各地物产信息、物候与气象、治国理家方法与理念等知识外,还有 86 种药材商品的产地、价格、与质量鉴别:

> 犀角,出南郡,上价八千,中三千,下一千。
> 柏脂,出三辅,上价七十,中三十,下十。
> 松脂,出陇西,如胶者善。
> 芎䓖,生治无枯者善。
> 蜀椒,出武都,赤色者善。
> 赤石脂,出河东,色赤者善。
> 石钟乳,出武都,黄白者善。
> 礜石,出汉中,色白者善。
> 薯蓣,出三辅,白色者善。
> 附子,出蜀武都,中白色者善。
> 藜芦,出河东,黄者善。
> 芍药,出三辅。

这些内容对于研究西汉时期各地域的药物状况,极具价值。

第四节　东汉初期经方类文献

公元 25 年,刘秀政权取代新莽政权,恢复刘氏汉王朝,史家称之为"东汉"。东汉初期,经过光武帝、明帝、章帝三代的治理,社会安定、经济恢复、人口快速增长,把东汉推向了鼎盛。在思想文化领域,重儒崇经,谶纬之学成为官方的统治思想。崇经与谶纬的思想,亦影响至医学,传世文献《素问》《灵枢》《本经》等,大约集结于这一段时期。

东汉初期的出土经方类文献,约有武威医简、悬泉汉简药方等,这些大部分

---

① 赵九洲.《范子计然》成书时间考[J].农业考古,2010(4): 364-370.

集中出土于河西走廊一带;传世文献《内经》《本经》中亦有关于经方的一些资料。但东汉时期的经方类文献,整体数量较少。相对完整、有代表性的是武威医简。

一、武威医简

1972年11月,甘肃武威柏树公社下五畦大队在旱滩坡兴修水利工程时,发现一处汉墓,中有92枚手写医药简牍,学界称之为"武威医简"。研究人员根据相关墓室、随葬品以及钱币等的特征,初步推测武威医简墓是属于东汉早期的墓葬。大约在光武或稍后的明、章帝时期,距今1900余年。[①]

武威医简所载病症约20种,涉及内科疾病如久咳、伤寒、癃、瘀、心腹大积、伏梁、痹、久泄肠辟、男子七疾、男子七伤等;涉及外科疾病如金创、恶病大风、痂、狗啮人创痛等;五官科疾病如目痛、鼻不利等;部分药方如千金膏药、妇人膏药、百病膏药可治百病,不作详细统计;鲁氏青行解解腹方与去中方,主治病症不甚明。根据疾病分属,制表如下(表2-20)。

表2-20 武威医简疾病分类

分属	病名	数目
内科	久咳上气、伤寒、鴈声□□□言、癃、瘀、两手不到头不得卧、心腹大积、伏梁、痹、久泄肠辟、男子七疾、男子七伤、卒痈	13
外科	金创、恶病大风、痂、狗啮人创痛、伤火冻	5
五官科	目痛、鼻不利	2
难归类	鲁氏青行解解腹方、去中、千金膏药、妇人膏药、百病膏药	5

武威医简所载病症,亦以内科病症为主。

武威医简所载药方约40首,内容如下(表2-21)。

表2-21 武威医简药方

序号	方名或主治病症	药物组成	药味	剂型及用法
1	治久咳上气,喉中如百虫鸣状,卅岁以上方	茈胡、桔梗、蜀椒、桂、乌头、姜	6	丸剂,内服

[①] 武威旱滩坡汉墓发掘简报——出土大批医药简牍[J].文物,1973(12):18-22,73-76.

续表

序号	方名或主治病症	药物组成	药味	剂型及用法
2	治伤寒逐风方	附子、蜀椒、泽泻、乌头、细辛、术	6	散剂,酒冲服
3	治鹰声□□□言方	术、防风、细辛、姜、桂、附子、蜀椒、桔梗	8	散剂,米糜饮服
4	治诸癃方	术、姜、瞿麦、菟丝实、滑石、桂	6	散剂,酒冲服
5	瘀方	当归、川芎、牡丹、漏庐、桂、蜀椒、䖝(虫)	7	散剂,酒冲服
6	治金创止恿令创中温方	曾青、长石	2	散剂,酒冲服
7	治金创肠出方	龙骨	1	散剂,豉汁冲服
8	治金创内痉创养不愈腹张方	黄芩	1	
9	治目恿方、以春三月上旬治药	曾青、戎盐	2	散剂,乳汁和,傅目
10	治百病膏药方	蜀椒、附子	2	膏剂,酒冲服
11	残方	石钟乳、巴豆、代赭	3	丸剂,内服
12	两手不到头,不得卧方	大黄、芍药、姜、桂、桔梗、蜀[椒]	6	
13	治鲁氏青行解解腹方	麻黄、大黄、厚朴、石膏、苦参、乌头、附子	7	散剂,内服
14	治心腹大积,上下行如虫状,大恿方	斑蝥、地胆、桂	3	散剂,内服
15	治伏梁裹脓在胃肠之外	大黄、黄芩、芍药、消石、桂、桑螵蛸、䗪虫	7	醇酒煮汤,内服
16	治金创内漏血不出方	大黄丹、曾青、消石、䗪虫、䖝头	5	散剂,酒冲服
17	治金创止恿方	石膏、姜、甘草、桂	4	散剂,酢浆冲服
18	治金肠出方	龙骨	1	散剂,豉汁冲服
19	治□□气逆□出溃,医不能治禁方	半夏、白敛、芍药、细辛、乌头、赤石脂、代赭、赤豆、初生未卧者蚕矢	9	
20	治千金膏药方	蜀椒、川芎、白芷、附子	4	膏剂,外敷或内服

续表

序号	方名或主治病症	药物组成	药味	剂型及用法
21	鼻中当腐血出,若脓出去死肉	庐如、巴豆	2	散剂,塞鼻
22	调中药	葶苈、甘遂、大黄	3	散剂,塞鼻
23	鼻不利	利庐、葶苈、附子、皂荚	4	汤剂,以汁灌鼻
24	残方	雄黄、消石、人参、防风、细辛、肥枣	6	
25	治久咳上气,喉中如百虫鸣状,卅岁以上方	茈胡、桔梗、蜀椒、桂、乌头、姜	6	丸剂,内服
26	治久咳逆上气汤方	茈菀、门冬、款冬、橐吾、石膏、白□、桂、蜜、枣、半夏	10	汤剂,内服
27	治瘅方	秦艽、附子	2	散剂,酒冲服
28	治久泄肠辟（澼）呕血□□裹□□□□,[众]医不能治,皆射（谢）去方	黄连、黄芩、石脂、龙骨、人参、姜、桂	7	丸剂,食大汤冲服
29	公孙君方	矾石、牡曲、禹余粮、黄芩、糵米、厚朴	6	丸剂,内服
30	白水侯所奏治男子有七疾方	栝楼根、天雄、牛膝、续断、□□、菖蒲	6	散剂,内服
31	吕功君方（残方）	人发、□□、□	8	散剂,温酒冲服
32	治东海白水侯所奏方（残方）	桔梗、牛膝、续断、防风、远志、杜仲、赤石脂、山茱萸、柏实、肉苁容、天雄、薯蓣、蛇□	15	
33	恶病大风方	雄黄、丹砂、礜石、□兹（磁）石、玄石、消石、长□、人参□	8	
34	治加及久创及马狁方	骆苏、附子、蜀椒、当归	4	膏剂,外敷
35	治人卒雍方	赤石脂	1	散剂,外敷
36	治狗啮人创恖方	狼毒	1	散剂,外敷
37	治伤火涷方（残方）	松萝	1	

续表

序号	方名或主治病症	药物组成	药味	剂型及用法
38	治妇人膏药方	楼、当归、白芷、附子、藁本、芎䓖、菜	7	
39	治妇人膏药方	楼、当归、白芷、附子、藁本、芎䓖、菜	7	
40	百病膏药方	蜀椒、白芷、川芎、附子	4	

注：约物组成数量与药味数量不符者，是因为药物组成有残脱，药味数量为简文原文记载数量。

以上药方，大部分为复方，其中15味药物者1首；10味药物者1首；9味药物者1首；8味药物者3首；7味药物者6首；6味药物者8首；5味药物者1首；4味药物者5首；3味药物者3首；2味药物者5首；单味药物者6首；复方(≥2味药)占85%；平均药物在5~6味。涉及汤、丸、膏、散等不同的剂型，但以丸散剂为主。公孙君方用"矾石、禹余粮、厚朴、蘖米、黄芩、牡曲"等药。其主治虽不明，然结合《本草经集注》"白石脂得厚朴并米汁饮，止便脓""黄芩得厚朴、黄连止腹痛"及仲景赤石脂禹余粮汤等相关记载，推测公孙君方或为治疗下利、腹痛的一张医方。

武威医简方，组方配药比较严谨。"治伏梁裹脓在胃肠之外"方与"治久咳逆上气汤方"，是两首汤剂医方，藉此可以考察汤剂在两汉之间时的变化。武威医简中的大部分医方，在传世方书中，得有传承(详见第八章"出土秦汉经方在后世的传承与发展")。

另外，武威医简已体现了辨证论治的思想，治疗上药物与针灸并重，对于研究东汉时期的医学形态有着重要价值。

二、悬泉汉简医方

1990年10月至1992年12月甘肃省考古所对敦煌悬泉置遗址进行了抢救性考古发掘，发掘出土有简牍近2万枚。研究人员统计悬泉汉简关于纪年问题的简牍有2086枚，最早的纪年简是汉昭帝始元二年(前85年)，最晚为东汉安帝永初元年(107年)，前后跨度192年[1]。目前材料显示，悬泉汉简有残方1首，如下：

□、朱臾、桔梗、小细辛、乌喙、芍药各二分，姜、桂各一分，凡八物，皆

---

[1] 张德芳.悬泉汉简中若干纪年问题考证[J].简牍学研究,2004(0)：58-75.

冶,合和,丸以□□,禁寒食饮,方甚良,以验。①

此方主治病症不明,但"方甚良,以验"的记录,提示这是当时的一首良方。2021年出版的悬泉汉简(贰),有一份"市药记"的记载:

> 市药记:乌喙、远职、封叶、泽昔、削石、榙、椒、橐吾、桂、勺(芍)药、石南草、分猪膏一斗及药白易马刀。②

此"市药记"对于考察两汉之间的药物流通情况,颇有价值。

三、《黄帝内经》中的药方

《黄帝内经》(下文简称《内经》)是中医学的奠基之作,确立了中医学独特的思维方式和理论体系。《内经》非一时一人之所论,已是共识。然就其主体内容的成书时间而言,似取材于先秦,成编于西汉,增补于东汉③,故本文暂将《内经》置于东汉早期。

《内经》中的治疗措施,多以针刺为主,但遗存13首方剂,俗称"内经十三方"。但其中"汤液醪醴"是经方的前身,非特指某一具体药方;《素问·刺法论》小金丹,显系后世之方,故属于《内经》中的药方,应是十一方。此十一方内容如下(表2-22)。

表2-22 《内经》十一药方

序号	方名	组成	剂型	用法	功效或主治病症
1	生铁洛饮				下气疾
2	左角发散	鬄其左角之发,方一寸,燔治	散剂	美酒冲服,不能饮者灌之	尸厥
3	泽泻散	泽泻、术各十分,麋衔五分	散剂	合以三指撮为后饭	酒风

---

① 甘肃简牍博物馆,甘肃省文物考古研究所.悬泉汉简(壹)[M].上海:中西书局,2017:424.
② 甘肃简牍博物馆,甘肃省文物考古研究所.悬泉汉简(贰)上[M].上海:中西书局,2021:236.
③ 张灿玾.黄帝内经文献研究 修订版[M].北京:科学出版社,2014:32.

序号	方名	组成	剂型	用法	功效或主治病症
4	鸡矢醴				鼓胀
5	乌鲗骨藘茹丸	四乌鲗骨,一藘茹	丸剂	以鲍鱼汁冲服	血枯
6	兰草				除陈气,脾瘅
7	豕膏				猛疽
8	菱藘草根	蔆藘草根及赤松子根①			败疵
9	半夏汤	秫米一升,半夏五合	汤剂	内服	目不瞑
10	马膏			外熨	痹
11	熨法方	淳酒二十斤,蜀椒一升,干姜一斤,桂心一斤	酒浸剂	外熨	寒痹

此十一方,方药虽少,但是我国运用经方治疗疾病的早期记载。诸如泽泻散与《和齐汤法》"治下气,取白昌根七尺,圭(桂)尺,蓟一果(颗),并冶,三指撮,每旦歙(饮)"相较,二方皆是药物作散取"三指撮'内服;而半夏汤与马王堆《养生方》"【为】醴"方、《和齐汤法》"治汤"方,在制剂与服法上,已无二致。提示《内经》中的这些药方渊源有自。而生铁落饮、泽泻散、乌鲗骨藘茹丸、半夏汤、熨法方等药方,目前还有其实用价值。

四、《神农本草经》

《神农本草经》(下文简称《本经》)是我国现存第一部本草学专著。《本经》的成书时代,较有争议。王家葵从书名、语言风格、药名训释、药物出产的地名等多角度考证,认为《本经》出书于东汉和帝永元六年(94 年)前后②,故《本经》亦属东汉早期的医学文献。

《本经》"序录"云:

> 上药一百二十种为君,主养命,以应天。无毒,多服久服不伤人,欲轻身益气不老延年者,本《上经》。

---

① 《太素》卷二十六《痈疽》杨注"有本翘、松各一升"。
② 王家葵,张瑞贤.《神农本草经》研究[M].北京:北京科学技术出版社,2001:39.

中药一百二十种为臣，主养性，以应人。无毒有毒，斟酌其宜，欲遏病补虚羸者，本《中经》。

下药一百二十五种为佐使，主治病，以应地。多毒，不可久服，欲除寒热邪气破积聚愈疾者，本《下经》。

药有君臣佐使，以相宣摄，合和宜用一君二臣五佐，又可一君三臣九佐。

药有阴阳配合，子母兄弟，根茎华实，草石骨肉，有单行者，有相须者，有相使者，有相畏者，有相恶者，有相反者，有相杀者，凡此七情，合和视之。当用相须、相使者良，勿用相恶、相反者。若有毒互制，可用相畏相杀者，不尔勿用也。

药有酸咸甘苦辛五味，又有寒热温凉四气，及有毒无毒、阴干暴干、采治时月、生熟、土地所出、真伪陈新，并各有法。

药有宜丸者，宜散者，宜水煮者，宜酒渍者，宜膏煎者，亦有一物兼宜者，亦有不可入汤酒者，并随药性，不得违越。

欲治病，先察其源，候其病机，五脏未虚，六腑未竭，血脉未乱，精神未散，服药必活。若病已成，可得半愈，病势已过，命将难全。

若用毒药疗病，先起如黍粟，病去既止，不去倍之，不去十之，取去为度。

治寒以热药，治热以寒药，饮食不消以吐下药，鬼注虫毒以毒药，痈肿疮瘤以疮药，风湿以风药，各随其所宜。

病在胸膈以上者，先食后服药，病在心腹以下者，先服药而后食，病在四肢血脉者，宜空腹而在旦，病在骨髓者，宜饱满而在夜。

夫大病之主，有中风伤寒，寒热温疟，中恶霍乱，大腹水肿，肠澼下利，大小便不通，贲豚上气，咳逆呕吐，黄疸消渴，恶饮癖食，坚积癥瘕，惊邪癫痫，鬼注，喉痹齿痛，耳聋目盲，金创踒折，痈肿恶疮，痔瘘瘿瘤，男子五劳七伤，虚乏羸瘦，女子带下崩中，血闭阴蚀，虫蛇虫毒所伤。此大略宗兆，其间变动枝叶，各宜依端绪以取之。①

以上从药物分类、君臣佐使合和、七情配伍、四气五味、剂型、毒药用法、服

---

① 神农本草经[M].森立之辑，罗琼、赵永亮点校.北京：北京科学技术出版社，2016：1-2.

药注意事宜、大病之主等各方面,综述本草理论。本草与经方,二者同步同源,在很长一段时间内共生并存。本草理论是经方医学体系不可或缺的一部分。

第五节　东汉中后期经方类文献

东汉中后期,政权动荡不安,王朝由盛转衰,内忧外患的影响给社会带来重创。在思想文化领域,谶纬之学仍是这一时期的主流思潮。然经学家郑玄综合百家,遍注群经,将今、古文界限打破,完成了经学内部的融合与统一。受这种"融合与统一"的学风的影响,医学领域内的"经方"与"医经"也开始逐渐融合。

这一时期出土经方类文献约有张家界古人堤简牍医方、湖南尚德街木牍医方、乌程汉简医方;传世经方类文献约有伊尹《汤液》、《华佗传》中的药方及《华佗方》《伤寒杂病论》《雷公药对》等。此外,农书《四民月令》中,也有一些医方相关的记载。

一、张家界古人堤简牍医方

1987年湖南省文物考古研究所、湘西土家族苗族自治州文物工作队、大庸市文物管理所联合对湖南张家界市城西的古人堤遗址进行发掘,其中出土简牍约有90片,纪年简有东汉永元(89—105年)、永初(107—113年)等年号,大致可判断为东汉时期遗物①。简牍中有一枚较为完整的药方,周琦释文如下:

> 治赤散方:乌头三分,朱(茱)臾(萸)五分,细辛三分,防己三分,桂三分,术三分,白沙参三分,黄芩三分,茯令(苓)三分,麻黄七分,干姜三分,付(附)子三分,桔梗三分,人参三分,货(代)堵(赭)七分,凡十六〈五〉物,当熬之,令变色②。

"治赤散方"与传世的《千金方》中的"华佗赤散方"中药物组成及制法相

---

① 张春龙,胡平生,李均明.湖南张家界古人堤遗址与出土简牍概述[J].中国历史文物,2003(2):66-71.
② 周琦.张家界古人堤医方木牍"治赤散方"新证[J].出土文献研究,2017(0):297-304.

近,或为"华佗赤散方"之祖方。《千金要方》卷第九引华佗赤散方:

> 治伤寒,头痛身热,腰背强引颈,及风口噤,疟不绝,妇人产后中风寒,经气腹大,华佗赤散方。丹砂十二铢,蜀椒、蜀漆、干姜、细辛、黄芩、防己、桂心、茯苓、人参、沙参、桔梗、女萎、乌头各十八铢,雄黄二十四铢,吴茱萸三十铢,麻黄、代赭各二两半,右十八味治下筛,酒服方寸匕,日三,耐药者二匕,覆令汗出。欲治疟,先发一时所服药二匕半,以意消息之。细辛、姜、桂、丹砂、雄黄不熬,余皆熬之。

二方相同的药物有13味,核心组成高度一致。由华佗赤散方推测"治赤散方",或是一首治疗伤寒病的药方。此方药用麻黄、桂、姜、乌头、附子、吴茱萸、细辛、桔梗祛风散寒;茯苓、防己、术利水;白沙参、人参扶正;黄芩、代赭石(《别录》云,代赭除五脏血脉中热)清热。全方寒热并用、攻补兼施,配伍复杂精妙。

治赤散方对于考察东汉中后期经方的面貌,以及经方发展史、麻黄传布史①、伤寒学术史等,具有很高的价值。

二、湖南尚德街木牍医方

长沙市文物考古研究所2011年在长沙市尚德街(长沙国际中融中心工地)考古发掘的300余枚简牍,纪年简有东汉灵帝"熹平(172—178年)""光和(178—184年)"年号,表明这是一批东汉晚期的官方文书资料②。2016年12月由岳麓书社整理出版为《长沙尚德街东汉简牍》一书。书中所示1181号牍正面是一首药方。程少轩释文如下:

> 治百病通明丸方。用甘草八分,弓(芎)穷(䓖)四分,当月三分,方(防)风☐,干地黄三分,黄芩三分,桂二分,前胡三分,五未(味)二分,干姜☐四分,玄参三分,伏(茯)令(苓)二分。凡十八物,皆冶,合,和丸以白蜜☐。③

---

① 王兴伊.两张简牍医方与月氏迁徙及"麻黄"传布考[J].中医药文化,2020,15(2):75-84.
② 谢文奕.长沙古井出土汉代简牍研究综述[J].湖南省博物馆馆刊,2020(0):256-275.
③ 程少轩.长沙尚德街东汉简牍研究二题[J].出土文献研究,2017(0):328-336.

通明,眼睛清晰明亮。古人常以视力强弱喻指衰老与否,目视昏花则是衰老之象,"通明"则暗指延年益寿、长生不老。传世文献有题名通明丸的医方:

> 通明丸,主五劳七伤六极,强力行事举重,重病后骨髓未满房室,所食不消,胃气不平方:麦门冬三斤、干地黄、石韦各一斤,紫菀、甘草、阿胶、杜仲、五味子、肉苁蓉、远志、茯苓、天雄各半斤,右十二味末之,蜜丸如梧子,食上饮若酒服十丸,日再,加至二十丸。①(《千金翼方》)

《千金翼方》通明丸"主五劳七伤六极",用于虚劳病症的治疗。亦提示所谓"通明"者,有补虚扶正、养生益寿的含义。湖南尚德街"治百病通明丸方"中,当归、川芎、地黄、桂、甘草、五味子、玄参、茯苓等,皆是常用的补益药,也可证明治百病通明丸旨在补虚,是一首预防衰老、补益的药方。

《外台秘要》所载《删繁方》肾沥汤与治百病通明丸与在药物组成上,有较高的相似度:

> 《删繁》骨极虚寒,主肾病则面肿垢黑,腰脊痛不能久立,屈伸不利,梦寐惊悸,上气,少腹里急,痛引腰,腰脊四肢常苦寒冷,大小便或白,肾沥汤方。
> 羊肾一具,猪肾亦得,芍药、麦门冬(去心)、<u>干地黄、当归</u>各三两,<u>干姜</u>四两,<u>五味子</u>二合,人参、<u>茯苓</u>、甘草(炙)、芎䓖、远志(去心)各二两,<u>黄芩</u>一两,<u>桂心</u>六两,大枣二十枚,擘上十五味,切,以水一斗五升,煮肾取一斗,除肾内药,煮取四升,去滓,分为四服,昼三夜一。若遗小便,加桑螵蛸二十枚,炙。忌海藻、菘菜、生葱、酢物、芜荑。②(《外台秘要》)

肾沥汤中地黄、当归、川芎、五味子、茯苓、桂、姜、黄芩等与治百病通明丸中的药物重合,治百病通明丸很可能为肾沥汤之祖方。肾沥汤是一首补肾方,也合于"通明"之意。

治百病通明丸方是东汉后期医药简牍,反映了东汉中后期经方的面貌与形态。治百病通明丸方在时间、地点等方面,是目前最接近仲景药方的一张药方。如:方中所用川芎、当归、地黄等配伍组合已有后世四物汤之雏形;方中桂、茯苓、五味子、甘草已与仲景苓桂味甘汤相同;而前胡、黄芩、姜、甘草等组合与仲景柴胡汤的核心结构,亦是一致。治百病通明丸对于考察仲景方及

---

① 孙思邈.备急千金要方校释[M].李景荣等校释.北京:人民卫生出版社,2014:696.
② 王焘.外台秘要方[M].王淑民校注.北京:中国医药科技出版社,2011:275.

其他传世经方的源流,较有意义。

三、乌程汉简医方

2009 年,乌程汉简出土于浙江省湖州市人民路某基建工地,发现后流散民间,经有识之士多方抢救、征集,赖以保存的计有 350 余枚。这批木简的年代跨度较大,主要在西汉初期至东汉晚期之间,历 400 余年,内容涉及当时的政治、经济、文化及军事等领域。其中有一枚木牍。周琦①释文如下:

> 大黄卅二分(蒸之),人参五分,亭磨(历)十六分,防葵八分,防风八分,桔梗八分,玄参五分,白沙参五分,苦参五分,沙参五分,署(蕳)虻三分,姜四分,桂四分,付子二分,甘遂八分(熬),大戟八分(炙),乌喙五分,黄(王)孙五分,卢茹四分,前胡五分,细辛二分,勺药五分,元(芫)华五分(熬令□),巴豆四分(熬令□),杏核中人四分(熬令□),代堵(赭)五分。凡廿六物,皆□治,□□□□□和,以蜜丸之,大如梧□□□□不知,稍□□□□□□

此方为一首 26 味药组成的大处方,似是《和齐汤法》"治心腹为病"方(苦参、沙参、丹参、玄参、紫参、芍药)、胡家草场简牍医方"治水、肤胀、面盈方"(大戟、甘遂、芫花、大黄)、武威医简"调中药"(葶苈、甘遂、大黄)的合方。而大黄、䗪虫合用,或为仲景大黄䗪虫丸之先河。

《千金翼方·卷第十九》记载调中五参丸,组成与此木牍方,较为近似。如下:

> 《千金翼方》调中五参丸,主十年呕,手足烦,羸瘦面黄,食不生肌肤,伤饱,食不消化方。<u>人参</u>、丹参、<u>沙参</u>、苦参、<u>玄参</u>、<u>防风</u>、蜀椒(去目闭口者,汗)各一两,<u>附子(炮,去皮)</u>、<u>干姜各半两,葶苈一合(熬)</u>、<u>大黄四两,巴豆(去心皮,熬)</u>、<u>䗪虫(熬)</u>各五十枚,右一十三味捣筛为末,炼蜜和,丸如小豆大,空腹饮服二丸,日三服,蒸大黄于五升米下,及热切之,日暴干。②

调中五参丸共 13 味药,有 11 味药与此木牍方相同。乌程汉简木牍方,药味多,组方精妙,值得深入研究。

---

① 周琦.汉代乌程木牍医方初识[J].出土文献研究,2022(00):251-268.
② 孙思邈.千金翼方校释[M].李景荣,苏礼,任娟莉等校释.北京:人民卫生出版社,2014:484.

四、《四民月令》中的药方

《四民月令》大约成书于东汉中叶，是农学家崔寔创作的一部农书。书中在记载了一年中需要例行的农事活动之外，还有不少医方内容。《四民月令》中的"小草续命丸、马舌下散、止利黄连丸、霍乱丸、蜀漆丸"，已显示出"主药+剂型"的命名方式，藉此可以考察经方方名的形成与变化。

《四民月令》甚为重视药物种植与采收，如"二月可采乌头、天雄、天门冬；三月可采艾、乌韭、瞿麦、柳絮；四月收芜菁及芥、葶苈、冬葵、莨菪子；五月取蟾蜍以合创药，及东行蝼蛄；八月可采车前实、乌头、天雄及王不留行；九日可采菊华，收枳实"等。这些内容可与《名医别录》（下文简称《别录》）记载的药物采收，进行对照，如《别录》云"天雄二月采根，阴干""虾蟆五月五日取阴干，东行者良""枳实九月、十月采，阴干"等。两书对读，不难发现《别录》中关于药物采收的知识，来源已久。《别录》成书时间虽不甚明，但却保存有不少秦汉时期的医药知识。

《四民月令》记载在不同时节需配置不同的成方，如"上除若十五日合诸膏、小草续命丸、注药及马舌下散，五月五日合止利黄连丸、霍乱丸；取蟾蜍以合创药，七月七日可合药丸及蜀漆丸"等，此似是防治各时节的高发病，故提前制备对应的成方。

此外，《四民月令》还记载了东汉中后期的中医药文化。如："正月之旦……子、妇、孙、曾，各上椒酒于其家长，称觞举寿，欣欣如也。"崔寔注云："正日进椒酒、柏酒，椒是玉衡星精，服之令人耐老，柏亦是仙药。"①东汉时期，士人认为椒是玉衡星之精，此反映了两汉时期的主流思潮——"天人相应"。成书于东汉时期的《春秋纬·春秋运斗枢》一书中，记载北斗七星所对应的药物：

  枢星散为虹蜺；为云母；为虎；为麋（同"獐"）；为象。

  玑星散为雉；为鷄；为鹑；为菝葜。

  璇星散为橘；为姜；为柏。

  摇光星散为象；为麇；为乌；为雀；为燕；为鹰；为龟；为人参；为鹿。

  维星散为麋芜。

  玉衡星散为鸡；为鸥；焉兔；为鼠；为榆；为椒；为荆；为桃；为李；为菖蒲。②

---

① 崔寔.四民月令校注[M].石声汉校注.北京：中华书局，1965：1.
② 纬书集成(中)[M].安居香山，中村璋八辑.石家庄：河北人民出版社，1994：716-720.

这些内容有助于理解中药背后的文化内涵及一些早期医方的组方思维。如《肘后备急方》附载《小品》"正朝屠苏酒法,令人不病温疫"方：

> 大黄五分,川椒五分,术、桂各三分,桔梗四分,乌头一分,菝葜二分。七物细切,以绢囊贮之。十二月晦日正中时,悬置井中至泥,正晓拜庆前出之。正旦,取药置酒中,屠苏饮之。于东向,药置井中,能迎岁,可世无此病。此华佗法。①

据《小品》所言,此方是华佗所创制,用于辟瘟疫。华佗生活在东汉中后期,正值谶纬之学的思潮时期,华佗在屠苏酒方中配伍使用川椒与菝葜,除川椒、菝葜具有祛风散寒、芳香辟秽的功效之外,或许还与川椒是玉衡星精、菝葜是天玑星精有关。二药即为北斗七星中玉衡、天玑所化,具有一定的神灵之性,可对治温疫之不正之气。

清代傅禹《武备志略》第三册中《药方》一节,记载军医将 28 种毒药与 28 星宿相对应②。兵书《火龙神器阵法》(明代焦玉撰)《火龙万胜神药》亦记载相似的内容,疑是傅禹所依底本。但《火龙万胜神药》部分星宿无对应中药。《武备志略·药方》二十八星宿与中药对应关系如下(表 2-23)。

表 2-23 《武备志略·药方》二十八星宿对应中药

星宿	木	金	土	日	月	火	水
青龙	蛇埋草	良姜	半夏	商陆	藜芦	钩吻	南星
玄武	甘遂	天雄	大附	芫花	蓖麻	皂角	鬼箭
白虎	宣姜	断肠草	鬼臼	胡荽草	川乌	将军	细辛
朱雀	雷公藤	羊踯躅	大戟	雷丸	金丝草	蛇梦草	艾肭草

军医将这 28 味中药碾为末,作为毒火药使用。

当代医家张大昌传出一份江湖流医秘传的 28 宿药③,其内容如下(表 2-24)。

---

① 葛洪.肘后备急方[M].申玮红点校.北京:北京科学技术出版社,2016:226.
② 四库全书存目丛书编纂委员会.四库全书存目丛书子部第 35 册子部·兵家类[M].济南:齐鲁书社,1995:501-503.
③ 赵俊欣.十一师秘要[M].北京:学苑出版社,2008:197-199.

表2-24 张大昌《江湖秘传二十八宿药》

星宿	木	金	土	日	月	火	水
青龙	麻黄	葛根	防风	桂	细辛	桎柳	浮萍
玄武	术	车前子	半夏	茯苓	防己	猪苓	泽泻
白虎	石膏	瓜蒌	代赭石	青葙子	知母	硫磺	滑石
朱雀	葶苈子	大黄	商陆	决明子	败酱	菟丝苗	灯草

"江湖秘传28宿药"所源不详,与《武备志略·药方》"二十八星宿药"也不尽相同,但二者皆是对"北斗七星所对应药物"的进一步发展。

东汉中期的医药材料,存世者甚少,《四民月令》对于东汉中期的经方研究,弥足珍贵。

五、伊尹《汤液》

史志没有对伊尹《汤液》的著录。然皇甫谧(215—282年)在《甲乙经·序》记述说:"伊尹以亚圣之才,撰用《神农本草》以为《汤液》……仲景论广伊尹《汤液》为数十卷,用之多验。"①皇甫谧距离张仲景(150—215年)时代较近,熟知仲景及其门弟子的事迹,并记载张仲景诊治王仲宣的详细经过与王叔和撰次仲景遗论的事实。皇甫谧认为仲景是在论广伊尹《汤液》的基础上,完成《伤寒杂病论》一书。近代敦煌莫高窟出土有题为陶弘景(456—536年)所著的《辅行诀》。书中记载:

> 汉晋以还,诸名医辈,张机、卫汜②、华元化、吴普、皇甫玄晏、支法师、葛稚川、范将军等,皆当代名贤,咸师式此《汤液经法》,愍救疾苦,造福含灵。其间增减,虽各擅其异,或致新效,似乱旧经,而其旨趣,仍方圆之于规矩也……外感天行,经方之治,有二旦、六神大小等汤。昔南阳张机,依此诸方,撰为《伤寒论》一部,疗治明悉,后学咸尊奉之。③

皇甫谧与陶弘景,虽相差近300余年,但二者一致认为,仲景论广《汤液》而成《伤寒论》。若皇甫谧与陶弘景所论属实,则在东汉中后期似存有《汤液

---

① 张灿玾,徐国仟.针灸甲乙经校注(上)[M].北京:人民卫生出版社,2014:22.
② 卫汜(泛),一名卫汛,《太平御览》记载其为仲景弟子。
③ 陶弘景.辅行诀五藏用药法要传承集[M].张大昌,钱超尘整理.北京:学苑出版社,2008:11.

经法》一书。陶弘景认为汉晋时期的名医,如张仲景、卫汜、华佗、吴普等,皆是学习伊尹《汤液》,以"愍救疾苦,造福含灵"。

《辅行诀》简述《汤液经法》的大体内容:

> 商有圣相伊尹,撰《汤液经法》三□,为方亦三百六十首。上品上药,为服食补益方者,百二十首;中品中药,为疗疾祛邪之方,亦百二十首;下品毒药,为杀虫辟邪痈疽等方,亦百二十首。凡共三百六十首也。实万代医家之规范,苍生护命之大宝也。今检录常情需用者六十首,备山中预防灾疾用耳。检用诸药之要者,可默契经方之旨焉。①

据此论述,《汤液经法》为圣相伊尹所撰,书中有药方360首,按照上中下分为三品。服食补益方120首,为上品上药;疗疾祛邪方120首,为中品中药;杀虫辟邪痈疽方120首,为下品毒药。此与《本经》的药物三品分类思想,颇为一致。陶弘景摘录《汤液经法》常用的60首医方而成《辅行诀》。

《辅行诀》绘有伊尹《汤液》制方理论的图示(图2-2):

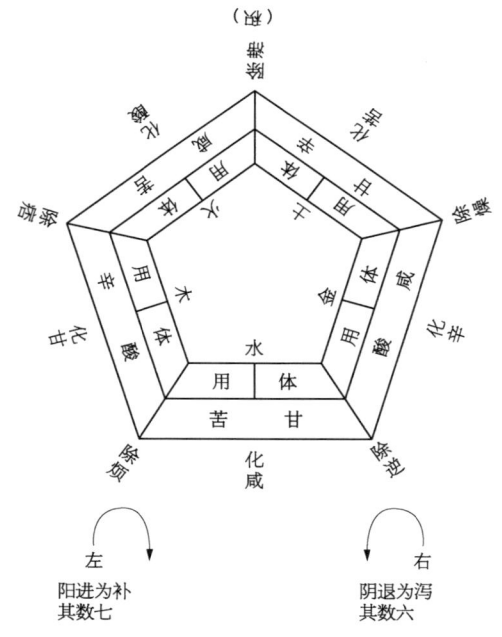

图2-2 伊尹《汤液》制方理论

---

① 陶弘景.辅行诀五藏用药法要传承集[M].张大昌,钱超尘整理.北京:学苑出版社,2008:12.

陶弘景甚是推崇此图,认为"此图乃《汤液经法》尽要之妙,学者能谙于此,医道毕矣"①。

伊尹《汤液》制方理论的核心思想"五行互含"。首先以五味界定药物的五行属性:味辛皆属木,桂为之主(木之木),椒为木中之火,姜为木中之土,细辛木中之为金,附子为木中之水。后在五行生克制化规则下,通过合理的配伍,进而制定五脏的大小补泻方。相关学者总结为"以味为纲,主治为目""方中有方,子母同治""斟酌虚实,补泻兼施"②。《难经》所言"阴井木,阳井金;阴荥火,阳荥水;阴俞土,阳俞木;阴经金,阳经火;阴合水,阳合土"等五输穴的五行属性,亦是"五行互含"思想在腧穴上的体现。

大小补方所体现的思想又与《难经》中的"子能令母实"较为一致。如:大补肝汤中含有小补心汤(肝虚补心);大补心汤中含有小补脾汤(心虚补脾);大补脾汤含有小补肺汤(脾虚补肺);大补肺汤含有小补肾汤(肺虚补肾);大补肾汤含有小补肝汤(肾虚补肝)等。该思想在《删繁方》被进一步总结为:

> 凡肝劳病者,补心气以益之,心王则感于肝矣;凡心劳病者,补脾气以益之,脾王则感于心矣;凡脾劳病者,补肺气以益之,肺王则感脾;凡肺劳病者,补肾气以益之,肾王则感于肺矣;凡肾劳病者,补肝气以益之,肝王则感于肾矣。③

"五行互含""子能令母实"等制方理论所蕴含的医学思想与《难经》蕴含的医学思想,有一定的共通性。或可侧证,伊尹《汤液》与《难经》大约成书于同一时期,二者皆是东汉中后期的医籍。

六、《华佗传》中的药方及《华佗方》

华佗(约145—208年),沛国谯(今安徽亳州)人、东汉末年医家。陈寿《三国志》、范晔《后汉书》皆有其传。《三国志·方技传》(下文简称"华佗

---

① 陶弘景.辅行诀五藏用药法要传承集[M].张大昌,钱超尘整理.北京:学苑出版社,2008:15.
② 徐浩,张卫华,杨殿兴,等.《辅行诀》五脏病症方组方法则探微——经方配伍法则的新发现[J].江西中医学院学报,2005(4):63-67.
③ 严世芸,李其忠.三国两晋南北朝医学文集[M].北京:人民卫生出版社,2009:1274-1278.

传")记载华佗17例医案,统计如下(表2-25)。

表2-25 《华佗传》医案情况表

序号	病者	疾病	病症表现	药方	疗效及预后
1	甘陵相夫人	胎死	腹痛不安	为汤下之	即愈
2	县吏尹世	藏绝	口中干,不欲闻人声,小便不利	试作热食,不汗出	啼泣而绝
3	府吏儿寻	外实	头痛身热	当下之	明旦并起
4	府吏李延	内实	头痛身热	当发汗	明旦并起
5	盐渎严昕		急病见于面	不治	卒头眩堕车,人扶将还,载归家,中宿死
6	督邮顿子献	房劳复		不治	三日发病,死
7	督邮徐毅	误刺肝	苦咳嗽,欲卧不安	不治	食当日减,五日不救
8	东阳陈叔山小男	儿得母寒	下利常先啼,日以羸困	四物女宛丸	十日即除
9	彭城夫人	蚕螫其手		令温汤近热,渍手其中	其旦即愈
10	军吏梅平			不治	五日卒
11	一人		嗜食而不得下	蒜齑大酢	吐蛇,而愈
12	郡守			留书骂之	吐黑血数升而愈
13	一士大夫			当破腹取	十年竟死
14	广陵太守陈登	胃中有虫数升,欲成内疽	胸中烦懑,面赤不食	作汤二升	吐出三升许虫(食腥物所为)
15	太祖(曹操)	头风		针鬲	随手而差
16	李将军妻	伤娠而胎不去		与汤,并针一处	死胎得出
17	军吏李成	肠臃	苦咳嗽,昼夜不寤,时吐脓血	散两钱	当吐二升余脓血讫

以上医案,涉及药方中的下法、汗法、吐法等。17则医案,5则不治。其余12则,华佗使用吐法4则,分别是用"蒜齑大酢吐蛇""以汤吐虫""以散吐脓""以情志法吐黑血",可见华佗善用吐法。

《华佗传》记载一较为完整的病案：

> 东阳陈叔山小男二岁得疾，下利，常先啼，日以羸困。问佗。佗曰：其母怀躯，阳气内养，乳中虚冷，儿得母寒，故令不时愈。佗与四物女宛丸，十日即除。①

东阳陈叔山的男婴，病下利。华佗诊断后认为是因其母在哺乳期间，再次怀孕；怀孕以后，阳气内养胎儿，乳汁虚冷，婴儿吮乳后而泄泻。这种病症华佗认为可治以四物女宛丸。

今有学人②考证此"四物女宛丸"或许是"女萎、半夏、附子、藜芦"四味药，即《范汪》苦酒白丸方：

> 《范汪》苦酒白丸：疗赤白滞下，肠已滑，日数十行者方。女萎、半夏（洗）各二两，附子（炮）、藜芦（炙，去头）各一两，石四味，捣合下筛，和以十年苦酒，顿丸如梧子，若有下者，饮服三丸，日三，不知，稍稍增之。③（《外台秘要》）

《脉经·平妊娠分别男女将产诸证第一》有一则与《华佗传》"东阳陈叔山小男案"高度相似的材料：

> 师曰：乳后三月有所见，后三月来，脉无所见，此便是躯。有儿者护之，恐病利也，何以故？怀妊阳气内养，乳中虚冷，故令儿利。④

两则材料皆是论述婴幼儿下利，病因亦是相似。此提示有两种可能：一是王叔和收录《脉经》中的这则材料，源自华佗所诊医案，因华佗（145—208年）的生活年代早于王叔和（210—280年）。二是华佗与叔和看到的是同一批原始材料。华佗用以指导"东阳陈叔山小男"的诊治，叔和用于编写成了《平妊娠分别男女将产诸证》。

此外，在《脉经·平三关病候并治宜》亦言：

---

① 陈寿.二十四史 简体字本 三国志[M].裴松之注.北京：中华书局，2000：594.
② 包伯航.经方纬记[M].天津：天津科学技术出版社，2019：405.
③ 王焘.外台秘要方[M].王淑民校注.北京：中国医药科技出版社，2011：445.
④ 王叔和.脉经 日藏影刻宋本[M].陈婷宇点校.北京：北京科学技术出版社，2016：172.

关脉濡,苦虚冷,脾气弱,重下病。宜服赤石脂汤、女萎丸,针关元,补之。①

此条文记载的"苦虚冷,脾气弱,重下病",与东阳陈叔山小男案及《脉经·平妊娠分别男女将产诸证》亦多相似,只是多出"关脉濡"的脉象记载,并补充赤石脂汤或"针关元,补之"。脉象引入经方医学,约自仲景始。这则材料,在年代上,应该晚于东阳陈叔山小男案。"虚冷下利"的三则甚有密切联系的材料,值得进一步深入发掘。

关于《华佗方》,刘宋医家陈延之《小品方》(约成书于454—473年间)引《秘阁四部书目录》有《华佗方》10卷。在晋唐史志目录中,也记载《华佗方》(或《华佗药方》)者:

《华佗方》十卷,吴普撰。佗,后汉人。梁有《华佗内事》五卷,又《耿奉方》六卷,亡。(《隋书·经籍志》)

《华佗药方》十卷。华佗方,吴普集。(《旧唐书·经籍志》)

吴普集《华氏药方》十卷,华佗。(《新唐书·艺文志》)

华佗《药方》一卷。(《宋史·艺文志》)

引据古今医家书目:《华佗方》(十卷)。(《本草纲目·序例》)

由以上史志目录可知,在晋唐时期确有一部《华佗方》,可能为华佗的弟子吴普所撰集。此书至北宋初年编撰《新唐书》时,仍有存世;惜当今已不可见,不知亡佚于何时。尚启东《华佗考》及严世芸《三国两晋南北朝医学总集》皆有辑轶《华佗方》,从中可窥华佗药方之概貌。今以尚氏《华佗考》浅解《华佗方》如下。

尚氏《华佗考·华佗方》包括"伤寒""杂病方""其他方"等内容。"伤寒"部分是华佗辨治伤寒病的理论体系,《外台秘要方·诸论伤寒八家合一十六首》有转录之②。李伯聪考证认为"华佗辨伤寒"是中医史上第一个症理法方统一的临床诊疗系统③;顾漫④对"华佗辨伤寒"的理论体系,亦有详细阐发,兹

---

① 王叔和.脉经 日藏影刻宋本[M].陈婷宇点校.北京:北京科学技术出版社,2016:25.
② 王焘.外台秘要方[M].王淑民校注.北京:中国医药科技出版社,2011:1-2.
③ 李伯聪.论东汉末年伤寒诊疗的两个学派[J].安徽中医药大学学报,2017,36(1):1-6.
④ 顾漫.隐匿的范式之争:华佗与张仲景伤寒学体系的争鸣与消长[J].中医典籍与文化,2021(2):36-49,299.

不赘言。

《华佗考·华佗方》"杂病方""其他方"部分,涉及华佗对杂病的治疗及药方。如:

> 《华佗方》治临饭腹痛不能食,复又大便难,二车丸方。大黄十三两,柴胡四两,细辛二两,茯苓一分,半夏一两,凡五物,冶筛,丸以蜜,饮服如梧子五丸,日再①。(《医心方》)

《集注》记载"柴胡,半夏为之使"及"立春之日,木兰、射干,为此胡、半夏使",早期药方,柴胡与半夏常相使联用。柴胡"除心腹间结气",而半夏"下气",二药相伍,可通顺心腹之气。大黄、茯苓相合,通利二便;细辛亦有"温中,下气"之效;是知二车丸可治疗心腹满痛、二便不利等病症。

华佗所用医方,丸散剂居多,汤剂为少。整体用药风格,与目前出土的早期秦汉经方较为相近。

七、《伤寒杂病论》

张仲景(约150—约219年),河南南阳人,东汉末年医家,其所撰《伤寒杂病论》(后分为《伤寒论》《金匮要略》二书)融理论与实践为一炉,确立了辨证论治法则,是中医学传世之巨著。历代医家对《伤寒杂病论》理论与所载药方的阐发甚众,此处从略。

笔者曾以出土经方类文献为依据,重新审视仲景对经方医学的贡献与影响,发现仲景将前代药方,在药味、剂型、剂量等多个方面,对前代药方作了不同程度的改革,变丸散方为汤方、临床中大规模使用汤方、规范汤方的药物剂量、灵活加减化裁汤方等,以应对变化多端的疾病。此亦可证仲景"勤求古训,博采众方"而成《伤寒杂病论》,是真实记述。具体论述,可见笔者《基于秦汉简帛医药文献分析张仲景对早期经方医学的继承与创新》②一文。

八、《雷公药对》

《雷公药对》是中国药学七情畏恶相反(配伍宜忌)最早的一部专著,最初

---

① 丹波康赖.医心方[M].高文柱校注.北京:华夏出版社,2011:263.
② 周登威,顾漫.基于秦汉简帛医药文献分析张仲景对早期经方医学的继承与创新[J].中医药导报,2023,29(3):189-194.

题雷公著,陶弘景作《本草经集注》时曾加以引用,比陶弘景稍迟的北齐徐之才重加整理①,惜不久亦亡佚。

《本草经集注》的敦煌残卷,著录有《药对》,并摘引《药对》的部分内容:

> 今之所存,有此四卷,是其《神农本草经》。所出郡县,乃后汉时制,疑仲景、元化等所记。又有《桐君采药录》,说其华叶形色。《药对》四卷,论其佐使相须。魏、晋以来,吴普、李当之等,更复损益。②

尤荣辑等学者研究发现,《集注》序录介绍前期本草著述时,是按成书年代先后排列,先是《本草经》,其次是桐君《采药录》和《雷公药对》,再其次是吴普、李当之的本草著作,《雷公药对》在吴普、李当之的本草著作之前③。根据尤荣辑等人的研究,可以推断《雷公药对》或成书于东汉中后期。

敦煌《张仲景五脏论》也记载《药对》,只是题名为"周公"所作:

> 经曰:神农《本草》,辩土地以显君臣;陶景《注经》,说酸咸而陈冷热;雷公《妙典》,咸述炮炙之宜;仲景奇方,委说根茎之用;雷公《药对》,虚谈犯触之能;□侠正方,直说五风之妙。④

所谓"犯触之能",亦是言药物配伍宜忌。陶弘景在《本草经集注·序录》提示说:"《神农本草经》相使,止各一种,兼以《药对》参之,乃有两三,于事亦无嫌。"⑤《本草经集注·序录》记载的药物七情配伍,是以《本草经》为基础,参考《药对》写成的。这部分药物七情配伍,当是东汉中后期医家的经验总结。

《集注》所收载的药物配伍,以"为之使""得之良"表示有益配伍;以"恶""反""畏"表示无益配伍;间以"杀(解)某药毒",表示可以克制某药的毒副作用。如:

> 甘草:术、干漆、苦参为之使,恶远志,反甘遂、大戟、芫花、海藻。
> 芘胡:半夏为之使,恶皂荚,畏女菀、藜芦。

---

① 尚志钧.徐之才和《雷公药对》[J].中华医史杂志,1997(3):167-169.
② 陶弘景.本草经集注(辑校本)[M].尚志钧,尚元胜辑校.北京:人民卫生出版社,1994:3.
③ 尤荣辑,梁茂新.我国最早的药物配伍宜忌专著——雷公《药对》[J].辽宁中医杂志,1982(12):45-46.
④ 马继兴.中国出土古医书考释与研究中[M].上海:上海科学技术出版社,2015:49.
⑤ 王家葵教授认为《神农本草经》已有诸药相使的记载。详见王家葵,张瑞贤.《神农本草经》研究[M].北京:北京科学技术出版社,2001:286-289.

辛夷：芎藭为之使，恶五石脂，畏菖蒲、黄连、石膏、黄环。

黄连：黄芩、龙骨、理石为之使，恶菊花、芫花、玄参、白藓，畏款冬，胜乌头，解巴豆毒。

这些记载，对于考察早期经方的配伍方法与制方理念，颇有助益。

此外，《千金要方》收录有疑似《雷公药对》的佚文，其谓：

雷公云：药有三品，病有三阶。药有甘苦，轻重不同；病有新久，寒温亦异。重热腻酢咸药石饮食等，于风病为治，余病非对；轻冷甘苦涩药草饮食等，于热病为治，余病非对；轻热辛苦淡药饮食等，于冷病为治，余病非对。其大纲略显其源流，自余睹状可知，临事制宜，当识斯要。①

"药有三品"，即《本经》中的上、中、下三品；"病有三阶"则是风、热、冷三病。不同性味的药石、饮食对治相应的病症。"于某病为治，余病非对"之说，颇合药对之旨趣。

《千金要方》于此"雷公云"后，另有题为《药对》一段材料：

《药对》曰：夫虚生百病。积者，五藏之所积；聚者，六腑之所聚。如斯等疾，多从旧方，不改增损。虚而劳者，其弊万端，宜应随增减。古之善为医者，皆自采药，料其早晚，必是其早，药势未成，如是晚也，则盛势已歇。今人为医今人为医则不然也，又不知冷热消息多少，只共采取，用以为药。徒有疗病之名，永无必愈之效，将不惑哉。聊复审其冷热，记其增损之主耳。虚劳而苦头痛复热，加枸杞、萎蕤；虚而欲吐，加人参；虚而不安定，亦加人参；虚而多梦纷纭，加龙骨；虚而多热，加地黄、牡蛎、地肤子；虚而冷，加当归、芎藭、干姜；虚而损，加钟乳、棘刺、肉苁蓉、巴戟天；虚而大热，加黄芩、天门冬；虚而多忘，加茯苓、茯神、远志；虚而惊悸不安，加龙齿、紫石、沙参、小草，冷则用紫石英、小草，若客热即用沙参、龙齿，不冷不热无用之；虚而口干，加麦门冬、知母；虚而吸吸，加胡麻、覆盆、柏实；虚而多气兼微厥，加五味、大枣；虚而身强，腰中不利，加磁石、杜仲；虚而多冷，加桂心、吴茱萸、附子、乌头；虚而劳小便赤，加黄芩；虚而客热，加地骨皮、黄耆；虚而冷，用陇西黄耆；虚而痰，复有气，加生姜、半夏、枳实；虚而尿利，加桑螵蛸、龙骨、鸡肶胵；虚而小肠不利，加茯苓、泽泻；虚而溺白，加厚

---

① 孙思邈.备急千金要方校释[M].李景荣等校释.北京：人民卫生出版社，2014：12.

朴。诸药无有历体冷热的相主对,聊叙增损之一隅,入处方者宜准此。①

《证类本草》记载此是"徐之才《药对》、孙思邈《千金方》、《陈藏器本草拾遗》序例"中的内容。尚志钧先生辑佚的《雷公药对》一书,收录此文,作"徐之才药对叙"。然"虚劳"一词,始见于《金匮要略》,此文或不早于《金匮》。不过文中诸药配伍治疗对应的病症,以及"诸药无有历体冷热的相主对"的记载,亦有"药对"之遗风,值得进一步研究。

九、《本草经集注》中的药方

《本草经集注》是中国本草学的奠基性著作之一,乃陶弘景在《本经》与《别录》的基础上,"苞综诸经,研括烦省"而成。

《本草经集注》所收录的药方其风格近似于出土秦汉药方,有可能为秦汉时期的药方,亦有研究的必要。如"细辛得当归、芍药、白芷、芎䓖、牡丹、藁本、甘草共治妇人"一条与武威医简治妇人膏药方(瓜蒌、当归、白芷、附子、甘草、川芎、藁本)相似。二方皆是用当归、白芷、甘草、川芎、藁本等治疗妇人病症。

《集注》中记载有一些药方:

> 紫石英得茯苓、人参芍药共治心中结气;得天雄、菖蒲共治霍乱。
> 白石脂得厚朴并米汁饮,止便脓。
> 紫芝得麻子仁、白瓜子、牡桂共益人。
> 茯神得甘草、防风、芍药、紫石英、麦门冬共治五脏。
> 桂得人参、麦门冬、甘草、大黄、黄芩调中益气;得柴胡、紫石英、干地黄治吐逆。
> 细辛得当归、芍药、白芷、芎䓖、牡丹、藁本、甘草共治妇人;得决明、鲤鱼胆、青羊肝共治目痛。
> 茈胡得茯苓、桔梗、大黄、石膏、麻子仁、甘草、桂,以水一斗煮,取四升,入硝石三方寸匕,治伤寒寒热、头痛、心下烦满。
> 牡荆实得术、柏实、青葙共治头风。
> 防风得泽泻、藁本治风;得当归、芍药、阳起石、禹余粮治妇人子藏风。
> 黄芩得厚朴、黄连止腹痛;得五味子、牡蒙、牡蛎令人有子;得黄芪、白

---

① 孙思邈.备急千金要方校释[M].李景荣等校释.北京:人民卫生出版社,2014:12.

蔹、赤小豆治鼠瘘。

桔梗得牡蛎、远志治恚怒;得硝石、石膏治伤寒。

芎䓖得细辛治金疮止痛;得牡蛎治头风吐逆。

大黄得芍药、黄芩、牡蛎、细辛、茯苓治惊恚怒、心下悸气;得消石、紫石英、桃人治女子血闭。

牛黄得牡丹、菖蒲利耳目。

卵中白皮主久咳结气,得麻黄、紫菀和服之立已。

桑螵蛸得龙骨治泄精。

《集注》所收录的这些药方,多为"某药得某药治某病"的体例,如"大黄得芍药、黄芩、牡蛎、细辛、茯苓治惊恚怒,心下悸气",森立之认为"得其药治某病等语皆是,为古合和法之遗言无疑矣"①。这些药方,有助于理解本草与经方的关系,以及早期药方的配伍理念。

第六节　秦汉时期经方类文物

近年来发掘出土了颇多秦汉时期的经方类文物。这部分经方实物,对于考察经方来源以及本草考古,提供了重要线索。现将这部分经方文物简述如下。

一、南越王五色石

1983年广州西汉南越王墓中出土"五色药石",包括:紫水晶、硫黄、雄黄、赭石、绿松石,颇似早期的五石方。然其组成与秦汉时期中原地区的五石方(见下文"镇墓瓶中的五石方"),不尽相同。南越王五石方,对于考察五石方的形成与流传,有很重要的价值。

二、巨野红土山丹丸

1977年巨野红土山西汉墓发掘,墓中出土了不少红色丹丸和原矿物,目前学界认为这是刘贺的父亲刘髆之墓。② 其中矿物药有:石英、垩土、滑石、方解

---

① 森立之.本草经考注[M].上海:上海科学技术出版社,2005:11.
② 山东省菏泽地区汉墓发掘小组.巨野红土山西汉墓[J].考古学报,1983(4):471-499,531-542.

石、文石、寒水石、蚌壳、朱砂等，疑为墓主人生前常服用的药物。

三、洛阳汉墓仙药

2018年9月，洛阳市文物考古研究院发掘一西汉墓中，在出土的青铜器中保存有近3.5升液体。检测结果可以判断该青铜器中的液体主要含有硝石（主要成分为硝酸钾）和明矾。古文献《三十六水法》记载仙药"矾石水"的制剂方法："取矾石一斤，无胆而马齿者，纳青竹筒中，薄削筒表，以硝石四两，覆荐上下，深固其口，纳华池中，三十日成水。以华池和涂铁，铁即如铜，取白冶铁精，内中成水"，判断该铜壶中的液体为当时的仙药矾石水[①]。仲景消石矾石散所用药物与此仙药矾石水一致，二方之间或有一定的渊源关系。

四、镇墓瓶中的五石方

东汉中后期墓葬流行使用镇墓瓶。瓶内或题有"朱砂、雄黄、礜石、曾青、磁石"等五色药石之名，或瓶内盛有五色药石。如1999年8月，咸阳市文物考古研究所配合咸阳教育学院餐厅楼的基建工程，在其院内清理东汉墓二座（永平三年，即60年），M2内出土陶瓶一件。瓶身由肩至底书有朱文，瓶内装有一长4厘米的白色砂质石条、一长2厘米的黄色砂质小石块、三粒蓝色或青灰色的小颗粒以及一片鸡蛋壳。陶瓶题有文字：

> 永平初三年十月九日丙申黄，神使者□地置根，为人立先，除央去咎，利后子孙，令死人无适，生人无患。建立大镇，慈、礜、雄黄、曾青、丹沙五石会精，众药辅神，冢墓安宁，解蕰口草，□□为盟如律令。[②]

河南三门峡南交口东汉墓（东汉后期）出土五件陶瓶，瓶内分别盛有一种矿石，每个陶瓶外壁都有朱书文字：

> 东方，甲乙，神青龙，曾青九两，制中央，令母守子，祸不起，从今日始。如律令！
>
> 南方，丙丁，神朱爵（雀），丹沙（砂）七两，制西方，令母守子，祸不起，

---

① 蒋建荣,潘付生,薛方,等.洛阳汉墓出土仙药的科技研究[J].中国科技史杂志, 2019,40(2)：127-136,124.

② 岳起.文物考古论集咸阳市文物考古研究所成立十周年纪念[M].咸阳市文物考古研究所编.西安：三秦出版社,2000：233-234.

从今日始。如律令!

中央,戊己,神勾陈,雄黄七两,制北方,令母制子,祸不起,从今日始。如律令!

西方,庚辛,神白虎,礜石八两,【制东方】,令母制子,【祸不起】,从今日始。如律令!

北方,壬癸,【神玄武】,慈(磁)石六两,制南方,令母守子,祸不起,自今日始。如律令!①

镇墓瓶常题有"解注"文字,故又称为"解注器"。"注"者,"注病"也,即传染性疾病。东汉末年刘熙《释名·释疾病》曰:"注病,一人死,一人复得,气相灌注也。"后在医学概念的基础上发展演变成了一种与"鬼祟"相连的宗教学理论观念,是"注鬼""注祟"的简称。

东汉时期,以五石镇墓"解注",以起到预瘟疫(传染病)的作用。此经验在传世文献也有记载,如《备急千金要方》:

建宁二年(169年),太岁在酉,疫气流行,死者极众。有书生丁季回从蜀青城山来,东过南阳,从西市门入,见患疫疠者颇多,遂于囊中出药,人各惠之一丸。灵药沾唇,疾无不瘥。

市中疫鬼数百千余见书生施药,悉皆惊怖而走。乃有鬼王见书生,谓有道法兼自施药,感众鬼等奔走若是。遂诣书生欲求受其道法。书生曰:吾无道法,乃囊中之药呈于鬼王。鬼王睹药,惊惶叩头乞命而走。此方药带之入山能辟虎野狼虫蛇,入水能除水怪蛟蜃。

雄黄、雌黄、曾青、鬼臼、真珠、丹砂、虎头骨、桔梗、白术、女青、川芎、白芷、鬼督邮、芜荑、鬼箭羽、藜芦、菖蒲、皂荚各一两。上十八味末之,蜜丸如弹子大,绢袋盛,男左女右带之。卒中恶病及时疫,吞如梧子一丸,烧弹大一丸户内。②

雄黄丸治疫避瘟,方中的雄黄、曾青、珍珠、丹砂与解注文中的"五石",颇多重合。

传世文献中,更有以"五石"为主的药方治疗"五疰"者:

---

① 郝本性,魏兴涛.三门峡南交口东汉墓镇墓瓶朱书文考略[J].文物,2009(3):57-61.

② 孙思邈.备急千金要方校释[M].李景荣等校释.北京:人民卫生出版社,2014:340.

《古今录验》五疰丸,一名神仙丸,一名千金丸,一名转疰丸,一名司命丸,一名杀鬼丸。疗万病,邪鬼疰忤,心痛上气,厌梦蛊毒,伤寒时疾疫疠方。丹砂(研)、礜石(泥裹烧半日)、雄黄(研)、巴豆(去心皮,熬)、藜芦(熬)、附子(炮)各二分,蜈蚣一枚(炙,去足)。上七味,捣筛,蜜和,丸如小豆。服一丸,日一,即差。不解,夜半更服一丸定止。带一丸辟恶。忌猪肉、冷水、生血物、狸肉。①(《外台秘要》)

东汉时期,"五石"方,道人用之,为亡者"解注"。医家用之,为生人疗"五疰",治疫避瘟。二者之间,有一定的联系。

镇墓陶瓶上有五石与人参同见的文字。如洛阳李屯东汉元嘉二年(156年)出土陶瓶 4 件,其中的一件朱书陶瓶上书:"为汝五石、人参,解……"②长安南里王东汉墓瓶文载"考持铅人、人参、雄黄、解□裹草……"③同蒲铁路嘉平二年(173 年)瓦盆朱书:"今故上复除之药,欲令后世无有死者,上党人参九枚欲持代生人。"④相关学者研究认为人参是汉代解禳用药之一⑤,即以人参代替生人,解除生人苦痛。

东汉早期的武威医简记载恶病大风方,药用"雄黄、丹砂、礜石、□兹(磁)石、玄石、消石、长□、人参□"等,亦是五石配合人参。《日华子本草》记载"人参",言"杀金石药毒"⑥,恶病大风方中的人参,为制约五石等矿物药的毒副作用。在药方中,人参为制约五石的毒副作用;在镇墓中,人参为解除生人苦痛。二者之间,亦有一定的对应关系。

镇墓瓶中的"朱砂、雄黄、礜石、曾青、磁石"等文字或实物,对于研究经方五石散的组成及五石散背后的文化,甚为重要。

以上是基于出土秦汉时期的经方类文献及同一时期传世的经方类文献简述秦汉经方医学的历史发展。总体看来,得益于大量西汉时期的医学文献的出土,这一段时间,经方医学的概貌与发展脉络,已相对清晰。尤其是《五十二

---

① 王焘.外台秘要方[M].王淑民校注.北京:中国医药科技出版社,2011:215.
② 洛阳李屯东汉元嘉二年墓发掘简报[J].考古与文物,1997(2):2-8.
③ 负安志,马志军.长安县南李王村汉墓发掘简报[J].考古与文物,1990(4):64-71.
④ 郭沫若.奴隶制时代(2版)[M].北京:人民出版社,1973:94-95.
⑤ 王育成.南李王陶瓶朱书与相关宗教文化问题研究[J].考古与文物,1996(2):62-70.
⑥ 日华子本草[M].尚志钧辑释.合肥:安徽科学技术出版社,2004:37.

病方》《和齐汤法》、胡家草场简牍医方、北大汉简医方四大宗出土文献,恰好分属秦末汉初、西汉中期、西汉后期等不同的时期,彰显出经方医学由简单到复杂、由具体到抽象、由实践到理论总结的发展过程。

东汉时期的经方类文献,数量较少。武威医简代表了东汉初年经方医学的面貌,《伤寒杂病论》展现了东汉末年经方医学的水平。但由于东汉中叶的文献不足,经方医学在这一关键时期的发展变化,还无法还原。但对比《和齐汤法》、武威医简、《伤寒杂病论》,可以发现,东汉这一段时期,经方在方名、剂型、诊断、理论等很多方面,都发生了明显的变化。其背后的原因,还有待进一步探索。

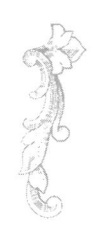

第三章
秦汉经方医学的地域特征

中国历史上一直是一个疆域辽阔的多民族国家,各地区之间的地理环境不同,导致产生了不同的地域文化。历史地理学家认为"中国文化有地区性,不能不问地区笼统地谈论中国文化"①,李学勤亦指出:"地区文化的研究,又有利于思想史、学术史研究的深入发展。古代学术思想的流派,常有强烈的地域性,忽略这一点,即难考究其源流。"②之于秦汉医学的研究,亦不能脱离地域而谈论早期中医学的整体图像。

20 世纪石原明、陈直等人已开始尝试从地域角度考察早期医学思想③。李建民通过考察《内经》相关的记载,并结合新出考古材料,得出秦汉之际脉学有燕齐、秦蜀、荆楚三流④。笔者以秦汉经方类文献的出土地域为线索,借鉴李氏的相关研究,将出土秦汉类文献拟分长江中下游的荆楚一系,黄河下游的燕齐一系、黄河中上游的秦蜀一系 3 个地域,纵向考察秦汉经方医学的地域特征。

今将出土的秦汉经方类文献,按照其地域情况,制表如下(表 3-1)。

表 3-1 出土秦汉经方类文献地域表

地 域	医学体系	出土经方类文献
长江中下游	荆楚一系	清华竹简《病方》、《五十二病方》、里耶秦简医方、周家台秦简《病方及其他》、北大秦简《病方》、张家山《脉书》"汤液疾病"、北大汉简医方、胡家草场简牍医方、天水纪庄汉简医方、张家界古人堤医方木牍、尚德街简牍医方、乌程汉简医方

---

① 谭其骧.中国文化的时代差异和地区差异[J].复旦学报(社会科学版),1986(2):4-13.
② 李学勤.齐文化考古发现的历史意义[J].管子学刊,2004(3):90-91.
③ 陈直.陈直著作选(下)[M].西安:西北大学出版社,2021:1008.
④ 李建民.发现古脉 中国古典医学与数术身体观[M].北京:社会科学文献出版社,2007:78.

地 域	医学体系	出土经方类文献
黄河下游	燕齐一系	天回《脉书》"汤液疾病"、《和齐汤法》①
黄河中上游	秦蜀一系	悬泉汉简医方、敦煌汉简医方、居延汉简医方、居延新简医方、地湾汉简医方、额济纳汉简医方、肩水金关汉简医方、武威医简

不难发现,得益于特殊的地理条件,荆楚与秦蜀一带,出土有较多的经方类简帛文献;尤其是荆楚一带,不论是文献数目还是医方数量,在三地域间处于首位。今将秦汉经方医学各地域间特征,分述如下。

第一节 长江中下游——荆楚一系

荆楚地区是指秦岭—淮河以南,主要范围是长江中下流域中游江汉平原和汉水流域,包括现今湖北全域及其周围。

一、地域及文化特点

荆楚地区,属亚热带温暖的气候,降雨较多,土地资源富庶,植物生长茂盛,物产丰富。长江中下游地区河网稠密,湖泊众多,水资源丰富。由于楚地河流湖泊纵横,地下水位高,2 000多年前的楚墓文物长期被地下水浸泡,非常有利于文物的保存。目前出土的秦汉医学文献,多是集中在荆楚一带。

荆楚地势低下、降雨较多,气候偏于潮湿,易引发痿、痹、厥等病症,如《素问·异法方宜论》记载:"南方者,天地所长养,阳之所盛处也。其地下,水土弱,雾露之所聚也。其民嗜酸而食胕,故其民皆致理而赤色,其病挛痹。"②南方阳气盛,气候炎热,地势低,水土薄弱,水湿雾露常凝聚,水湿侵下则多见筋脉拘挛之痹病。阳盛则气泄,水湿侵于下又会导致气逆,故南方之人亦多患厥病等气逆之疾,故天回《脉书·下经》有"地湿垫薄产蹶"之论。清张倬《伤寒

---

① 《天回医简》虽然墓葬地点是成都天回镇,但其简文多见齐语词汇与古齐国地名,研究人员推断这部分医简成书并抄录于齐地(今山东),西汉文帝以后,由医家携带至成都。故《天回医简》属燕齐一系的医学文献。

② 黄帝内经素问[M].中医出版中心整理.北京:人民卫生出版社,2012:56.

兼证析义》也说："南方长养之处，阳盛气泄。穷冬恒服绨衣，四序常行夏令。缪仲淳云，阳燠既泄，则使人本气不坚，民虽致理，而雾露不时蒸发。人触之者，未免多挛痹之患。其稍不致者，则有瘴疠之虞矣。即居恒无病之人，气多上壅而少下降。"①

地湿土薄的地理气候，轻则有挛痹之患，重则有瘴疠之虞，不利于个体健康。在秦汉时期，已形成"江南卑湿，丈夫早夭（《史记·货殖列传》）"的文化意象。士人阶层对于南方心存畏惧，如西汉初年贾谊被贬至长沙，"长沙卑湿，自以为寿不得长，伤悼之"②。甚者有士人即使辞官也不前往南方之地：

（春陵侯刘仁）以春陵地埶下湿，山林毒气，上书求减邑内徙。③（《后汉书·城阳恭王祉传》）

坐徙封丹阳，防（马防，马援之子）以江南下湿，上书乞归本郡。④（《后汉书·马援传》）

秦汉时期，士人对于南方的环境，恐惧如是。

《汉书·地理志》记载说"（楚人）信巫鬼，重淫祀"。《说文》言"巫，祝也，女能视无形，以舞降神者也"，巫是可以沟通鬼神的人士，提前预知万事万物的变化，为人民的日常生活排忧解难。在文化上，崇巫是荆楚一带的传统。20世纪出土的长沙子弹库楚帛书中绘有十二月神⑤。其谲怪迷离，充分展现了楚人的巫鬼信仰。马王堆出土的帛画，上有天国，下有冥间，人与神、怪共处，也展现出浓郁的巫风。楚人屈原的《离骚》，想象奇特，充满巫祭语言，其中的《九歌》更是祭祀鬼神的巫歌。崇巫思想赋予了楚人奇谲浪漫和追新逐异的精神，孕育出张扬个性的老庄哲学与屈骚文学。出土的楚系青铜器，造型独特，灵动脱俗，成为中国青铜发展史上的一座高峰。

楚人追新逐异的精神，对中医的发展亦是一种促进。范行准研究发现，与当时以华佗为主流的扁鹊医学诊疗伤寒不同，张仲景撰写的《伤寒杂病论》及其倡导的伤寒六经辨证体系具有显著的创新性⑥，此或受荆州学人爱好立异风

---

① 张倬.伤寒兼证析义[M].北京：中国中医药出版社，2016：77.
② 中华书局编辑部.二十四史简体字本 史记[M].北京：中华书局，2000：1941.
③ 范晔.简体字本二十四史 后汉书[M].李贤等注.北京：中华书局，2000：372.
④ 范晔.简体字本二十四史 后汉书[M].李贤等注.北京：中华书局，2000：574.
⑤ 陈锽.古代帛画[M].北京：文物出版社，2005：97-98..
⑥ 范行准.中国医学史略[M].北京：中医古籍出版社，1986：44.

气的影响。

二、荆楚经方类文献及特征

出土于荆楚一代的秦汉经方类文献,约有清华竹简《病方》、《五十二病方》、里耶秦简医方、周家台秦简《病方及其他》、北大秦简《病方》、北大汉简医方、胡家草场简牍医方、天水纪庄汉简医方、张家界古人堤木牍医方、尚德街简牍医方、乌程汉简木牍医方等,为数众多。

在文字上面,荆楚一系的经方类文献多记述荆楚药名。如《五十二病方》载曰:"青蒿者,荆名曰萩。菖者,荆名曰卢茹。"

楚人尚巫,故常用巫祝治病,如传世文献《论衡·言毒》记载:"故楚、越之人,促急捷疾,与人谈言,口唾射人,则人脈胎(胀)肿而为创。南郡极热之地,其人祝树树枯,唾鸟鸟坠。巫咸能以祝延□人之疾、愈人之祸者,生于江南,含烈气也。"①南方之人,语言急促,祝树树枯,唾鸟鸟坠。巫咸生于南方极热之地,能通过巫祝治病。

荆楚经方类文献也体现出"尚巫"思想,如里耶秦简医方、周家台秦简《病方及其他》、北大秦简《病方》、《五十二病方》等仍有不少巫术的痕迹。属于西汉中期的胡家草场西汉简牍医方,有一卷"杂方",亦多是巫术方。

荆楚一带,气候潮湿,荆楚地区的医学文献,亦体现出"治湿""治水"为主的特点。如胡家草场西汉简牍医方:

> 病坐湿坨(地),阳筋佗(弛),足不收者,以美沐四斗、盐一参、甘草一枓、石涅半饼并煮令沐,余可二参,以洎(洗)之,道(导)揩(踝)到足,炙桑炭靡(摩)之,其一煮大兰三斗,洎六斗乌喙二果(颗)三沸三用,复更为。

> 治水、肤胀、面盈、胅肿、腹大、嗜卧方:冶大戟、甘遂、蔾,大黄各一合,芫华半合,并和以醯,丸,大如梧实

> 病水,腹盈大,胅穜(肿),卧则面穜(肿),不卧面穜(肿)侖〈愈〉,得之饥渴而暴歓(饮)。治之,取柒(桑)根白皮,析令如笔管,三围束一,长尺,渍以水,瀸(浃)止,卒(晬)时浚水尽,孰(熟)搗(捣)而以布缴,尽取汁以歓(饮)病者。壮者盈一衷(中)棓(杯),老及□盈②

---

① 黄晖.中华国学文库 论衡校释 下[M].北京:中华书局,2018:829-830.
② 荆州博物馆.荆州胡家草场西汉简牍选粹[M].北京:文物出版社,2021:201.

"病坐湿地者"方所治病症为"阳筋弛,足不收"的痿痹;大戟、甘遂、大黄、芫花和合而成的丸方主治水病;桑白皮、牛皮治疗水肿病。

值得注意的是,此"病水,腹盈大"方,亦见于里耶秦简(贰)病方,其云"□析令如□管,三韦束两,三尺,渍以水□□☑卒(淬)时没水尽,孰(熟)抟而以布缴之,取□☑①"。里耶秦简的出土地点,亦属荆楚地域。据此可以推断,形成于秦代(或更早)里耶地区的治水方,至西汉时期一直在荆楚地域广泛流传与使用。这些治湿、治水方,合于荆楚地区的地理气候特点。

气候炎热是荆楚气候的另一重要特点,有"四序常行夏令"之说。荆楚地区的北大秦简《病方》记载"已温病,以鬵鐕(断)二七,孰(熟)煮以歓(饮)之"。鬵,《说文》云"大釜也,一曰鼎大上小下若甑曰鬵",断,指底部。据此推断,鬵断之用或同于釜底墨。传世经方中确有以釜底墨治疗外感发热病症者,如《肘后备急方·治伤寒时气温病方》治温毒发斑、大疫难救的黑奴丸(麻黄、大黄、芒硝、黄芩、釜底墨、灶尾墨、屋梁上尘)。此外周家台《病方及其他》亦云"温病不汗者,以淳(醇)酒渍布,歓(饮)之"。荆楚地区的北大秦简《病方》及周家台《病方及其他》,是目前关于温病及治疗最早的文献。此或许与荆楚地区气候炎热有一定关系。

此外,荆楚地区的阜阳《万物》是目前唯一疑似本草性质的文献,此可能与荆楚地区丰富的植被有关。

第二节　黄河下游——燕齐一系

燕齐是战国时燕国和齐国及其所在地,今河北、山东一带。

一、地域及文化特点

燕齐地处黄河下游,西靠华北平原的东部,东临渤海,地理位置优越。燕齐的土地肥沃,盛产桑麻等经济作物,《史记·货殖列传》中称"齐带山海,膏壤千里,宜桑麻,人民多文采布帛鱼盐"②。齐太公吕望在分封齐地之初,就制

---

① 陈伟.里耶秦简牍校释(第二卷)[M].何有祖,鲁家亮,凡国栋撰.武汉:武汉大学出版社,2018:419.

② 中华书局编辑部.二十四史简体字本 史记[M].北京:中华书局,2000:2469.

定了以发展经济为主的国策,《史记·货殖列传》记载:"太公劝其女功,极技巧,通鱼盐,则人物归之,繦至而辐凑。故齐冠带衣履天下,海岱之间敛袂而往朝焉……而管氏亦有三归,位在陪臣,富于列国之君。是以齐富强至于威宣也。"①《战国策·齐策》描述齐国经济之盛,言:"临淄之中七万户……甚富而实,其民无不吹竽、鼓瑟、击筑、弹琴、斗鸡、走犬、六博、蹹鞠者。"②

经济基础决定上层建筑,发达的经济促进文化的进步。战国中后期,齐国国君在淄博开创稷下学宫,集中了一大批知名学者齐聚临淄,针对当时的热点问题,诸子自由阐述政见,在学术上形成了百家争鸣的局面,使稷下成为当时的学术中心,对秦汉以后文化的发展与繁荣产生了深远影响。

在文化领域,燕齐地区以阴阳家思想为主,其创始人是齐人驺衍。《史记》记载:"驺衍睹有国者益淫侈,不能尚德,若大雅整之于身,施及黎庶矣。乃深观阴阳消息而作怪迂之变,终始、大圣之篇十余万言。"③阴阳家将中国古代五行学说和神仙方术相结合,以阴阳五行学说建构宇宙图式,并尝试解说自然现象的成因及其变化法则。驺衍在世时,其学说受到王公贵族的推重,轰动一时,名重当世。阴阳五行学说对于秦汉之际医学的理论构建,影响甚剧。

得益于经济、文化的优势,在战国至西汉初期,燕齐一带产生了诸如长桑君、扁鹊、公乘阳庆、淳于意等诸多名医,形成中国第一个完整的医学体系——扁鹊学派。李伯聪研究认为,扁鹊学派是中医史上出现最早,在战国、秦汉时期享誉最高、影响最大、力量最强的学派④。以扁鹊为代表的齐医,不仅发明了脉诊,还创建了血脉理论、经脉理论等,这些技术与理论构成了经脉医学的核心要素。其在经方医学上面,亦多创举,详见上章(天回《脉书》及《和齐汤法》)。

此外,西汉末年的楼护父子,亦是齐地世医。《汉书·游侠传》云:

> 楼护字君卿,齐人。父世医也,护少随父为医长安,出入贵戚家。护诵医经、本草、方术数十万言,长者咸爱重之,共谓曰:"以君卿之材,何不宦学乎?"由是辞其父,学经传,为京兆吏数年,甚得名誉。⑤

---

① 中华书局编辑部.二十四史简体字本 史记[M].北京:中华书局,2000:2462.
② 刘向.战国策[M].贺伟,侯仰军点校.济南:齐鲁书社,2005:100.
③ 中华书局编辑部.二十四史简体字本 史记[M].北京:中华书局,2000:1839-1840.
④ 李伯聪.扁鹊和扁鹊学派研究[M].西安:陕西科学技术出版社,1990:174.
⑤ 班固.简体字本二十四史 汉书[M].颜师古注.北京:中华书局,2000:2743.

医学世家出身的楼护，少时随父在长安行医时，可"诵医经、本草、方术数十万言"，深得长者看重。

东汉末年著名医家王叔和，是山阳高平（今山东巨野、邹城一带）人，亦属齐地，其著有《脉经》，并编撰仲景《伤寒杂病论》。从长桑君、扁鹊、公乘阳庆、淳于意至楼护父子、王叔和等燕齐一系的医家，在秦汉医学史上，树立了一座座丰碑，为中医学的继承与创新，作出了巨大贡献。

二、燕齐经方类文献及特征

目前出土秦汉经方类文献中，属于燕齐一系的文献，主要是天回《脉书·下经》"汤液疾病"与《和齐汤法》。

在文字上面，天回《脉书·下经》与《和齐汤法》多有齐地方言特征。如"瘍（乳房）、徙、终古、诈、偻、熬、樵之、类"等。

《和齐汤法》记载了很多齐地的地名，如"济北""都昌"等。济北，济水以北。济水是黄河下游的一条重要支流。《禹贡》中记载："导沇水，东流为济，入于河，溢为荥；东出于陶丘北，又东至于菏；又东北，会于汶；又北，东入于海。"①秦皇设"济北郡"，位置在今天的泰安、莱芜、临邑、平原一带。西汉初有济北国，地跨济水南北。都昌，古县名，西汉置都昌县，属北海郡，今山东省昌邑市西南。

在医学方面，天回《脉书·下经》及《和齐汤法》较之其他地域的出土秦汉医学文献，内容更为丰富，理论性较强，且自成体系。对于经方类病症的发生、发展、转归、治疗、相似病症的鉴别诊断等，皆有论述。充分展现了秦汉之际的扁鹊学派，在经方医学理论及成方制剂领域，已臻至很高的水平。

第三节　黄河中上游——秦蜀一系

秦，今甘肃、陕西地区。蜀，今四川、重庆、云南、湖南、陕西等省市的部分地区。公元前316年，秦惠文王灭巴、蜀，秦文化与蜀文化相互融合，实现了"蜀既属秦，秦以益强，富厚，轻诸侯"的格局。《史记·货殖列传》将全国划分为山西、山东、江南、龙门-碣石北等四个经济区。其中山西，指崤山或华山以

---

① 尹世积.禹贡集解[M].北京：商务印书馆，1957：43-44.

西的地区,包括"天水、陇西、北地、上郡、巴、蜀、汉中"等地,即黄河中上游的秦蜀一带。

一、地域及文化特点

秦蜀位于黄河中上游,偏处西北,东有黄河,中有华山,南有秦岭,属于亚热带季风气候、温带季风气候、温带大陆性(干旱)气候和高原高寒气候。寒冷、干燥的气候,容易导致脏腑病症,需内服毒药治疗,如《素问·异法方宜论》记载曰:"西方者,金玉之域,沙石之处,天地之所收引也,其民陵居而多风,水土刚强,其民不衣而褐荐,其民华食而脂肥,故邪不能伤其形体,其病生于内,其治宜毒药,故毒药者亦从西方来。"[1]

西北地区,散居着许多游牧部族,古籍中习惯统称为"西戎""戎狄"。与戎狄不间断的斗争,造就了秦蜀文化开拓选取、尚武好战、崇尚实用的特征。出于军事目的,秦汉帝王在黄河中上游设立了较多军事要塞。西汉中后期,汉武帝派遣张骞通西域,开辟了以西安为起点,经甘肃、新疆,到中亚、西亚,并连接地中海各国的陆上通道,即此后世闻名的丝绸之路。丝绸之路的开通,促进了各地区之间的政治、经济、军事、文化与医学的交流。

二、秦蜀经方类文献及特征

黄河中上游大部分地区气候干燥,有利于文物的保存。在武威、敦煌、居延等秦汉时期的军事要塞,出土大量的汉代简牍,其中有不少医药内容,如悬泉汉简医方、敦煌汉简医方、居延汉简医方、居延新简医方、地湾汉简医方、额济纳汉简医方、肩水金关汉简医方、武威医简等。

西北地区,气候严寒。秦蜀一带的出土医学文献,是目前最早记载"伤寒"及其治疗的出土文献。如居延汉简、敦煌汉简、武威汉简:

> 第卅一燧卒王章,以四月一日病苦伤寒。
> 第一燧卒孟庆,以四月五日病苦伤寒。
> 治伤寒满三日转为……
> 伤寒四物,乌喙十分,术十分,细辛六分,桂四分,以温汤饮一刀刲(圭),日三,夜再,行解,不出汗□□。

---

[1] 黄帝内经素问[M].中医出版中心整理.北京:人民卫生出版社,2012:55-56.

□辰朔壬午,士吏俯,叩头死罪敢□,伤寒即日加偅,头痛烦懑(闷)未西安国里孙昌,即日头病,伤寒头痛不能饮食。

病泄注不愈,乙酉加伤寒头痛潘懑(烦闷),四节(肢)不举,有书。

吏十一月廿五日,病伤寒□视一岁,病积五日。

乃戊辰,病伤寒头痛,四节□□□①。

治伤寒遂(逐)风方,付子三分,蜀椒三分,泽泻五分,乌喙三分,细辛五分,术五分,凡五〈六〉物皆冶,合,方寸匕,酒饮,日三饮。②(武威医简)

治久咳逆、匈痹、痿痹、止泻、心腹久积、伤寒方,人参、茈宛、昌蒲、细辛、姜、桂、蜀椒各一分,乌喙十分,皆合和,以。③(敦煌汉简)

甘肃、内蒙古气候寒冷,此时的伤寒,多是指受寒导致的疾病,证候主要表现为头痛、烦闷、不能饮食、四肢不举等,治疗主要用附子、乌头、桂、辛等以发散风寒。

秦汉时期,河西走廊一带战争频繁,战争导致的创伤难以避免,故秦蜀一带的出土医学文献中记载较多治疗创伤的药方,如武威医简收录7首治疗金创的药方:

治金创止痛、令创中温方:曾青一分,长石二分,凡二物皆冶,合和,温酒饮一刀[圭],日三,创立不痛。

治金创肠出方:冶龙骨三指撮,和以豉汁饮之,当以此药禁□□□□

治金创内痙创养不痛、腹张方:黄芩

治金创内漏血不出方:药用大黄丹二分,曾青二分,消石二分,䗪虫三分,虻头二分,凡五物皆冶,合和,以方寸匕一酒饮,不过再饮。血立出,不(否),即从大便出。

治金创止痛方:石膏一分,姜二分,甘草一分,桂一分,凡四物皆冶,合和,以方寸寸〈匕〉,酢浆饮之,日再夜一。良甚,勿传也。

治金肠出方:冶龙骨三指撮,以鼓〈豉〉汁饮之,日再三饮,肠自为入。大良,勿传也。

---

① 孙其斌,苏建兵.《居延新简》中的医药简[J].甘肃中医,2002(4):17-19.
② 张雷.秦汉简牍医方集注[M].北京:中华书局,2018:121.
③ 张雷.秦汉简牍医方集注[M].北京:中华书局,2018:345-346.

> 治加及久创及马胚方：取□骆苏一升，付子十枚，蜀椒一升，干当归二两，皆父且（哎咀）之，以骆苏煎之三沸，药取以傅之。良甚。

以上诸方涉及金创导致的瘀血不出、疼痛、创口冷、腹胀等病症，尤其"治金创内漏血不出方"颇似仲景下瘀血汤（大黄、桃仁、䗪虫）。此外，武威医简：

> □□瘀方：干当归二分，弓穷（芎䓖）二分，牡丹二分，漏庐二分，桂二分，蜀椒一分，虻一分。凡□□（【七物】）皆冶，合，以淳酒和，饮一方寸匕，日三饮。倍（背）患者卧药中，当出血久瘀。

此方以当归、川芎、牡丹皮、漏芦、桂、蜀椒、虻虫治疗"久瘀"，亦疑似一首治疗金创瘀血不出的药方。

在寒性疾病的治疗上，秦蜀一带的出土医学文献颇具地方特色。如：

> 去中令病后不复发闭塞方。穿地长与人等，深七尺，横五尺，用白羊矢干之十余石，置其坑中，从（纵）火其上，羊矢尽，索，横木坑上，取其卧，人卧其坑上，热气尽乃止，其病者慎勿得出见。①（武威医简）

此方是用火坑熏蒸的方法，治疗疑似脾胃虚寒导致的胀满。传世文献中，亦有用此方法治疗昏厥者，如《汉书·苏武传》：

> 单于使卫律召武受辞。武谓惠等："屈节辱命，虽生何面目以归汉？"引佩刀自刺。卫律惊，自抱持武。驰召医，凿地为坎，置煴火，覆武其上，蹈其背，以出血。武气绝，半日复息。惠等哭，舆归营。单于壮其节，朝夕遣人候问武，而收系张胜。②

苏武"引佩刀自刺"昏厥不醒，单于国的医生"凿地为坎，置煴火，覆武其上，蹈其背，以出血"其方法与武威医简所载火坑熏蒸法，思路一致。

《三国志·乌丸鲜卑东夷传》记载："乌丸者，东胡也……有病，知以艾灸，或烧石自熨，烧地卧上，或随痛病处，以刀决脉出血，及祝天地山川之神，无针药。"③秦汉时期的中国北方游牧民族，医疗条件较差，如若生病，一般采取这般熏蒸的方法。

---

① 张雷.秦汉简牍医方集注[M].北京：中华书局，2018：197.
② 班固.简体字本二十四史 汉书[M].颜师古注.北京：中华书局，2000：1874.
③ 陈寿.二十四史简体字本 三国志[M].裴松之注.北京：中华书局，2000：618.

后来,此熏蒸法演变为治疗汗不出的一种方法:

> 陈廪丘云:或问,得病连服汤药发汗,汗不出如之何?答曰:医经云,连发汗,汗不出者死。吾思可蒸之,如蒸中风法。蒸湿之气于外迎之,不得不汗出也。后以问张苗,苗云:曾有人作事疲极汗出卧单簟,中冷得病,但苦寒蜷,诸医与丸、散、汤,四日之内,凡八发汗,汗不出,苗令烧地布桃叶蒸之,即得大汗,于被中就粉敷身极燥,乃起便愈。后数以此发汗,汗皆出也。人性自有难使汗出者,非但病使其然,蒸之无不汗出也。①(《小品方》)

> 记范云初为梁武帝属官,武帝将有九锡之命,在旦夕矣。云忽感伤寒之疾恐不得预庆事,召徐文伯诊视,以实恳之曰:可便得愈乎?文伯曰:便差甚易,政恐二年后不复起矣。云曰:朝闻道夕死犹可,况二年乎。文伯以火烧地布桃叶,设席置云于上。顷刻汗解,扑以温粉,翌日果愈,云甚喜。文伯曰:不足喜也。后二年果卒。②(许叔微《本事方》引《南史》)

张苗与徐文伯,是用"烧地布桃叶"之法令患者出汗,是对熏蒸法的改进。《旧唐书》记载隋唐名医许胤宗一案:

> 许胤宗,常州义兴人也。初事陈,为新蔡王外兵参军。时柳太后病风不言,名医治皆不愈,脉益沉而噤。胤宗曰:"口不可下药,宜以汤气熏之。令药入腠理,周理即差。"乃造黄芪防风汤数十斛,置于床下,气如烟雾,其夜便得语。③(《旧唐书·列传第一百四十一》)

许胤宗以黄芪防风汤置于床下熏蒸,治疗柳太后中风失语,亦是对早期火坑熏蒸法的发展。

此外,为数不少的兽医方,亦是秦蜀一系的出土医学文献的特色,如:

> 治马伤水方,姜、桂、细辛、皂荚、付(附)子各三分,远志五分,桔梗五分,鸡子十五枚□。(敦煌汉简)

> 鼻寒跕(踮)足,数卧起,据犀之炊(吹)鼻,以四毒各一桮(杯)。胅鼻温,腹不满□□跕(踮)足,数卧起。自□抻陞犀之,灌淳(醇)酒二参,姜、

---

① 陈延之.小品方[M].高文铸辑校注释.北京:中国中医药出版社,1995:109.
② 许叔微.普济本事方[M].北京:中国中医药出版社,2007:125.
③ 刘昫.二十四史简体字本 旧唐书[M].北京:中华书局,2000:3643.

桂、乌□半升,乌喙、□毒各一刀刲(圭),并和,以灌之。①(肩水金关汉简)

治马伤水方,药用姜、桂、细辛、皂荚、附子、远志等散寒通窍,此治法在传世文献不乏记载,如《元亨疗马集》:

> 橘皮散,治马伤水,腹痛起卧:青橘皮、陈橘皮、厚朴、桂心、细辛、茴香、当归、白芷、槟榔,右件为末,每服二两,葱三枝,飞盐三钱,苦酒一斤,同煎三五沸,候温灌之。

> 麝香散,治马伤水方:麝香、瓜蒂、藜芦、半夏、胡椒、皂角炙一挺,已上共为细末,每用一字,装竹筒中,吹入鼻中,滴出清水,溺之,大效。②

橘皮散、麝香散皆是以辛温药配合通窍药,治疗马伤与寒水导致的腹痛、起卧不安。其治疗原则与敦煌汉简治马伤水方一脉相承。

此外,秦蜀一带的出土医学文献,是目前最早记载麻黄(武威医简"治鲁氏青行解解腹方",麻黄、大黄、厚朴、石膏、苦参、乌喙、附子)、当归(武威医简"□□瘀方",当归、川芎、牡丹、漏庐、桂、蜀椒、虻)使用经验的文献。且当归与麻黄主产于黄河上游的甘肃一代,此与新莽时期《范子计然》对当归、麻黄的产地记载"当归,出陇西。麻黄,出汉中、三辅",颇为相符。

秦蜀一系的出土医学文献,整体上以药方为主,医学理论性质的文献较少,体现了崇尚实用的特点。

第四节 秦汉医药在不同地域间的流传

各地区出土的秦汉医学文献,不尽相同、各有特征。但秦汉时期,各地区之间的经济、文化,并非闭塞不通,而是相互交流。秦汉时期的药方,也在各地域间流传;各地域间的道地药物,亦流布于四方。

秦汉之际,药方在不同地域间流传。《五十二病方》治疗"令金伤毋痛方"(鼢鼠、䖵鱼、长石、辛夷、甘草)并见于里耶秦简医方与北大汉简医方。《五十

---

① 张雷.秦汉简牍医方集注[M].北京:中华书局,2018:411.
② 喻仁.元亨疗马集校注[M].喻杰集,于船等校注.北京:北京农业大学出版社,1990:125-126.

二病方》"诸伤方"（膏、甘草、桂、姜、椒、茱萸）与武威汉简"治金创止痛方"（石膏、姜、甘草、桂）疑似同源方。《和齐汤法》记载治心腹为病的五参药方,也出现在荆楚出土的北大汉代医简与胡家草场简牍医方内。而《和齐汤法》"治逆气方"（蜀椒、姜、桂、乌喙、桔梗）与武威医简"治久咳上气,喉中如百虫鸣状,卅岁以上方"（茈胡、桔梗、蜀椒、桂、乌喙、姜）,并无实质差别。此外,杨勇认为武威医简所记载的"白水侯所奏治男子有七疾方",是由东海王刘疆和中水侯李忠共同上奏给朝廷之病方,由政府调配至甘肃武威①。于齐地完成的《和齐汤法》,直接由医家传播至蜀地②。

在药物流布方面,刘向《列仙传》记载,陇西地区的一位山中道人,使用当归治疗跌伤③。目前资料显示,东汉早期的武威医简首次记录当归治疗瘀血及妇人病；东汉中后期,长沙尚德街治百病通明丸方以当归配合川芎、地黄、人参等补益气血；东汉末年,仲景《伤寒杂病论》则广泛使用当归补血活血,以治疗寒症、妇人病等。当归的流布路线大致是从秦蜀一带,沿着丝绸之路,传至中原。王兴伊④在研究麻黄流布时,指出"麻黄"药用经验,最早源自西域楼兰,因月氏人迁徙,从楼兰传布至乌孙、至大月氏,而后又传布至武威和张家界乃至中原地区。

概言之：出土（或形成）于不同地域的秦汉简帛经方类文献,与其所在的地域及文化特征是相合的。荆楚地区气候炎热而潮湿,植被丰富,而楚人又好"信巫鬼"。出土于荆楚地区的简帛经方类文献,亦多治水、治湿、治温方,并夹杂数量不少的巫祝方。且荆楚地区,出土有目前唯一一部疑似本草性质的出土文献——阜阳《万物》。荆楚地区的地理环境,为地下文物的保存提供了有利条件。目前出土的秦汉医学文献,多集中在荆楚一带。

秦汉时期的燕齐地区,经济发达,文化繁荣,孕育出中国第一个完整的医学体系——扁鹊学派。扁鹊学派的传人,引领着秦汉医学发展。属于燕齐一系的天回《脉书·下经》与《和齐汤法》,较之其他地域的出土秦汉简帛经方类

---

① 杨勇.流动中的病方：战国秦汉时期病方的流传与命名[J].人文论丛,2015,24(2)：112-120.
② 金陵,曾帆,薄咏,等.四川成都天回汉墓医简整理简报[J].文物,2017(12)：48-57.
③ 李剑雄.列仙传全译续仙传全译[M].贵阳：贵州人民出版社,1999：92-93.
④ 王兴伊.两张简牍医方与月氏迁徙及"麻黄"传布考[J].中医药文化,2020,15(2)：75-84.

文献,内容更为丰富,理论性较强,且自成体系,充分展现了秦汉之际的扁鹊学派在经方医学理论及成方制剂领域的非凡成就。

秦蜀地区,气候寒冷干燥,亦有利于地下文物的保存。秦蜀一带的出土医学文献,最早记载"伤寒"及其治疗经验,亦最早记载麻黄、当归的使用经验。西汉中叶,随着张骞出使西域,河西走廊一带逐渐成为军事要塞,战争频繁。战争导致的创伤难以避免,故秦蜀一带的出土医学文献中记载较多治疗创伤的药方以及兽医方。秦蜀一系的出土医学文献,整体上以药方为主,医学理论性质的文献较少,体现了崇尚实用的特点。

秦汉之际,药方与药物亦在各地区间流传,直接促进了各地域间医药的融合与发展。这些药物与药方,最终汇集成《神农本草经》与《伤寒杂病论》,并流传至今。各地域间的医药交流,亦使得祖国医学及中华文明呈现出多元一体、兼容并蓄、绵延不断的发展特征。

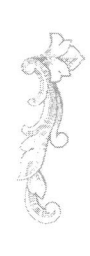

第四章
秦汉经方医学的生命观与疾病观

秦汉医家对生命现象的思考以及对疾病发生、发展、转归的认知与解释，是认识秦汉经方医学的基础。

第一节 生命观

生命观，是人类对于自然界生命物体及人类自身生命的认知，反映社会的文明程度和人类对自身的认识程度。生命的基本物质、机体外部组织结构及内部脏腑，构成了秦汉经方医学的生命观。

一、生命的基本物质

气、血、水是构成人体和维持人体生命活动的基本物质。气是人体的重要组成部分，又是机体生命活动的动力；血是红色的液态物质；水是人体内的正常水液的总称。

1. 气　气在中国哲学史上是一个非常重要的范畴，在中国传统哲学中，气是构成世界万物的本原。秦汉医家继承和发展了哲学中的气论，并将其应用到医学中，形成了以生理之气为核心的气论思想，构建了中医学的气理论。

先秦时期，先贤已从"气"的角度，解释个体生命过程。如战国中后期的清华大学藏战国竹简（伍）《汤在啻门》记述商汤与小臣（即：伊尹）关于生命生成的一段对话：

汤又问于小臣曰："人何得以生？何多以长？孰少而老？故犹是人，而一恶一好？"

小臣答曰："唯彼五味之气，是哉以为人。其末气，是谓玉种。一月始扬,二月乃裹,三月乃形,四月乃固,五月或收(褎),六月生肉,七月乃肌,八月乃正,九月显章,十月乃成,民乃时生。其气晳歇发治,是其为长且好哉。其气奋昌,是其为当壮。气融交以备,是其为力。气促乃老,气徐乃歛,气逆乱以方,是其为疾殃。气屈乃终,百志皆穷。"①

商汤询问伊尹,生命是如何发生、生长乃至衰老的？伊尹回答说:"人需要依赖五味形成的气来维持人的生命,其中的精华之气构成延续生命的种子。"②此与《素问·六节藏象论》所论"气合而有形"相似。伊尹进一步论述说:"气盛安定,人就生长的健康;气充沛奋昌,人就肌肉壮实;气交融且完备,人就孔武有力;气急喘促人就衰老;气缓慢人则犹豫;气逆乱横行人就患病;气竭生命就完结。气的盛衰盈亏直接关系到个体的生长壮老病矣。"

《素问·上古天真论》云：

> 丈夫八岁,肾气实,发长齿更。二八,肾气盛,天癸至,精气溢泻,阴阳和,故能有子。三八,肾气平均,筋骨劲强,故真牙生而长极。四八,筋骨隆盛,肌肉满壮。五八,肾气衰,发堕齿槁。六八,阳气衰竭于上,面焦,发鬓颁白。七八,肝气衰,筋不能动,天癸竭,精少,肾脏衰,形体皆极。八八,则齿发去。③

《素问》从肝肾之气的"实、盛、平均、衰"等角度阐释男子的生命过程,与伊尹所论气的"潜盛、奋昌、促、慢、终"决定生命的生长与衰老,二者在核心思想上无二。

气的盈亏关系到生命的强弱,气盈身健、气亏人衰。马王堆《天下至道谈》记载若不能用八益之法以去七损,则"行年卌而阴气自半也,五十而起居衰,六十而耳目不聪明,七十下枯上脱,阴气不用,溧泣流出"。若知用八益以增气,则"老者复壮,壮者不衰。君子居处安乐,饮食恣欲,皮腠曼密,气血充赢,身体轻利"④。张家山《引书》亦云:"人生于清(情),不智(知)爱其气,故多病而易死……人之

---

① 李学勤.清华大学藏战国竹简 5[M].上海：中西书局,2015：142.
② 曹峰.清华简《汤在啻门》与"气"相关内容研究[J].哲学研究,2016(12)：35-41,128.
③ 黄帝内经素问[M].中医出版中心整理.北京：人民卫生出版社,2012：4.
④ 湖南省博物馆,复旦大学出土文献与古文字研究中心.长沙马王堆汉墓简帛集成(第六册)[M].北京：中华书局,2014：165.

所以善蹶,蚤衰于阴,以其不能节其气也。能善节其气而实其阴,则利其身矣。"①人不爱其气则多病,不能节用其气则早衰。善用、善益其气,方益于身体。张家山汉简(三三六号墓)《却谷食气》则是通过呼吸吐纳之法,使"气尽归之少腹",累积至一定程度,可以达到形轻体利、志乐心平之效。马王堆《十问》中更有"曹熬之接阴治神气之道""耇老接阴食神气之道""师癸治神气之道""天师之食神气之道"等论述"治神气"或"食神气"的方法,通过食气以益气,可以终身无殃。而马王堆《养生方》《杂疗方》及天回医简《和齐汤法》等文献,含有不少以"益气""益气轻劲"为名的医方。不论是房中家的"八益"、神仙家的"食气"及经方家的"益气"方,不外是用不同的方法补气,以益寿延年。

在秦汉医家看来,机体健康与气的通利也有一定的关系。气盈而不通,亦是疾病之因。如马王堆《十问》"禹问于师癸"章有云"血气宜行而不行,此谓款殃";《天下至道谈》亦说"气血充赢,九窍不道,上下不用,产痤疽"。气血充盈,但九窍不通,气不得行而郁滞,郁久则有痈疽之患。张家山《脉书》也记载"君子肥而失其度,是胃筋骨不胜其任。其气乃多,其血乃淫,气血腐烂,百节皆沉,款甘末,反而走心。不此预治,且闻哭音"②。又训曰"夫流水不腐,户枢不蠹,以其动。动者实四肢而虚五臟,五臟虚则玉体利矣。夫乘车食肉者,春秋必溢,不溢则脉烂而肉死"③。机体需要运动让气血流通,从而四肢强健、五脏虚空,如此有益于健康。若运动少、饮食又丰富的人,气血虽盈却不流通,需以砭石或针刺,用泻法以流通气血,否则气血郁滞则腐烂,即有生死之忧。

《史记·扁鹊仓公列传》有仓公分析文王病情的记载,也是贯彻"乘车食肉者需泻气以通气"的医学思想:

> 窃闻文王病喘,头痛,目不明。臣意心论之,以为非病也。<u>以为肥而蓄精</u>,身体不得摇,骨肉不相任,故喘,不当医治。脉法曰'年二十脉气当趋,年三十当疾步,年四十当安坐,年五十当安卧,年六十已上气当大董'。文王年未满二十,方脉气之趋也而徐之,不应天道四时。后闻医灸之即

---

① 张家山二四七号汉墓竹简整理小组.张家山汉墓竹简二四七号墓(释文修订本)[M].北京:文物出版社,2006:185.

② 张家山二四七号汉墓竹简整理小组.张家山汉墓竹简二四七号墓(释文修订本)[M].北京:文物出版社,2006:125.

③ 张家山二四七号汉墓竹简整理小组.张家山汉墓竹简二四七号墓(释文修订本)[M].北京:文物出版社,2006:124-125.

笃,此论病之过也。臣意论之,以为神气争而邪气入,非年少所能复之也,以故死。所谓气者,当调饮食,择晏日,车步广志,以适筋骨肉血脉,以泻气。故年二十,是谓'易眢'。法不当砭灸,砭灸至气逐。①

仓公认为齐文王身体肥胖且不活动,骨骼不能支撑匀躯,故诱发喘、头痛、目不明等疾患。针对齐文王的病症,仓公认为应该调节饮食,选择晴朗天气,驾车或是步行外出,以顺从筋骨、肌肉、血脉的生理特点,疏泻体内的郁积不通之气,方可保持健康。《汉志》"经方小序"云"经方者……致水火之齐,以通闭解结",所谓"通闭解结",亦是通过泻法以保持气血的通利。

此外,秦汉医家认为"气"生理特征以下行为顺,逆上则为害,如张家山《脉书》云"气也者,利下而害上,从暖而去清焉。故圣人寒头而暖足,治病者取有余而益不足也"②。《汤在啻门》"气逆乱以方,是其为疾殃"之论,亦同于此。出土简帛经方文献中的"上气""逆气""咳""蹶""膈中"等病症,多是因气逆而致,需治以降气。

总之,"气"在秦汉经方医学理论构建与疾病诊治中,具有极为重要作用。

2. 血　血,即血液,是构成人体和维持人体生命活动的基本物质之一。张家山《脉书》曰"血者濡也"。濡,濡软、濡润之貌。血有濡润、濡养机体的作用。《素问·五脏生成篇》云"肝受血而能视,足受血而能步,掌受血而能握,指受血而能摄"③,即肝、足、掌、指在血液的濡养下,方可发挥正常的功能。

张家山《脉书》又云"脉者渎也"。《说文》言"渎,沟也",脉为机体的沟渠,血液运行在中。《管子·水地》亦有类似的比喻,其云:"水者,地之血气,如筋脉之通流者也。"天回《逆顺》谓"肉生脉,脉生血",血是脉所化生。"血""脉"关系密切,先秦两汉时期血脉同称的示例并不少见。如《史记·扁鹊仓公列传》记载扁鹊分析齐桓侯病情时说"疾之居腠理也,汤熨之所及也;在血脉,针石之所及也……"④及《汉书·艺文志》"医经小序"云"医经者,原人血脉经落(络)骨髓阴阳表里,以起百病之本,死生之分……"⑤

---

① 中华书局编辑部.二十四史简体字本 史记[M].北京:中华书局,2000:2163.
② 张家山二四七号汉墓竹简整理小组.张家山汉墓竹简二四七号墓(释文修订本)[M].北京:文物出版社,2006:125.
③ 中医出版中心.黄帝内经素问[M].北京:人民卫生出版社,2012:50.
④ 中华书局编辑部.二十四史简体字本 史记[M].北京:中华书局,2000:2148.
⑤ 中华书局编辑部.二十四史简体字本 汉书[M].北京:中华书局,2000:1395.

血如水,以清为要。马王堆《胎产书》认为母体在孕期四月,血成之时,需要"食稻麦,鲜鱼□□"①,目的是为了"清血而明目"。

血如气,以通利为顺,瘀则成病,如上文所引《十问》"血气宜行而不行,此谓款欺"之论。瘀血,是秦汉时期常见病症之一。《和齐汤法》收录有两首治疗内瘀的药方:

> 治内瘀。取生地黄捣之半斗,以淳酒三斗沃,稍温饮之,以糗亦可。
> 治内瘀及折伤痛。屑越砥五,石赭二,并合。温美酒一杯,取药二撮,置其中,挠,饮之,日再。

治内瘀方,是将地黄捣碎,用淳酒浸泡后饮用。此与《本经》"地黄,治折跌、绝筋、伤中,逐血痹"的记载相吻合。治内瘀及折伤痛方,则是用磨刀石与代赭石作散内服。

武威医简收录有一首题为"□□瘀方"的医方:

> □□瘀方。干当归二分,弓穷(芎䓖)二分,牡丹二分,漏庐二分,桂二分,蜀椒一分,䗪一分。凡□□(【七物】)皆冶,合,以淳酒和,饮一方寸匕,日三饮。倍(背)患者卧药中,当出血久瘀。

此方药用当归、川芎、牡丹皮、漏芦、桂、蜀椒、䗪虫等,散剂以酒冲服,方后注云"当出血久瘀"。东汉早期的医者,已发现针对长期性瘀血,需用虫类药治疗。此外,敦煌汉简记载一例疑似瘀血病症的医案:

> 敦煌汉简:股寒,曾载车马惊堕,血在胸中,恩与惠君方。服之廿日,徵(癥)下。卅日,腹中毋积,胸中不复,手足不满,通利。臣安国。

一位名是"安国"的大臣,因从车马上坠下,瘀血积在胸中,而导致行走不利,服用针对瘀血的药方,20日后瘀血出,服药30日后方恢复正常。"血"在秦汉经方医学理论构建与疾病诊治中,有着不可替代的作用。

3. 水 水是古人构建宇宙论的要素之一。在郭店楚墓竹简《太一生水》即有"太一生水。水反辅太一,是以成天……是故太一藏于水,行于时。周而又始,以己为万物母;一缺一盈,以己为万物经"②的论述。在战国至秦汉时期,

---

① 湖南省博物馆,复旦大学出土文献与古文字研究中心.长沙马王堆汉墓简帛集成(第六册)[M].北京:中华书局,2014:93.
② 李零.郭店楚简校读记 增订本[M].北京:中国人民大学出版社,2007:41-42.

认为太一是宇宙之本原,而"太一生水"且"藏于水",则表明水是《太一生水》宇宙生成论的轴心①。

水是机体生命的源泉。《管子·水地》已有论述说:"人,水也。男女精气合,而水流形……(水)凝塞而为人,而九窍五虑出焉。"②人是水生成的,男女精气相合,由"水"流布成人的形体胚胎。水凝聚留滞成为人,人因"水"而生出九窍和五虑。

秦汉时期,水病是频发病症之一。体内水过量或不及,则会导致相应的疾病,前者如"水病",后者如"消渴"病。张家山《脉书》记载水病的病症表现"腹盈、身、面、足、胕尽消,为水"。胡家草场西汉简牍医方则补充有水病的病因是"水,腹盈大,胻肿,卧则面肿,不卧面肿愈,得之饥渴而暴饮"③。"水"亦是秦汉经方医学理论的重要组成之一。

二、机体外部组织结构

马王堆汉墓帛书《胎产书》论述有母体受孕后,胎儿逐月发育的过程,有助于了解秦汉时期中医学对机体组织结构的认识。《胎产书》谓:

禹问幼频曰:我欲殖人产子,何如而有?

幼频答曰:月朔已去汁□,三日中从之,有子。其一日男,其二日女也。故人之产也,入于冥冥,出于冥冥,乃始为人。

一月名曰流刑,食饮必精,酸羹必熟,毋食辛腥,是谓哉贞。

二月始膏,毋食辛臊,居处必静,男子勿劳,百节皆病,是谓始藏。

三月始脂,果蔬肖效,当是之时,未有定仪,见物而化,是故君公大人,毋使侏儒,不观沐猴,不食葱姜,不食兔羹;若欲产男,置弧矢,【射】雄雉,乘牡马,观牡虎;欲产女,佩簪珥,绅珠子,是谓内象成子。

四月而水授之,乃始成血,其食稻麦,鲜鱼□□,以清血而明目。

五月而火授之,乃始成气,晏起□沐,厚衣居堂,朝吸天光,避寒殃,其食稻麦,其羹牛羊,和以茱萸,毋食□,以养气。

六月而金授之,乃始成筋,劳□□□,出游于野,数观走犬马,必食

---

① 步瑞兰,王振国.水本思想对《黄帝内经》理论构建之影响[J].医学与哲学(人文社会医学版),2008(10):65-66.
② 黎翔凤.管子校注(中)[M].北京:中华书局,2004:815.
③ 荆州博物馆.荆州胡家草场西汉简牍选粹[M].北京:文物出版社,2021:166.

□□也,未□□□,是谓变腠□筋,□□□□。

七月而木授之,乃始成骨,居燥处,毋使定止,□□□□□□□□□□,饮食避寒,□□□□□□□□美齿。

八月而土授之,乃始成肤革,□□□□□□□□,是谓密腠理。

九月而石授之,乃始成毫毛,□□□□□□□□□□□□□□□□伺之。

十月气陈□□,以为☒。①

父母之精相互交结,母体受孕时,生命开始发育。不同时期有不同的发育状态,受孕后一个月的胚胎出现形状,称之为"流刑(形)",胚胎二月如膏状,三月如脂状。孕期的四到九月,胎儿分别受"水""火""金""木""土""石"之气,发育出"血""气""筋""骨""肤革""毫毛"等生命结构。此过程是从内到外的逐步发育,即内层的"血气"先发育,经中间层的"筋骨",外层的"肤革毫毛"最后发育。其中五行之"水"化生出胎儿之"血",蕴含"水血同源"之理。五行之"火"化生出胎儿之"气",则暗示"少火生气"之义。秦汉时期,五行是主流思潮,这种含有五行色彩的组织结构发育观有其时代特点。

无独有偶,张家山《脉书》记载"气血筋骨肉"等结构的生理功能:

夫骨者柱也,筋者束也,血者濡也,脉者渎也,肉者附也,气者朐(呴)也。②

骨如柱,起支撑作用;筋如束,起固定作用;血有濡养机体的作用;脉是机体运行营养物质的通道;肉,附在外,起保护作用;气则有温煦之功。早期文献中"肉"代指人体的皮肤、肌肉和脂肪层。"肤革"与"肉",名异实同。张家山《脉书》虽然没有论述"气血筋骨肉"的发育顺序,但与《胎产书》所论"血气筋骨肤革(肉)毫毛"相较,仅在对"脉"或"毫毛"的认识上,有所差异。

类似的论述在传世文献中亦有体现。如《灵枢·经脉》记载:"人始生,先成精,精成而脑髓生,骨为干,脉为营,筋为刚,肉为墙,皮肤坚而毛发长,谷入

---

① 湖南省博物馆,复旦大学出土文献与古文字研究中心.长沙马王堆汉墓简帛集成(第六册)[M].北京:中华书局,2014:93-94.

② 张家山二四七号汉墓竹简整理小组.张家山汉墓竹简二四七号墓释文修订本[M].北京:文物出版社,2006:125.

于胃,脉道以通,血气乃行。"①《灵枢·经脉》的整理者认为,人体的发育过程是"(精)髓—骨—脉—筋—肉(肤)—毛"。

对比马王堆汉墓帛书《胎产书》、张家山《脉书》、《灵枢·经脉》对"气血筋骨肉"的论述,制表如下(表4-1)。

表4-1 马王堆汉墓帛书《胎产书》、张家山《脉书》、《灵枢·经脉》对比

序号	《胎产书》	张家山《脉书》	《灵枢·经脉》
1	四月而水授之,乃始成血	血者濡也,脉者渎也	脉为营
2	五月而火授之,乃始成气	气者响也	
3	六月而金授之,乃始成筋	筋者束也	筋为刚
4	七月而木授之,乃始成骨	骨者柱也	骨为干
5	八月而土授之,乃始成肤革;九月而石授之,乃始成毫毛	肉者附也	肉为墙,皮肤坚而毛发长

三者论述略有差异,但对"血(脉)气筋骨肉腠理"的组织结构认知不二。

在出土秦汉简帛医药文献中,记载通过五色脉诊之法,以判断疾病所属"皮、脉、筋、肉、骨"的病位。如天回《逆顺》:

> 青乘青,曰气在筋,若亡其外,曰伤肝。黑乘黑,曰在骨,亡外曰伤肾。白乘白,曰在皮,亡外曰伤肺。黄乘黄,曰在肉,亡外曰伤脾。赤乘赤,曰在脉,□。□乘白,谓之少气,病在皮。黄□②

五色,一是指脏腑的病色,如《逆顺》言"心气者赤,肺气者白,肝气者青,胃气者黄,肾气者黑"。五色,又指脉象,如《脉书·上经》言"所谓五色者,脉之青白相乘者,脉乱甚即脉□□□□□"③,脉有青、白之名。但青脉或白脉的具体特点,《脉书·上经》简文残损较甚,没有详述。《脉经》中记载相对完整的五色脉:

> 青脉之至也,长而左右弹,诊曰有积气在心下支肤,名曰肝痹……

---

① 黄帝内经灵枢(明无名氏本)[M].顾漫点校.北京:北京科学技术出版社,2016:35.
② 天回医简整理组.天回医简(下)[M].北京:文物出版社,2022:58.
③ 天回医简整理组.天回医简(下)[M].北京:文物出版社,2022:10.

>赤脉之至也,喘而坚,诊曰有积气在中,时害于食,名曰心痹……
>
>黄脉之至也,大而虚,有积气在腹中,有厥气,名曰厥疝……
>
>白脉之至也,喘而浮大,上虚下实,惊,有积气在胸中,喘而虚,名曰肺痹……
>
>黑脉之至也,上坚而大,有积气在少腹与阴,名曰肾痹。①

据《脉经》所载,长而左右弹为青脉、喘而坚为赤脉、大而虚为黄脉、喘而浮大为白脉、上坚而大为黑脉。《脉经》所载之青、赤、黄、白、黑脉也恰好对应肝、心、脾、肺、肾之五脏,此可或补《脉书·上经》五色脉之缺。

"乘"是相叠加之意。简文所言"青乘青"者,即青色叠加青脉,主病气在筋。同理,黄色见黄脉,主病气在肉;白色见白脉,主病气在皮;黄色见黄脉,主病气在肉;赤色见赤脉,主病气在脉。这是通过色脉合参,以确定病气所在筋、骨、皮、肉、脉的具体病位。

秦汉医家可以通过诊察"血、气、筋、骨、肉"的状态,以"决死生"。如马王堆《阴阳脉死候》、张家山《脉书》、天回《脉书》皆有记载:

>凡视死征,唇反人盈,则肉先死。龈齐齿长,则骨先死。面墨目圜视雕,则血先死。汗出如丝,槫(傅)而不流,则气先死。舌捆橐拳(卷),则筋先死。凡征五,一征见(现),先〈无〉活人。②

口唇外翻,人中部位肿胀,是肉先死的征象;牙龈部组织萎缩,牙齿老化,是骨先死的征象;面部颜色灰黑,目光发直呆滞,是气先死的征象;出汗黏滞如蚕丝,是血先死的征象;舌头萎缩,男子的阴囊挛缩,是筋先死的征象。

此组织结构还有其对应的用药理念,《周礼·天官冢宰》论曰:"凡药以酸养骨,以辛养筋,以咸养脉,以苦养气,以甘养肉,以滑养窍。凡有疡者,受其药焉。"

秦汉时期的疾病分类模式与此组织结构颇有关系,此将在下文详细阐述。

三、机体内部五脏六腑

脏腑是中医对人体内部器官的划分。脏腑在秦汉经方医学理论中也处于

---

① 王叔和.脉经[M].陈婷宇点校.北京:北京科学技术出版社,2016:81-96.
② 张家山二四七号汉墓竹简整理小组.张家山汉墓竹简二四七号墓(释文修订本)[M].北京:文物出版社,2006:124.

十分重要的地位。

在清华简《五纪》论述有十位星象神分别司掌耳、目、鼻、口、心、肺、肝、肾、胠、尻、息十个器官，"大角为耳,建星为目,南门之间为鼻,箕为口,北斗为心,的壁为肺肝,狼为肾,伐为胠,轸为尻,奎为息"①。其中心、肺、肝、肾,即属于脏腑。

马王堆《十问》已记载"五脏"与"六腑"之名：

（黄帝问于天师）天师答曰……食阴之道,虚而五臧（藏）,广而三咎,若弗能出……饮毋过五,口必甘味（味）,至之五臧（藏）,刑（形）乃极退。②

（王期见,秦昭王问道）王期答曰……饮夫天将（浆）,致之五臧（藏）,欲其深臧（藏）……神和内得,云（魂）柏（魄）皇□,五臧（藏）轱（固）白,玉色重光,寿参日月,为天地英。③

（黄帝问于容成）容成答曰：善治气者,使宿气夜散,新气朝冣,以彻九徼（窍）,而实六府……夜半之息也,觉悟（寤）毋变侵（寝）刑（形）,探（深）余（徐）去执（势）,六府皆发,以长为极。将欲寿神,必以奏（腠）理息。④

张家山《脉书》、天回医简亦有"五脏"的论述：

动（动）者实四支（肢）而虚五臧（脏）,五臧（脏）虚则玉体利矣。⑤（张家山《脉书》）

敝昔曰：人有九徼（窍）五臧（藏）十二节,皆毳（朝）于气□⑥（天回

---

① 清华大学出土文献研究与保护中心.清华大学藏战国竹简（拾壹）[M].中西书局,2021：116.

② 湖南省博物馆,复旦大学出土文献与古文字研究中心.长沙马王堆汉墓简帛集成（第六册）[M].北京：中华书局,2014：139.

③ 湖南省博物馆,复旦大学出土文献与古文字研究中心.长沙马王堆汉墓简帛集成（第六册）[M].北京：中华书局,2014：150.

④ 湖南省博物馆,复旦大学出土文献与古文字研究中心.长沙马王堆汉墓简帛集成（第六册）[M].北京：中华书局,2014：143.

⑤ 张家山二四七号汉墓竹简整理小组.张家山汉墓竹简二四七号墓（释文修订本）[M].北京：文物出版社,2006：124.

⑥ 柳长华,顾漫,周琦,等.四川成都天回汉墓医简的命名与学术源流考[J].文物,2017（12）：58-69,1.

《脉书·上经》）

> 凡人五藏、九窍、六输、二虚、二谷、四府、四逆,逆欲利,府欲实,输欲通移,虚欲虚,此人容形之数。五藏气得,九窍通利。（天回《癹理》）

> 凡五色,以观五臧（藏）之气,有余不足,用此節（节）之。（天回《逆顺》）

> 心气者赤,肺气者白,肝气者青,胃气者黄,肾气者黑,故以五藏之气产□□（天回《逆顺》）

秦汉医家对五脏六腑的认识,还未统一。如天回《逆顺》记述的五脏为心、肺、肝、胃、肾,此与之后的五脏,稍有不同。脏腑的生理不尽相同,五脏以虚为要（五脏虚则玉体利）,而六腑以实为常。

在出土秦汉医学文献中,对各脏腑具体的生理功能记载较少。目前只见有对"胃"的论述：

> 张（胀）之所道生,常起此五臧（藏）九竅（窍）之所道相使,胃蜀（独）为本。胃□□主九窍之原也。胃气盈则张（胀）,綖溲不利,故胃者,平则安,不足则身□□。

> 水必生于胃,风者汗出,汗出故令脉虚。（以上出自天回《逆顺》）

胃主九窍之原,胃是九窍发挥正常生理功能的根本,胃平则体安,胃病则九窍病。《素问·通评虚实论》"头痛耳鸣,九窍不利,肠胃之所生也"及《素问·玉机真脏论》"（脾）太过则令人四肢不举；其不及则令人九窍不通",皆似承此认识。而且胃与胀病、水病,有着直接关系。

天回《逆顺》对各五脏虚实的病候,有所阐述。其云：

> 虚则悲,心气实则乐。肺气虚则息利,肺气盈则气尚（喘）。肝气□气虚则蹶,肾气盈则张（胀）。脾气虚则四支（肢）不□穜（肿）,其身股胫穜（肿）,梃溲不利。①

心气的虚实关乎情志的悲喜；肺气的虚实关乎呼吸的通利；肾气虚则病蹶,肾气实则病胀满；脾气虚则四肢不用,脾气虚则二便不利。此段论述可与《灵枢·本神》对读：

---

① 天回医简整理组.天回医简（下）[M].北京：文物出版社,2022：59.

肝藏血,血舍魂,肝气虚则恐,实则怒。脾藏营,营舍意,脾气虚则四肢不用,五脏不安,实则腹胀经溲不利。心藏脉,脉舍神,心气虚则悲,实则笑不休。肺藏气,气舍魄,肺气虚,则鼻塞不利少气,实则喘喝胸盈仰息。肾藏精,精舍志,肾气虚则厥,实则胀。五脏不安。①

　　天回《逆顺》较《灵枢·本神》缺少的地方,恰是五脏所藏血、营、脉、气、精,及血舍魂、营舍意、脉舍神、气舍魄、精舍志等五脏相关的生理功能。《素问·玉机真脏论》说"(脏腑)善者不可得见,恶者可见",脏腑正常的生理功能不可得见,异常的变化却是易知。或许在天回医简时代,医家虽然对五脏生理功能的认识还不充分(善者不可得见),但已高度总结出五脏虚实的病候特征(恶者可见)。此外,也可以看出,《逆顺》是《本神》的源头文献,《灵枢》的整理者,极有可能是论广《逆顺》"五脏虚实",而成《本神》。诚如柳长华先生指出:"前代的书,后世师徒相承,传之既久,则撰集之作遂出,并多以问答的形式传于世,如《素问》《灵枢》《难经》《脉经》等。此乃古时师徒相授,学者传训诂而已。"②

　　脏腑是经方类病症的分类模式之一,此将在下文阐述。

第二节　疾　病　观

　　东汉刘熙《释名》云:"疾病者,客气中人急疾也。病,并也,并与正气在肤体中也。"客气,即邪气。邪气侵犯人体峻速,谓之"疾"。邪气与正气并存在体内,谓之"病"。疾病观,则是医者对疾病发生、发展变化及转归的认识与解释。疾病的病因、病位、病性、传变等,构成了秦汉经方医学的疾病观。

一、病因

　　病因是导致人体发生疾病的原因。秦汉经方医学的病因主要包括属于外因的"风、寒、暑、湿、热",以及属于内因的"忧、虑、劳、饮食(饥或酒)、宫(房事)",以及利器外伤(金创)、虫咬、寄生虫等。

　　1. 外因

　　(1)风:风是一种自然现象。殷商时期,对不同方位的风,命以不同的名

---

① 黄帝内经灵枢(明无名氏本)[M].顾漫点校.北京:北京科学技术出版社,2016:29.
② 柳长华.《黄帝八十一难经》的编纂[J].中国典籍与文化,2001(3):38-42.

字。如甲骨文中有四方风之名,刘晓晗综合诸家之说,将四方风释文如下:

  东方曰析,风曰劦。南方曰因,风曰飘。西方曰夷,风曰彝。[北方曰]丸,风曰杀。①

此四方风,是秦汉时期八风理论的滥觞。

风是中医学最早认知的病因之一,亦是秦汉经方医学中最为常见的病因之一。甲骨文中,即有对"风"致病的记载:

  戊申卜,贞:雀祸凡有疾。

  戊申卜,贞:雀弗其祸凡有疾。(《合集》13869)

  贞:争弗其祸凡有疾。

  贞:妇好祸凡有疾。

  贞:妇好弗其祸凡有疾。(《合集》709)

"祸凡有疾",是卜辞中常见习语。凡、芃、风,音近义同。杨树达认为:"余疑凡当读为风,《素问》云'风者,百病之始也'。辞贞某某因风致疾,事理甚通。"②祸凡有疾,即因伤风而患病。甲骨文中的风,具有神性色彩,由神灵掌控。刘思亮研究发现:商代用犬止风,杀犬疗疾、宁四方已经是当时习用已久的风俗和礼仪;因为狗的忠诚、警戒、矫捷、司夜等特点与风气、疫疠、鬼怪等联系,古人认为磔狗可以止风、防疠、抗疫③。此虽是巫术,但蕴涵着对"风"的认知与治疗。

春秋时期名医医和提出的"六气说",有"风淫末疾"之论。"风"过盛,易导致四肢的疾患。

秦汉时期,风更是引起各种疾病的重要因素,如《五十二病方》有"痉者,伤,风入伤,身伸而不能屈""诸伤,风入伤,伤痈痛"之论;张家山《引书》亦云"人之所以得病者,必于暑湿风寒雨露"。天回《脉书·下经》则曰"凡风者,百病之长也"。风为百病的初始病因。而且,风亦影响疾病的发展与转归,故天回《脉书·下经》说"唯(虽)□变化为它病,犹有风气之作也"。虽然(风病)已变化为其他疾病,但风气仍在其中发挥作用。

---

① 刘晓晗.甲骨四方风研究的新进展与反思[J].中国史研究动态,2021(4):24-39.
② 杨树达.积微居甲文说[M].上海:上海古籍出版社,1986:87.
③ 刘思亮.磔狗与逐疫——先秦时代的防疫记忆[J].自然科学史研究,2020,39(4):425-438.

风邪侵袭人体之初,症状可以大体辨识,张家山《脉书》记载风病的症状表现是"身痛,面盈"。但风病变化为其他病症,则难以辨别,故天回《脉书·下经》总结道"凡风之始产也,皆有大分,至其变化则无常方矣""凡病久则变,化则通,通则难辨也"。

风邪侵袭人体导致的风病,亦会传变为其他病症,如天回《脉书·下经》论曰"凡久风产痹,痹之卒发者,不必产于风";《素问·脉要精微论》则有"风成为寒热……久风为飧泄,脉风成为疠"等;病之变化是中医学非常重要的一个理论。

病从"风"起、疾从"风"治,是秦汉医家主流的医学思想。秦汉医者,在不同的层面治"风",用不同的方法治不同的"风"。

（2）寒、热、燥、湿:寒热湿燥,是自然界的气候现象。郭店楚墓竹简《太一生水》云:

> 太一生水。水反辅太一,是以成天。天反辅太一,是以成地。天地复相辅也,是以成神明。神明复相辅也,是以成阴阳。阴阳复相辅也,是以成四时。四时复相辅也,是以成寒热。寒热复相辅也,是以成湿燥。湿燥复相辅也,成岁而止。故岁者,湿燥之所生也。湿燥者,寒热之所生也。寒热者,四时之所生也。四时者,阴阳之所生也。阴阳者,神明之所生也。神明者,天地之所生也。天地者,太一之所生也。①

四时相互作用,产生出寒凉和温热的变化;凉热相互作用,产生出湿润和干燥的物象征候;湿燥相互作用,形成了"岁"。寒热湿燥是四时(四季)的正常气候特征。

类似的论述见于《吕氏春秋·季春》"尽数":

> 天生阴阳、寒暑、燥湿、四时之化,万物之变,莫不为利,莫不为害……大寒、大热、大燥、大湿、大风、大霖、大雾,七者动精则生害矣。故凡养生,莫若知本,知本则疾无由至矣。②

寒暑(热)燥湿,是四时的气候变化。寒暑(热)燥湿的变化若在正常范围内,则给人带来益处;若超过一定的范围,则成为对人产生危害的邪气。

---

① 李零.郭店楚简校读记增订本[M].北京:中国人民大学出版社,2007:41-42.
② 许维遹.吕氏春秋集释上[M].北京:中华书局,2009:65-66.

春秋时期医和提出的"六气说",有"阴淫寒疾,阳淫热疾,雨淫腹疾"等观点,即天气过冷易导致寒病,天气过热易导致热病,湿气过度易导致肠胃疾患。基本涵盖寒、热、燥、湿等秦汉时期常见的疾病外因。张家山《引书》也说:"人之所以得病者,必于暑湿风寒雨露,奏理启阖,食饮不和,起居不能与寒暑相应,故得病焉。"①疾病是因为机体不能与四时的燥湿寒暑相适应,腠理失司而致。《引书》同时指出,在不同的气候采用不同的导引吐纳之法,可以使机体与燥湿寒暑,保持相应,所谓"燥则娄(数)虖(呼)娄(数)卧,湿则娄(数)炊(吹)毋卧实阴,暑则精娄(数)昫(呴),寒则劳身,此与燥湿寒暑相应之道也"②。

秦汉时期的经方类文献中,对寒、湿邪气导致的病症,有细致的论述。寒邪导致的病症,秦汉早期,医家认为主要有寒中、痿、伤寒足清痒、痹寒、冻疮等。其证候特点如下:

在肠,左右不化,为塞〈寒〉中。③(张家山《脉书》)

寒中,群病之徒尽恶之,腹善张(胀),数后,善气,其出历适而波沫不化,胠下坚业业也,不耆(嗜)食。

久昼卧产痿,寒气在筋,状如静痹,痿择(释)而不用,耳目不变。(以上出自天回《脉书·下经》)

治伤寒而足清养(痒)者,取桐根、蛇床茎(荆)各一斗,盐一升,煮以水六斗,一渍(沸),济取亓(其)汁,以渍足,已,炙巾尉(熨)之。

治痹寒。醇酒二斗,则(煎)二百果(颗),父(咬)且(咀),捣,渍淳酒中,卒(晬)亓(其)时,孰(熟)捉令宰(滓)干,取美枣一斗渍药中,暴(曝)干,复渍以尽竭,干,取如赤豆吞,稍益,以知身为齐(剂)。可以治咳。(以上出自《和齐汤法》)

寒中,是因脾胃受寒,导致的饮食不化、脘腹胀满。痿病是因寒气在筋,从而筋脉挛急。伤寒而足清痒,是受低温侵袭导致的类似足部冻伤的疾病。痹

---

① 张家山二四七号汉墓竹简整理小组.张家山汉墓竹简二四七号墓(释文修订本)[M].北京:文物出版社,2006:185.

② 张家山二四七号汉墓竹简整理小组.张家山汉墓竹简二四七号墓(释文修订本)[M].北京:文物出版社,2006:186.

③ 张家山二四七号汉墓竹简整理小组.张家山汉墓竹简二四七号墓(释文修订本)[M].北京:文物出版社,2006:115.

寒,即寒痹,即受寒导致的关节疼痛。

肩水金关汉简记载一首治疗"寒气"残方:

  治寒气丸:蜀椒四分,干姜二分☐。①

此方似是通治寒病的一张药方,主要使用蜀椒、干姜等热药,祛风散寒。

西汉中后期之后,医家认为寒邪导致的病症主要是伤寒病。如上文所引居延汉简、武威汉简:

  第卅一燧卒王章,以四月一日病苦伤寒。

  治伤寒满三日转为……

  病泄注不愈,乙酉加伤寒头痛潘懑(烦闷),四节(肢)不举,有书。

  伤寒四物,乌喙十分,术十分,细辛六分,桂四分,以温汤饮一刀刲(圭),日三,夜再,行解,不出汗☐☐。(居延汉简)

  治伤寒遂(逐)风方。付子三分,蜀椒三分,泽泻五分,乌喙三分,细辛五分,术五分,凡五〈六〉物皆冶,合,方寸匕,酒饮,日三饮。(武威医简)

居延汉简中的"伤寒",其表现为"头痛、烦懑、不能饮食、四节不举"。这些症状及背后的病理特点与冻伤有明显不同,而与感受风寒之邪导致的外感病较为类似,其已有明显外感疾病的性质。

西汉中后期,随着丝绸之路的开通,在促进了中西方经济文化交流的同时,亦导致地区间的疾病传播。形成于甘肃、新疆一带的伤寒,也沿着丝绸之路,传播至中原地区。

在传播过程中,伤寒概念的外延也发生了变化。在东汉早期,伤寒由早期病因为"寒"的病症,逐渐演变为以发热为主要证候表现的外感疾病的总称,如《素问·热论》言"今夫热病者,皆伤寒之类也"。在此基础上,《难经》将"伤寒"进一步演变出"广义外感病"的含义,其谓"伤寒有五,有中风,有伤寒,有湿温,有热病,有温病,其所苦各不同"。中风、伤寒(狭义)、湿温、热病、温病等外感性质的疾病,皆属伤寒(广义)。

东汉末年,疫病流行,医家又赋予伤寒"疫病"的内涵。张仲景《伤寒论·序》记述说:"余宗族素多,向余二百。建安纪年以来,犹未十稔,其死亡者三分有二,伤寒十居其七。"仲景笔下的"伤寒",具有病状相似、传染迅速、传染性

---

① 张雷.秦汉简牍医方集注[M].北京:中华书局,2018:415.

强、病情严重、病死率高等疫病的基本特点。基于时代的需要,促使当时的医家展开对伤寒(疫病)进行研究。不同地区的医家,对伤寒(疫病)诊疗的有着不同经验与理念。在东汉末年,形成伤寒诊疗的两个学派——华佗学派和仲景学派①。

专业医者大体可区分具有疫病性质的伤寒与一般意义上的伤寒,但一般士人难以辨析其异同,常将伤寒(狭义)、时行、瘟疫等统称为"伤寒"。如距离仲景时代不远的葛洪,在《肘后备急方》中说:

> 伤寒,时行,温疫,三名同一种耳,而源本小异。其冬月伤于寒,或疾行力作,汗出得风冷,至夏发,名为伤寒。其冬月不甚寒,多暖气及西风,使人骨节缓堕受病,至春发,名为时行。其年岁中有疠气,兼挟鬼毒相注,名为温病。如此诊候,并相似,又贵胜雅言,总名伤寒,世俗因号为时行。②

陈延之《小品方》(454—473年)也转述了这个事实:

> 论曰:古今相传,称伤寒为难治之病,天行温疫是毒病之气,而论治者,不别伤寒与天行、温疫为异气耳。云伤寒是雅士之辞,云天行、温疫是田舍间号耳,不说病之异同也。考之众经,其实殊矣。所宜不同,方说宜辨,是以略述其要焉。③

陈延之虽然对医家"不别伤寒与天行、温疫为异"提出了批评,但从侧面证实"云伤寒是雅士之辞,云天行、温疫是田舍间号耳"的观点,是当时的共识;也说明一般士人难以辨析伤寒与天行、温疫的差异。魏晋时期,伤寒与时行、温疫,含义的交错与重叠,实质是"伤寒"概念外延的不断变化。

虽然伤寒的内涵几经变化,但伤寒及《伤寒论》一直是经方医学研究的重点与热点。以研究或阐发伤寒及《伤寒论》为主要宗旨的历代医家,形成了伤寒学派,成为中医学术的主要组成部分。

秦汉时期的经方类文献中,湿邪导致的病症,主要有蹶、痿:

> 地湿埊薄产蹶。(天回《脉书·下经》)

---

① 李伯聪.论东汉末年伤寒诊疗的两个学派[J].安徽中医药大学学报,2017,36(1):1-6.
② 葛洪.肘后备急方(珍本中医古籍精校丛书)[M].北京:北京科学技术出版社,2016:3.
③ 王焘.外台秘要方[M].王淑民校注.北京:中国医药科技出版社,2011:3.

> 病坐湿坨(地),阳筋佗(弛),足不收者,以美沐四斗、盐一参、甘草一杚、石涅半饼并煮,令沐,余可二参,以洍(洗)之,道(导)揩(踝)到足,炙桑炭靡(摩)之。其一煮大兰三斗,泊六斗乌喙二果(颗)三沸三用,复更为□。①(胡家草场西汉简牍医方)

长期处在地理潮湿的环境下,外湿侵袭下肢筋脉,容易引发蹶病与痿病。

湿与寒,常相互影响,共同发病。如天回《逆顺》云:"骨痹者,痛而穜(肿)而寒热,塞〈寒〉则痛甚,热则烦心。不寒而徒热,必为□者,此得之湿与寒。"②骨痹的主要病因在于寒湿相搏。在《史记·扁鹊仓公列传》记载临菑氾里女子薄吾患病,他医认为是寒热病难治。而淳于意诊断后,认为薄吾是"蛲瘕"病,病因是"得之于寒湿,寒湿气宛笃不发,化为虫"③。中医学的"湿生虫"之说,或源于此。

秦汉时期的经方类文献中,热邪导致的病症主要是肉痹。如天回《逆顺》言:"肉痹者,热而痛,热俞(愈)痛俞(愈),热甚痛甚。其当痛者,色赤若黄,故癹其□□石其络脉之加病者,此得之暑与热。"④天气暑热,耗伤阴液,阴不荣筋,则发肉痹。其证候特点是疼痛随热邪的轻重程度的变化而变化,所谓"热愈痛愈,热甚痛甚"。

在出土秦汉医学文献中,暂未见燥邪致病的记载。

2. 内因　个体的情志或行为不循常度,超过机体自身调节范围,也会导致疾病的发生。因其病因自内而外,非外邪所侵,故称内因。在秦汉经方类文献中,常见的内因致病因素有三类:一是忧、虑、喜、怒等情志刺激;二是饥、渴、酒等饮食失宜;三是劳、宫(又称"内",即房劳)等劳逸失当。

(1) 忧、虑、喜、怒:张家山《引书》云:"贵人之所以得病者,以其喜怒之不和也。喜则阳气多,怒则阴气多,是以道者喜则急呴(响)、怒则剧炊(吹)以和之,吸天地之正气,实其阴,故能毋病。"⑤富贵之人得病的主要原因是喜怒不和,情志不调。天回《脉书·下经》有"脉句(钩)至者曰病出心,心曰善悲,得

---

① 荆州博物馆.荆州胡家草场西汉简牍选粹[M].北京:文物出版社,2021:160.
② 天回医简整理组.天回医简(下)[M].北京:文物出版社,2022:61.
③ 中华书局编辑部.二十四史简体字本 史记[M].北京:中华书局,2000:2159.
④ 天回医简整理组.天回医简(下)[M].北京:文物出版社,2022:61.
⑤ 张家山二四七号汉墓竹简整理小组.张家山汉墓竹简二四七号墓(释文修订本)[M].北京:文物出版社,2006:185.

之忧"之论,心病主要是因忧虑而致。

天回《脉书·下经》论述有瘅病的病因,也涉及忧、恐、虑等情志因素:

> 心瘅,胭(咽)热嗌干,得之思膚〈虑〉、忧。
> 心瘅,憪憪烦心而热中,得之思膚〈虑〉。
> 心瘅,干唇嗌,得之忧。
> 肾瘅,干嗌而渴,得之忧。
> 胭(咽)瘅,干嗌,得之忧。
> 小肠瘅,弱(溺)赤,出餧,少腹热,得之挑(怵)惕恐。①

心瘅、肾瘅、咽瘅、小肠瘅,多与情志不和相关。

《史记·扁鹊仓公列传》记载的医案中,齐王中子诸婴儿小子的气鬲病是"得之忧"、济北王侍者韩女内寒病是因"欲男子而不可得",亦是情志不和为病。

(2) 饥、渴、酒、饮:张家山《引书》指出:"贱人之所以得病者,劳卷(倦)饥渴,白汗决绝,自入水中,及卧寒突之地,不智(知)收衣,故得病焉;有(又)弗智(知)昫(呴)虖(呼)而除去之,是以多病而易死。"②贫贱之人得病的主要病因是饥、渴等饮食失宜。

天回《脉书·下经》论述有瘅病的病因,也涉及饥、渴、酒等饮食因素:

> 膏瘅,善渴,身热,弱(溺)白而淳(沌),得之酒。
> 膏瘅,酓(饮)少而弱(溺)多,得之酒若渴。
> 肠瘅,食多,善饥而少气,得之饥。
> 胃瘅,食多而善饥,得之饥。③

膏瘅、肠瘅、胃瘅等,与饮酒或饥饿、长期口渴等饮食相关。

渴则容易暴饮,暴饮则会导致相应的疾病。如天回《脉书·下经》有"渴而壹饮,产水、胕胀"之论,口渴暴饮会引发水肿、胕胀。胡家草场简牍医方也记载说"病水,腹盈大,脬穜(肿),卧则面穜(肿),不卧面穜(肿)俞〈愈〉,得之饥渴而暴歙(饮)",水病的主要病因是饥渴时加暴饮而致。天回《脉书·下经》还有"饥而壹饱产承、气胀"的论述,饥饿而暴食会导致承瘕或气胀病。

---

① 天回医简整理组.天回医简(下)[M].北京:文物出版社,2022:39-40.
② 张家山二四七号汉墓竹简整理小组.张家山汉墓竹简二四七号墓(释文修订本)[M].北京:文物出版社,2006:185.
③ 天回医简整理组.天回医简(下)[M].北京:文物出版社,2022:39-40.

此外,《史记·扁鹊仓公列传》记载的医案中,阳虚侯相赵章的迵风"得之酒"、故济北王阿母的热蹶"得之饮酒大醉"、安阳武都里成开方的沓风病"得之数以饮酒以见大风气"。迵风、热蹶、沓风等疾病,常因饮酒而发作。

（3）劳、宫（内）：长时间的过度劳累,如体力劳动或房劳过度,亦会成为致病因素。如天回《脉书·下经》论述腹瘕、伤中、骨瘅、隋瘅的病因时,说：

> 腹瘕,痛而挛要（腰）,得之劳,削（稍）行劳也。
> 伤中,少腹要（腰）脊皆痛,不可举重,不可甚饥甚饱,弱（溺）赤,得之内。
> 骨单（瘅）,齿干而垽（垢）,少气,得之劳。
> 骨单（瘅）,目不明（明）,善瞀箆出,身涅也,得之劳。
> 隋单（瘅）,目焦,兑皃（眼）,得之宫。
> 隋单（瘅）,目黄而兑,得之宫。①

"得之劳",即体力劳动过度；"得之内""得之宫"即房劳过度。骨瘅、隋瘅,多与房劳过度有关。

天回《脉书·下经》还记载：

> 伤中,肩北（背）痛,如重任,得之伏为事,僢（俛）自视也。
> 伤中,颈项痛,得之立为事,环（还）自观也。
> 伤中,要（腰）脾（髀）脊痛,得之四据为事。②

伤中,除"得之内"外,一部分是"得之伏为事、得之立为事、得之四据为事",即长期俯身、站立或四肢按地等,此亦是过劳之义。

《史记·扁鹊仓公列传》记载的医案中,齐郎中令循的涌疝"得之内"、齐王故为阳虚候的痹病"得之内"、安陵阪里公乘项处的牡疝"得之内"、齐章武里曹山跗的肺消瘅"得之盛怒而以接内"、齐北宫司空命妇出于的气疝"得之欲溺不得,因以接内"这些病症皆与房劳有关。

饮酒与房劳,常相合为病。如《史记·扁鹊仓公列传》记载齐侍御史成的疽病"得之饮酒且内"、齐中尉潘满如的遗积瘕"得之酒且内"。安藤惟寅在《扁仓传割解》评曰："右仓公医验二十五条,其中自酒色得病者十一条,属肾者三条,以是观之,百病之来皆酒色为祟,虽六淫七气之疾,必俟酒色伤中而后

---

① 天回医简整理组.天回医简（下）[M].北京：文物出版社,2022：39－40.
② 天回医简整理组.天回医简（下）[M].北京：文物出版社,2022：34.

发动,其酒色得者多至不救,故卫生之家以酒色为严戒矣哉。"汤谐在《史记半解·扁鹊仓公列传》亦有相似的议论,其言:"人之疾病亦多症矣。《仓公传》医案二十四条,而其成于酒色者凡十焉,死于酒色不治者十之五焉。庄生有言,畏途者十人而杀一人,则父子兄弟相戒也。人之所取畏者,衽席之上,饮食之间,而不知为之戒者,过也。史公叙传至此,其亦欲人知所戒也夫!"①

3. 外伤　外伤指因受外力如利器、跌仆等击撞,以及虫兽咬伤、烫伤等。秦汉经方医学的病因,除了外因、内因,还常见外伤病因。

（1）金伤:战争导致的外伤病症,可引起皮肤肌肉瘀血肿痛、出血等。天回《脉书·下经》有"金伤"专论:

金伤,伤百节,斩丝骨,死。
金伤,伤青,上跬四寸,跛。
金伤,伤头角婴脉,旋。
金伤,伤股,从辨胭（腘）,死。
金伤,斩缨脉,血出不止,死。
金伤,伤孂婴,青,阴不用。
金伤,伤臂臑,从辨胭（腘）,死。
金伤,析头伤脑,血出不止,死。
金伤,伤百节带会,讯（迅）而死。
金伤,伤三毛,从阴及阳脉,死。②

外伤伤及不同的部位,病情各异。总体而言,外伤后,若出血不止,则是危候。在《五十二病方》《和齐汤法》、武威医简等记载较多外伤病症的治疗药方:

【诸伤:□□】膏,甘草各二,桂、畺（姜）、椒、朱（茱）【萸】□【□□□□□□□□□□□□】毁一垸（丸）音（杯）酒中,歓（饮）之,日壹歓（饮）,以□其□。③（《五十二病方》）

治金伤。熬蜀林（椒）、弓（芎）穷（䓖）,冶林（椒）二、弓（芎）穷（䓖）一,合,入刀刲（圭）一、酒二斗中,舍（饮）之。燔治鲡鱼头二分,人发一

---

① 司马迁.史记半解[M].汤谐编纂.北京:商务印书馆,2013:301.
② 天回医简整理组.天回医简(下)[M].北京:文物出版社,2022:38.
③ 湖南省博物馆.复旦大学出土文献与古文字研究中心.长沙马王堆汉墓简帛集成(第五册)[M].北京:中华书局,2014:215.

分,以傅伤,裹以彘生膏。肉生半,伤即干矣。干者,冶龙骨以傅伤。毋以彘膏而用羊煎脂,以黍米为糜,□□□熬蚕矢,冶犬胆和傅和□而以熏伤。禁鱼、彘、马肉、荤、生肉。黍、节颈(茎),入女子布温酒,畬(饮)之。①(《和齐汤法》)

治金创止痛、令创中温方。曾青一分,长石二分,凡二物皆冶,合和,温酒饮一刀,日三,创立不痛。②(武威医简)

治金创内漏血不出方。药用大黄丹二分,曾青二分,消石二分,䗪虫三分,䖤头二分,凡五物皆冶,合和,以方寸匕一酒饮,不过再饮,血立出,不(否),即从大便出。③(武威医简)

这些治疗金伤的经验用药,也一直被后世医家传承与使用。

(2) 跌仆损伤: 跌仆损伤可导致筋伤骨折、脱臼等。如《和齐汤法》有"治内瘀及折伤痛"方。敦煌汉简记载韩安国因堕车,瘀血在胸中,导致行动不利。

(3) 虫兽咬伤: 虫兽咬伤,亦是秦汉时期常见的致病因素之一。《五十二病方》收录有狂犬啮人、犬噬人、蛭蚀、蚖等狂犬或蛇虫咬伤的治方。武威医简亦记载一首治狗啮人创痛方,治用"烦(燔)狼毒冶以傅之,创干者和以膏傅之"。

(4) 烫伤: 还有一类是烫伤导致的病症,如武威医简记载"治汤火湅方,烦(燔)松萝冶以傅之。良甚"。

二、病位

病位主要是指发生病理变化的部位,是产生一系列临床症状、体征的位置。秦汉经方类文献中记载的疾病病位有二:一是有明确、具体的病位,如机体官窍、肢体或脏腑等;二是模糊、抽象的病位,如内外、深浅、表里等。

1. 具体病位　具体的病位,是依据身体部位认知疾病,这是早期医学的比较常见的一种疾病认知方法。早在清华简《五纪》已记载十位星宿神分别司掌耳、目、鼻、口、心、肺、肝、肾、胺、尻等身体部位,以此解释疾病发生与对应的星神之间的关系;而北大秦简《算数甲种》记载鲁久次问数于陈起,则有"今夫疾之发于百体之树也,自足、腓、踝、膝、股、髀、尻、脊、背、肩、膺、手、臂、肘、

---

① 天回医简整理组.天回医简(下)[M].北京:文物出版社,2022:100.
② 张雷.秦汉简牍医方集注[M].北京:中华书局,2018:145.
③ 张雷.秦汉简牍医方集注[M].北京:中华书局,2018:159.

臑、耳、目、鼻、口、颈、项……"之说。具体的病位有两种,一是局部性质的病位,二是整体性质的病位。前者如张家山《脉书》记载60余种疾病的病位,涉及"病在头、在目、在目际、在鼻、在耳、在唇、在口中、在齿、在龂、在喉中、在面、在颐下、在颈、在肩、腋下、在背、在掌中、在身、在戒、在胃脘、在肺、在心胠下、在肠中、在肠、在篡、在胕、在踝下、在足下"等。其中"头、目、鼻、耳、唇"等属于官窍,"胃、肠、肺"等属脏腑。《和齐汤法》也有"其病在心腹、肝、肺间……此皆在肠、心、肝、肺"的简文,亦涉及具体的脏腑病位。

整体性质的病位,如腠理、血脉、肠胃、骨髓等,见于《史记·扁鹊仓公列传》。其云:"疾之居腠理也,汤熨之所及也;在血脉,针石之所及也;其在肠胃,酒醪之所及也;其在骨髓,虽司命无奈之何。"①

"皮、脉、筋、肉、骨"亦是一类整体性质的病位。如上文所引天回《逆顺》:"青乘青,曰气在筋,若亡其外,曰伤肝。黑乘黑,曰在骨,亡外曰伤肾。白乘白,曰在皮,亡外曰伤肺。黄乘黄,曰在肉,亡外曰伤脾。赤乘赤,曰在脉,□。□乘白,谓之少气,病在皮。黄□。"②"在筋、在骨、在皮、在肉、在脉",即病位之所在。

2. 抽象病位　抽象的病位,有内外、表里、浅深、上下等。

(1) 内、外:"内外"见于《史记·扁鹊仓公列传》。淳于意分析齐王侍医遂的疾病时说:"扁鹊虽言若是,然必审诊,起度量,立规矩,称权衡,合色脉表里有余不足顺逆之法,参其人动静与息相应,乃可以论。论曰'阳疾处内,阴形应外者,不加悍药及镵石'。"③"阳疾处内,阴形应外"是言体内有阳热病症,但体表表现为寒冷症状。这种外寒内热的疾病状态,不能用猛烈之药及砭石治疗。

(2) 表、里:"表里"见于上述淳于意诊侍医遂时所论"合色脉表里有余不足顺逆之法";亦见于《逆顺》所言"病不表,不可以镵石。病不裹〈里〉,不可以每〈毒〉药。不表不里者,死"④。《逆顺》所言表里病位与治则与《史记·扁鹊仓公列传》所论"疾之居腠理也,汤熨之所及也;在血脉,针石之所及也;其在肠胃,酒醪(《韩非子·喻老》作'火齐')之所及也;其在骨髓,虽司命无奈之何",有一定的对应性。今将二者对比制表如下(表4-2)。

---

① 中华书局编辑部.二十四史简体字本 史记[M].北京:中华书局,2000:2148.
② 天回医简整理组.天回医简(下)[M].北京:文物出版社,2022:58.
③ 中华书局编辑部.二十四史简体字本 史记[M].北京:中华书局,2000:2160.
④ 天回医简整理组.天回医简(下)[M].北京:文物出版社,2022:56.

表 4-2 《史记·扁鹊仓公列传》与《逆顺》病位与治则对应表

《史记·扁鹊仓公列传》的病位与治则	《逆顺》中的病位与治则
疾之居腠理也,汤熨之所及也	病不表,不可以镵石
在血脉,针石之所及也	
其在肠胃,酒醪(火齐)之所及也	病不里,不可以毒药
其在骨髓,虽司命无奈之何	不表不里者,死

由上表可知:《史记·扁鹊仓公列传》中的"腠理""血脉"约对应《逆顺》中的"表";《史记·扁鹊仓公列传》中的"肠胃"约对应《逆顺》中的"里";《史记·扁鹊仓公列传》中的"骨髓"约对应《逆顺》中的"不表不里",故"不表不里"并非后世医家所说的"半表半里"。

"表"与"外"多同,表示病位在皮毛、肌腠等机体体表(外部);内与里无二,表示病位在脏腑、骨髓等机体内部。针对病位在"表"的病症,一般采用针石、汤熨治疗;针对病位在"里"的病症,一般采用毒药或酒醪(火齐)治疗。

(3) 浅、深:"浅深"见于《汉志·方技略》"经方小序",其言"量疾病之浅深";亦见于《素问·玉版论要》"容色见上下左右,各在其要。其色见浅者,汤液主治,十日已。其见深者,必(火)齐主治,二十一日已。其见大深者,醪酒主治,百日已。色夭面脱,不治,百日尽已"①。"深浅"与"表里""内外"等病位,稍有不同。深浅,是形容面部的色泽,并由此判断疾病的治疗方法、疗程与预后。面色浅,治用汤液,十日可愈;面色深,治用火齐,二十一日可愈;面色大深,需用醪酒,治疗百日方可;面色枯槁无华、面部肌肉消瘦如脱,是不治之症。

(4) 上、下:以"上下"划分病位,目前首见于《清华大学藏战国竹简(十一)》:"凡民有疾,自腰以上,是谓兴疾,天鬼祟。自腰以下,是谓辟寙,地鬼祟。"②简文按身体部位的上下寻找作祟鬼的对象;腰以上的疾病为天鬼作祟,腰以下的疾病为地鬼作祟。李均明指出这种关于腰以上疾病对应天、腰以下

---

① 黄帝内经[M].柳长华解读.北京:科学出版社,2019:92.
② 贾连翔.清华简《五纪》中的"行象"之则与"天人"关系[J].文物,2021(9):87-90,94.

疾病对应地的理论,与《黄帝内经》的"腰以上为天,腰以下为地"的理论,颇可印证。①

张仲景《金匮要略·水气病脉证并治》论述"水肿"病症时,言"诸有水者,腰以下肿当利小便;腰以上肿,当发汗乃愈",此也是根据水肿病位在上或在下,而施用不同的治法。"上下"亦是早期经方医学对疾病病位的一种认知。

三、病性

病性,即病变的性质,主要有寒、热、虚、实四种。

1. 寒热　病性之寒热,早在《左传》医和提出的"六气说"中已有论述,其云"阴淫寒疾,阳淫热疾"。疾之"寒热",即病性的寒热。《史记·扁鹊仓公列传》齐王侍医遂分析自己的病情时说:"夫药石者有阴阳水火之齐,故中热,即为阴石柔齐治之;中寒,即为阳石刚齐治之。"②"中寒""中热"是言病性之寒热。病性属热,则需用寒药治之;病性属寒,则需用热药治之。

经方医疗活动的开展,主要运用药物的寒温特性,以对治相应的疾病,所谓"治寒以热药,治热以寒药"。如果热病治以热药,寒病治以寒药,则是治疗失当,使精气内伤。故《汉志·方技略》"经方小序"总结说:"经方者,本草石之寒温……及失其宜者,以热益热,以寒增寒,精气内伤,不见于外,是所独失也。"

出土医学文献中的温病、瘅病、消渴、风热中、癃病等,多属热性,常用含消石、天花粉、寒水石、贝母的药方治疗;而伤寒、蹶病、痹病等多属寒性,常用含附子、桂、姜、乌头的药方治疗。

2. 虚实　目前材料显示,病性之"虚实"见于张家山《脉书》:

> 夫留(流)水不腐,户枢(枢)不蠹(蠹),以其动。动者实四支(肢)而虚五臧(脏),五臧(脏)虚则玉体利矣。夫乘车食肉者,春秋必溏,不溏则脉阑(烂)而肉死。③

---

① 李均明.清华简《五纪》之象神观[J].出土文献,2022(2):82-91,156.
② 中华书局编辑部.二十四史简体字本 史记[M].北京:中华书局,2000:2160.
③ 张家山二四七号汉墓竹简整理小组.张家山汉墓竹简二四七号墓(释文修订本)[M].北京:文物出版社,2006:124-125.

四肢形体充实、五脏虚空,是健康状态。若不运动且饮食过于丰富,四肢"虚"而五脏"实",则就会引发相应的疾病。五脏病性属实,需用泻法治之,不然血脉不流通、肌肉会发生腐烂,此为"实则泻之"之发端。张家山《脉书》另有"脉盈而洫之,虚而实之,诤(静)则侍(待)之"及"治病者取有余而益不足"的论述,是根据脉象的虚实,确立针灸的补泻。此虽是为针灸立论,然经方、导引亦遵循此原则。而中医学"虚则补之,实则泻之"这一基本治则,似即肇始于此。

天回《逆顺》:

  虚则悲,心气实则乐。肺气虚则息利,肺气盈则气尚(喘)。肝气□气虚则蹶,肾气盈则张(胀)。脾气虚则四支(肢)不□穜(肿),其身股胫穜(肿),梃溲不利。①

此也是从虚实角度,论述了五脏相对应的病症。

出土医学文献中的瘕病、疝病、伤饮、膈中等疾病,多属于实性,常用大黄类方、消石类方、巴豆类方等以"通闭解结"。而"少气""病少气"等多属于虚性,常用益气之法治之,如马王堆医书《养生方》《杂疗方》"加(补益身体)"方、"轻身益力"方、"除中益气"方、"治力"方、"益力"方、"醪利中"方、"益内利中"等医方。

四、传变

疾病非静止不变,而是时刻在变化,天回《脉书·下经》已有"凡病久则变,化则通,通则难辨也"之论。疾病日久则变化,变化则难以鉴别。秦汉经方医学的疾病传变,大体有两种类型:一是不同疾病间的传变;二是同一疾病在不同病位间的传变。

1. 不同疾病间的传变 不同疾病间的传变,是指开始的一种病症在发展过程中会传变成另一种病症,如天回《脉书·下经》言"久风产痹,久痹产疽"。风病日久,会引发痹病,痹病日久则会导致疽病。《脉书·下经》有"苦母,产于久疟,类承瘕、带瘕,骨骨如匕枋"的简文,即疟病日久,会变成苦母。《金匮要略》记载疟病若一月不解结为癥瘕,则成为疟母。《金匮》"疟母",或承自"苦母产于久疟"之说。《脉书·下经》还有"庽(痔)瘕,少腹痛,时下农(脓)

---

① 天回医简整理组.天回医简(下)[M].北京:文物出版社,2022:59.

血,久肠辟(澼)之所产也"的论述,即肠澼日久会变成痔瘘。

《素问·脉要精微论》也记载:"风成为寒热,瘅成为消中,厥成为巅疾,久风为飧泄,脉风成为疠,病之变化,不可胜数。"①风病日久可变为寒热病;瘅热既久可成为消中病;气逆上而不下的蹶病久则成为癫病;风邪经久不愈可成为飧泻;风邪客于脉留而不去则成为疠风病。

2. 同一疾病在不同病位间的传变　同一疾病在不同病位间的传变,是指疾病发生、发展、转归的过程中,涉及不同的病位。此有多种不同的传变模式。

（1）皮—肉—脉—筋—骨的传变：天回《逆顺》记载:"凡䧅(痈),其在皮为□,至脉为疠,至肉为痤,至筋〖为〗瘫(痈),至骨为大瘫(痈)。"②《素问·风论篇》谓"疠者……故使其鼻柱坏而色败,皮肤疡溃";杨上善《太素·调阴阳》注"痤,痈之类,然小也,俗谓之疖子"。在《逆顺》的整理者看来,痈病是呈现皮—脉—肉—筋—骨的传变顺序,从溃疡、疖、痈,逐渐发展为大痈。

《脉书·上经》有云"其在蒿肤之时几于色变,不亟□□即入舍于脉。在脉之时,诡易(惕)善惊。不亟写(泻)即入舍□□即入舍于骨。在骨之时,□。"③蒿肤即毫毛与皮肤。虽然简文较残,但根据所示的"蒿肤—脉—骨"的疾病传变顺序,似亦不出"皮—肉—脉—筋—骨"之外。

（2）皮毛（腠理）—经脉—肠胃（脏腑）的传变:《史记·扁鹊仓公列传》记述有扁鹊对齐桓侯（《韩非子·喻老》作"蔡桓公"）病情发展的认知。扁鹊认为齐桓侯的疾病,开始在腠理,继而传至血脉,再是传至肠胃,最后传至骨髓,符合疾病由浅入深、由表入里的传变过程。扁鹊见齐桓侯可能是一则寓言,但其蕴涵的疾病传变,却符合医理。《素问·皮部论》云:"百病之始生也,必先于皮毛,邪中之则腠理开,开则入客于络脉,留而不去,传入于经,留而不去,传入于腑,廪于肠胃。"④疾病一般先起于皮毛,后传入络脉,再传至六腑或五脏。《素问·阴阳应象大论》亦曰:"故邪风之至,疾如风雨,故善治者治皮毛,其次治肌肤,其次治筋脉,其次治六府,其次治五藏。治五藏者,半死半生也。"⑤此虽是论述治疗的顺序,背后亦涉及疾病的传变,即"皮毛—肌肤—筋

---

① 黄帝内经素问[M].中医出版中心整理.北京：人民卫生出版社,2012：72.
② 天回医简整理组.天回医简(下)[M].北京：文物出版社,2022：57.
③ 天回医简整理组.天回医简(下)[M].北京：文物出版社,2022：10.
④ 黄帝内经素问[M].中医出版中心整理.北京：人民卫生出版社,2012：198.
⑤ 黄帝内经素问[M].中医出版中心整理.北京：人民卫生出版社,2012：31.

脉—六腑—五脏"。《史记·扁鹊仓公列传》《素问·皮部论》《素问·阴阳应象大论》所论述的疾病传变,大体相同,即疾病是按照"皮毛(腠理)—经脉(络脉、筋脉)—六腑—五脏"的模式传变。

(3) 伤寒病的三种传变模式:东汉中后期,伤寒是时代主题,医家在诊治伤寒的过程中,对伤寒的传变路径,逐渐形成三种不同的观点。一是《素问·热论》记载的伤寒传变路径:

> 伤寒一日,巨阳受之,故头项痛,腰脊强;二日,阳明受之,阳明主肉,其脉侠鼻,络于目,故身热、目疼而鼻干,不得卧也;三日,少阳受之,少阳主骨,其脉循胁,络于耳,故胸胁痛而耳聋。三阳经络皆受其病,而未入于府者,故可汗而已。四日,太阴受之,太阴脉布胃中,络于嗌,故腹满而嗌干;五日,少阴受之,少阴脉贯肾,络于肺,系舌本,故口燥舌干而渴;六日,厥阴受之,厥阴脉循阴器,而络于肝,故烦满而囊缩……其不两感于寒者,七日,巨阳病衰,头痛少愈;八日,阳明病衰,身热少愈;九日,少阳病衰,耳聋微闻;十日,太阴病衰,腹减如故,则思饮食;十一日,少阴病衰,渴止不满,舌干,已而嚏;十二日,厥阴病衰,囊纵,少腹微下,大气皆去,病日已矣。①

《素问·热论》的整理者认为伤寒是以"巨阳—阳明—少阳—太阴—少阴—厥阴"的模式进行传变。根据文意,巨阳、阳明、少阳等显然是指经脉。伤寒在巨阳、阳明、少阳阶段,可用发汗治疗;伤寒在太阴、少阴、厥阴阶段,需用下法治疗。

二是,华佗对伤寒传变有不同认识,《外台秘要》记载华佗辨治伤寒理论:

> 华佗曰:夫伤寒始得,一日在皮,当摩膏火灸即愈。若不解者,至二日在肤,可法针,服解肌散发汗,汗出即愈。若不解者,至三日在肌,复发汗则愈。若不解者,止,勿复发汗也。至四日在胸,宜服藜芦丸,微吐则愈。若更困,藜芦丸不能吐者,服小豆瓜蒂散,吐之则愈。视病尚未醒,醒者复一法针之。五日在腹,六日入胃,入胃则可下也。②

华佗认为伤寒是以"皮—肤—肌—胸—腹—胃"的模式进行传变。伤寒在

---

① 黄帝内经素问[M].中医出版中心整理.北京:人民卫生出版社,2012:125-126.
② 王焘.外台秘要方[M].王淑民校注.北京:中国医药科技出版社,2011:1-2.

"皮"的阶段,用摩法、火法、灸法等治疗;在"肌、肤"的阶段,用汗法治疗;在"胸"的阶段,用吐法治疗;在"腹、胃"阶段,用下法治疗。对伤寒的诊治,华佗较《素问·热论》细致;并运用"摩法、火法、灸法"治疗伤寒初起;以"吐法"治疗伤寒在"胸"等,治法丰富多彩。

三是,仲景在前二者基础上,综合二者之所长,提出伤寒的"三阴三阳"传变路径。仲景继承《素问·热论》的观点,认为伤寒的传变路径大体符合"太阳—阳明—少阳—太阴—少阴—厥阴"的模式。但针对伤寒的治疗,却不同于《素问·热论》,亦异于华佗。仲景认为伤寒在太阳阶段,主要治以发汗;在阳明阶段,主要治以清热或泻下;在少阳阶段,不可汗吐下,需用柴胡方等和解;在太阴阶段,当用理中汤之类的温药治疗;在少阴、厥阴阶段,病情复杂,需综合使用汗、下、温等治法。

以上从生命的基本物质、机体外部组织结构、内部的五脏六腑等角度简要梳理了秦汉经方医学的生命观;并从病因、病位、病性、疾病传变角度,大体梳理了秦汉经方医学的疾病观。这些疾病观的认知尤其"病之变化"思想的提出,充分彰显了早期中医学的成就。

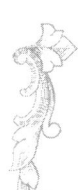

第五章
秦汉经方医学的疾病与方剂分类

分类是知识积累到一定程度后的反映,知识最基本形式就是分类。在我国传统学术中,分类方法是重要的一部分,如郑樵《通志·校雠略》谓"类例即分,学术自明"。医学概莫能外。出土秦汉经方类文献中对疾病及方剂的分类,蕴含着早期医家对疾病认知的思维模式。

第一节 一级病症与二级病症

秦汉经方类文献中对疾病的分类,一般是先将疾病分为若干大类,可称之为"一级病症";每一大类疾病下,再分若干小类疾病,可称之为"二级病症"①。《五十二病方》记载一级病症52种,涉及外、内、儿、精神类等不同的疾病。此52种一级病症,分类思想暂不明确。但"疽"病条目下,却已分出"骨疽""肉疽""肤疽""血疽""气疽""嗌疽"等属于"二级病症"的疽病。张家山《脉书》记载一级病症50余种,涉及外、内、妇、儿等不同的疾病。此50种一级病症是按照从头到足,从体表到脏腑,从局部证候到全身证候进行了分类。其中瘕病下,分出有牡瘕、血瘕、气瘕、膏瘕、矢瘕、溏瘕、白瘕。天回《脉书·下经》记载一级病症如风、蹶、痿、痹、疝、女子病、狐、水、胀、伤中、瘕、寒中、带、㑊、马尤、金伤、瘅17大类一级病症。每一类一级病症下,又分出若干二级病症,二级病症若有200余种。

《汉志·方技略》"经方"条目,一级病症有"痹、疝、瘅、风、寒热、伤中、狂颠、金疮、疯癃"等。侍医李柱国将妇科、儿科等病症单列成篇,以示其特殊性。

病症的大(一级)小(二级)分类法与《汉书·艺文志》的分类方法有相类

---

① 梁繁荣,王毅,李继明.揭秘敝昔遗书与漆人老官山汉墓医学文物文献初识[M].成都:四川科学技术出版社,2016:183.

之处。后者亦是先将图书分为六艺、诸子、诗赋、兵书、术数、方技等六大类,每一大类下又分为若干小类。如"方技略"中,再分为"医经、经方、房中、神仙"四家。可见如此大小分类法,或许是当时主流的分类思想之一。这种分类法,亦对传世秦汉医籍的疾病分类,产生了深远的影响。

在《五十二病方》《和齐汤法》等出土经方类文献中可以发现,这些出土简帛经方多是针对"一级病症"的治方,形似通治方。然后根据实际的"二级病症",在通治方的基础上增损。如《五十二病方》记载的治疽方,药用白蔹、黄芪、芍药、桂、姜、蜀椒、茱萸,方后注云"骨疽倍白蔹,肉疽倍黄芪,肤疽倍芍药"。换言之"白蔹、黄芪、芍药、桂、姜、蜀椒、茱萸"是一首通治疽病的药方。若是骨疽,则需将方中的白蔹加倍使用;若是肉疽需将黄芪加倍使用;若是肤疽,需将芍药加倍使用。《和齐汤法》记载有一首治疗瘕病的医方,药用"丹参、紫参、玄参、苦参、沙参、芍药、消石"。方后注云"丹参主胸,沙参主腹,苦参主胁,玄参主肠,紫参主心,芍药主少腹,病所在即倍其药",此治瘕方,亦是一首通治方,再根据胸瘕、肠瘕等不同,在通治方的基础上,加倍使用中对治胸瘕、肠瘕的药物。这种根据二级病症的实际情况,将通治方中对应该病症的药物加倍使用的方法,即"病所在倍其药"。所以,疾病的"一级病症"与"二级病症"分类方法,对于秦汉时期的临证诊疗,有着一定的应用价值。

第二节　二级病症的主要分类模式

秦汉经方类文献中,对病症的分类模式,主要有二:一是"肤、肉、骨、气、血"分类;二是脏腑分类。

一、"肤、肉、骨、气、血"分类模式

肤、肉、骨、气、血是秦汉医学的生理结构层次,亦是一种疾病分类模式。《五十二病方·疽病》言:"雎(疽)病,冶白蔹、黄耆、芍药、桂、姜、椒、茱萸,凡七物。骨雎(疽)倍白蔹,【肉】疽【倍】黄耆,肤疽倍芍药,其余各一,并以三指大撮一入杯酒中,日五、六饮之,须已(已)□□。"[1]这则简文,明确记载骨疽、

---

① 裘锡圭.长沙马王堆汉墓简帛集成5[M].湖南省博物馆,复旦大学出土文献与古文字研究中心编纂.北京:中华书局,2014:266-267.

肉疽、肤疽，并有对应的主治药物。同篇还有"血疽始发，儵儵以热，痛无适……气疽始发，溃溃以痹，如□状……"的记载。观此，《五十二病方》是从骨、肉、肤、血、气的角度，对疽病进行分类。

天回《脉书·下经》亦指出五种疽病：

　　箸（著）痹，不穜（肿）不溃，痛而不移，类<u>骨且</u>（疽）；至破困（腘）穜（肿）足，不治。

　　变〈挛〉痹，末□诎（屈）收，辟（臂）扣不人（仁）者，<u>筋且</u>（疽）；至革昔（错）蚤（爪）枯，阳脉脩不为。

　　淫痹，煏煏菫菫，穜（肿）而难发，煏煏而不腲者，<u>血且</u>（疽）；至流脉伤屚（漏），不治。

　　周痹，儵儵无常处，养（痒）而不可骚者，<u>气且</u>（疽）；至蹷逆，根溃末穜（肿），则不治。

　　通痹，淳淳入入，上为鼽酸鼻，下为足疾，类<u>肌且</u>（疽）；至腾（腾）匈（胸）腹长（胀），颈领多伤（疡），不治。①

《下经》将疽病分为骨疽、筋疽、血疽、气疽与肌疽。《五十二病方》与《脉书·下经》，皆记载骨疽、筋疽、血疽、气疽；在"肉疽"或"肌疽"上，稍有差异。"肌"与"肉"，含义相似，"肉疽"与"肌疽"，或名异实同。

张家山《脉书》记载六种证候特点不同的痛病：

　　骨痛如斲，筋痛如束，血痛如浞，脉痛如流，肉痛如浮，气动则忧（扰）；夫六痛者，皆存于身而人莫之智（知）治。②

此六种不同的痛病，对应"气、肉、血、脉、筋、骨"。

天回《发理》记载"五风"之名：

　　五风。<u>骨风</u>，其遇风不恶，其犯温（愠）寒……

　　<u>筋风</u>者，其禺（遇）风寒，析（淅）而勤（动）心，其心荡荡而善㥇（悢）。其为寒已，尚析（淅）。其为

　　<u>肉风</u>者，恶风温（愠）寒，遇风则肤痛，毖（脑）不盈，其心一恐一复，恐

---

① 天回医简整理组.天回医简（下）[M].北京：文物出版社，2022：27.
② 张家山二四七号汉墓竹简整理小组.张家山汉墓竹简二四七号墓（释文修订本）[M].北京：文物出版社，2006：125.

则汗出……

肌风者，其遇风则汗出星（腥），头痛，寒则四支（肢）☐☐☐☐……

脉风者，其脉赤白，其遇风寒不乐，首卧则汗出……①

此五风，为骨风、筋风、肉风、肌风、脉风，大体符合肤、肉、骨、气、血的分类模式。

天回《犮理》有"五痹"之名：

五痹。骨痹者，其在骨也，痛羞（痒）而不知其所在。其为状也，林乐酸甘。其痛也，心一恐一喜。

筋痹者，其为痛，一疾一徐，一宿（缩）一信（伸）。宿（缩）则汗出，信（伸）则振寒，痛则恶欧（呕）。

风痹者，其为痛也，从（纵）而痹。其痛也，心怒而失虑，喜而俞（愈），恐而甚。

肌肤痹者，其在肤，羞（痒）而疥骚；其在肌也，伤疟。如此者，其族（腠）理面盈。②

天回《逆顺》则有：

骨痹者，痛而種（肿）而寒热，塞〈寒〉则痛甚，热则烦心。不寒而徒热，必为☐

肉痹者，热而痛，热俞（愈）痛俞（愈），热甚痛甚。亓（其）当痛者，色赤若黄，故犮亓（其）☐☐③

《犮理》《逆顺》将痹病分为骨痹、筋痹、肌痹、肤痹、肉痹、风痹等。虽风痹较为特殊，其余痹病并不出"肤、肉、骨、气、血"分类模式之外。

《素问·痹论》有"骨痹、筋痹、脉痹、肌痹、皮痹"等五种类型。《素问·痿论》则有"脉痿、筋痿、肉痿、骨痿"之分。《素问》痹病、痿病的分类，亦大体符合"肤、肉、骨、气、血"的模式。

南北朝时期的医家谢士泰在《删繁方》中提出的"皮、肉、脉、骨、髓"虚实辨证与"筋极、脉极、肉极、气极、骨极、精极"六极辨证，是对此"肤、肉、骨、气、

---

① 天回医简整理组.天回医简（下）[M].北京：文物出版社,2022：72-73.
② 天回医简整理组.天回医简（下）[M].北京：文物出版社,2022：71-72.
③ 天回医简整理组.天回医简（下）[M].北京：文物出版社,2022：61.

血"分类模式的进一步发展与运用。

二、脏腑分类模式

另一分类模式,是基于脏腑对疾病进行分类。如天回《脉书·下经》五脏风:

> 心风,谯绝善怒,病甚则不可快也。
> 胃风,酓(饮)食不下,隔塞不通。
> 脾风,薄也,身體(体)怠隋(惰),不欲勤(动)四支(肢)。
> 肺风,状榆然,多汗而恶寒,昼少善,莫(暮)日则病。
> 肝风,状变故,其色类土而干嗌口。①

此从五脏的角度,对风病进行的分类。《素问·风论》承此风病分类法而论广之:

> 帝曰:五藏风之形状不同者何?愿闻其诊及其病能。
> 岐伯曰:肺风之状,多汗恶风,色骈然白,时咳短气,昼日则差,暮则甚,诊在眉上,其色白。
> 心风之状,多汗恶风,焦绝,善怒吓,赤色,病甚则言不可快,诊在口,其色赤。
> 肝风之状,多汗恶风,善悲,色微苍,嗌干,善怒,时憎女子,诊在目下,其色青。
> 脾风之状,多汗恶风,身体怠墯,四支不欲动,色薄微黄,不嗜食,诊在鼻上,其色黄。
> 肾风之状,多汗恶风,面庞然浮肿,脊痛不能正立,其色炲,隐曲不利,诊在肌上,其色黑。
> 胃风之状,颈多汗,恶风,食饮不下,鬲塞不通,腹善满,失衣则䐜胀,食寒则泄,诊形瘦而腹大。②

《素问·风论》较《脉书·下经》五脏风论,多出"肾风",并补充有五脏风的共同症状"多汗恶风",以及五脏风的诊断方法。

---

① 天回医简整理组.天回医简(下)[M].北京:文物出版社,2022:24.
② 黄帝内经素问[M].中医出版中心整理.北京:人民卫生出版社,2012:162-163.

天回《脉书·下经》还有形似脏腑瘅病的记载：

  心瘅，胭（咽）热嗌干，得之思膚〈虑〉、忧。
  肾瘅，干嗌而渴，得之忧。
  胃瘅，食多而善饥，得之饥。
  肠瘅，食多，善饥而少气，得之饥。
  小肠瘅，弱（溺）赤，出馥，少腹热，得之抌（怵）惕恐。①

其中心瘅、肾瘅、胃瘅，近似五脏瘅；肠瘅、小肠瘅近似六腑瘅。

西汉末年侍医李柱国在前人基础上，明确提出疾病的脏腑分类模式。《汉书·艺文志》"经方"著录的《五藏六府痹十二病方》《五藏六府疝十六病方》《五藏六府瘅十二病方》《五藏伤中十一病方》《客疾五藏狂颠病方》等书目，即是对痹、疝、瘅、伤中、狂颠等疾病，采用脏腑分类模式。

第三节　常见病症的分类与治方

以下举例风病、痹病、疽病、瘅病等秦汉时期常见病症的分类，并列举、分析这些常见病症的治方，以观秦汉时期的疾病分类思想与诊治经验。

一、风病的分类与治方

风病，是以汗出（《逆顺》"风者汗出"）或不定时恶寒（《脉书·下经》"寒气乍在乍亡，风也"）或身痛、面盈（张家山《脉书》"身痛，面盈，为风"）为主要特征的一类病症。出土秦汉经方类文献中，关于风病有较为丰富的记载，对风病的分类亦有多种。除上文所论五脏风外，还有东风、西风、南风、北风、东北风、东南风、西北风等方位分类的风病；肉风、脉风、筋风等机体组织结构分类的风病；以及难以归类的经风、土风、渫风、水风、免风、内风、蹶风等风病。如天回医简记载八方风病：

  西风，经风，嗌鼻干，数吹（欠），泣出。
  北风，始发也，膛（体）莫（暮）大痛，羸裎不能自收也；至其畜病，烦，其视修（儵）然，其汗如墨；至不能咳，上气，洒洒寒，翏翏信（伸）吹（欠），

---

① 天回医简整理组.天回医简（下）[M].北京：文物出版社，2022：39-40.

善諡(妄)言。

东风,面苻(浮)膃(体)穜(肿),殴(呕),因类且(疽),不可起也。强起坐之,汗出,有间而善。

南风,愤愤类张(胀)而上气,善于喘灌(瀵);至其畜病也,弃水沥沥,汽,其汗如萤,耆(嗜)土,其心灌灌不众,众人皆ヨ恶。(以上出自天回《脉书·下经》)

西北风之风,恶风□□。

东南风之风,恶风,见风身热,头痛,少气而汗出不已,□。

东北风之风,恶风,身热多汗,不烦心而身臑〈腝-耎〉節(节)痛,汗出则□。(以上出自天回《逆顺》)

每一风病,症状表现各异。

风病是秦汉时期的常见病之一,出土文献中,也有较多的治风方。北大秦简《病方》中已有:

已风,用缎(锻)豕矢,干而冶之,煮美酉(酒),投其中,歈(饮)之。卧而多衣,起而浴脂。

此方,以猪屎治疗风病。此经验后世已不多用。

《和齐汤法》中涉及病症60种,其中与风病相关者,有治风痹汗出、治风痹偏枯、治风、治风聋、止风汗出、治风热中、治风偏清、治风瘅、治内风、治风痹初发10种:

治风痹汗出方。水三石,陈粟三斗,盐三斗,煮之,每酿水一石,粟、盐各一斗,三沸三襄(酿),前美食,齐(济)取亓(其)汁,浴之,已,复美食,毋令汗出。

治风痹汗出方,药用陈粟、盐,煎煮后外洗。传世文献《千金要方》有载:"治风、身体如虫行方,盐一升,水一石,煎减半,澄清,温洗三四遍,亦治一切风。"①二者主治病症与所用药物几乎一致。《千金要方》治风、身体如虫行方与此治风痹汗出方,有明显的渊源关系。

□治风痹扁(偏)枯。淳酒三斗,饴半斗,生畺(姜)五果(颗),则

---

① 孙思邈.备急千金要方校释[M].李景荣等校释.北京:人民卫生出版社,2014:830.

（煎）五果（颗），圭（桂）尺五寸，桼（漆）半升，藜（利）如三寸，卵十。父（咬）且（咀）药，破卵，并，入方（钫）酒中，直（置）甀中，痈（甕）以大豆至颈，炊令三沸，挍，歙（饮）亓（其）汁。阴干亓（其）宰（滓），干，屑（屑），三指最（撮）一，以为后饭。禁荤、彘肉、鲜鱼。节（即）复为，以则（煎）十果（颗）。烝（蒸）药之时，令人操大箸从方（钫）口搞，毋令药不散（散）。

治风痹偏枯方，是一首治疗风痹导致半身不遂的医方。此方将酒、饴糖、生姜、附子、桂、漆、防葵、鸡卵等药材切碎，置入钫中，后将钫置入甀中，用大豆密封，炊煮而成。饮用其药液，药渣亦做成散剂内服。

治风。石脂七分，蜀林（椒）五分，方（防）风、细辛各四分，厚柎（朴）五分，陈朱（茱）臾（萸）一分，圭（桂）十分，姜六分，皆冶，合，三指撮直（置）温酒一杯中，日三歙（饮），病已，止，精。

治风方是一首通治风病方，药用石脂、桂、姜、蜀椒、吴茱萸、防风、细辛、厚朴等。以石脂治风的经验，传世医方并不多见。此方开金石药与风药配伍以治风病先河，传世名方风引汤、紫石英散等，皆是此配伍法的代表方剂。

治风聋。屑（屑）细辛、畺（姜）、圭（桂）、蜀林（椒）、土瓜并蕉荚等，并合挠，取一刀圭，以绵（绵）絮薄裹以窜。

治风聋方，是治疗风邪导致暴聋的医方。药用细辛、桂、姜、蜀椒、王瓜、皂荚等作散，用棉絮裹此药散，外塞耳中。

止风汗出方。取厉（蛎）合（蛤）、石膏相半，裹之，大如中李；取美洎、酒相半，合而一小杯；烧一鲍鱼，卒（淬）之亓（其）中，令温；直（置）药亓（其）中，歙（饮）之，居温室。

止风汗出方，是治疗风邪导致汗出的医方。药用牡蛎、石膏置入酒；并将臭鱼烧熟取其汁，混入药酒中，饮用。牡蛎，《别录》云"主除留热在关节荣卫，虚热去来不定，烦满，止汗"。石膏，亦有一定的止汗作用，如仲景治疗"汗出恶寒、身热而渴"的白虎加参汤及治疗"汗出而喘"的麻黄杏仁甘草石膏汤，即配伍使用石膏。

【治】风热中。苦〈苦〉蒌四分，消石三分，小林（椒）、圭（桂）、兔丝实各一分，提（知）母二分，合和，以方寸匕取药，直（置）□【□□□□□

□□】□□畲(饮),已。

治风热中方,是治疗风气不得外泄导致内热目黄的医方。药用天花粉、消石、蜀椒、桂、菟丝子、知母等。方中天花粉、消石、知母,皆有清热作用;蜀椒、桂则用于治风。

治风偏清之方。取瘛(沥)酒三斗,菀五并〈开-荓〉,荊十果(颗),干姜十果(颗),桂二尺,鸡卵七,泰(漆)三分升一,卒饴半斗,枣半斗,辟(擘)之;溃亓(其)卵,父且(咬咀)其药,并置金壶中;洦钦(釜),加甑亓(其)上,置壶甑中,痛(壅)以良叔(菽),与壶口济(齐);炊以桑修(条),挠之,三渍(沸),济取亓(其)汁,臧(藏)之。削(稍)温而歆(饮)之,始歆(饮)半升,衰益,以知每〈毐〉为齐(剂)。摩(摩)亓(其)清,勿蚤(搔)。

治风偏清之方,是治疗中风而见半身发冷的医方。此方将酒、紫菀、附子、干姜、桂、鸡卵、漆、饴糖、大枣等切碎,置金壶内,金壶置入甑中,用大豆密封,用桑炭炊煮而成,内服此药汁。此方与前"治风痹偏枯方",皆使用桂、姜、附。仲景以桂枝附子汤(桂枝、附子、生姜、大枣、甘草)、甘草附子汤(附子、桂枝、白术、甘草)治疗风湿痹症的经验,或源于此。

治内风。熬垣衣令黄焦,屑(屑)之三,蓣(朮)二,贝母一半,姜、圭(桂)、蜀林(椒)各一,并合。温美酒一杯,取药二撮,挠,畲(饮)之;复以半椊(杯)酒,汤(荡)椊(杯)畲(饮)之,日再。

内风,天回《脉书·下经》言:"内风,惶惶不乐,悲心善恐,中不安。内风之所产,乱中少气,心无固依,饥张(胀)无时,类狂疾。"①《素问·风论》云:"入房,汗出中风,则为内风。"②内风是房事汗出中风,以内心惶恐不安为证候特征。治内风方,药用垣衣、术、贝母、姜、桂、蜀椒作散,温酒冲服。垣衣,即地衣,墙上背阴处所生的苔藓植物,《别录》记载其"味酸,无毒。主治黄疸,心烦,咳逆,血气,暴热在肠胃,金疮内塞。久服补中益气,长肌,好颜色"。垣衣可以补中益气,且有治心烦的作用,合于内风的病机与主证。

治风痹初发,身为寒热,洒洒痛者。用杏覈(核)十四,取中人,细辛一小抇(椁),蜀林(椒)一合,姜二果(颗),圭(桂)二尺,父(咬)沮(咀)。置

---

① 天回医简整理组.天回医简(下)[M].北京:文物出版社,2022:22.
② 黄帝内经素问[M].中医出版中心整理.北京:人民卫生出版社,2012:162.

酒半斗中炊洎,挍去宰(滓),尽酓(饮)汁,卧,汗出免(浼)足。以寒水渍巾,捉以摩头面身,一已。

治风痹初发方,是治疗风痹初起,症见发热恶寒、身痛的医方,药用杏仁、细辛、蜀椒、姜、桂,切碎后,用酒煎煮成药液,内服。

治风癉。屑(屑)贝母、商荎(陆)、焉〈乌〉喙等,并合;取四撮,入水一斗半中,炊沸,酿米一升,炊米幣(敝),止火篅(盖)之,沸定,复炊之,五而已。已,热酓(饮)之,温衣卧,汗出至足,一已。禁。①

风癉,天回《脉书·下经》云:"风癉,状无常主也,烦心、少气,类狂疾,时寒时热。"②风癉是风邪导致癉病,证候不一,但以心烦、少气、时发寒热为主要特征。治风癉方,药用贝母、商陆、乌头作散,后置入米汤中煎煮内服。其中贝母主治伤寒烦热,商陆可治胸中邪气,对治风癉的证候。

天回《脉书·下经》言"风者……皆阴气之属也",风为阴气,故需用阳药。故以上诸治风病方,多是以桂、姜、附子、乌头、细辛等药物治风。兼热则加入贝母、商陆、消石、天花粉等;兼见汗出,则用牡蛎、石膏等,兼有鲜明的时代特色。

二、痹病的分类与治方

痹病,是以肢体疼痛或麻木为主的一类病症。上文已论天回《戺理》《逆顺》将痹病分为骨痹、筋痹、肌痹、肤痹、肉痹、风痹。此外,《和齐汤法》有血痹之名,天回《脉书·下经》记载著痹、挛痹、淫痹、周痹、通痹以及形似五脏分类的心痹、喉痹:

心痹,心脊相直,寒而痛。

喉痹,始发,应(膺)渝渝,如被露衣,息短,气喝喝,肩言之疾也,手辟(臂)用过度,发肩北(背)□唾血而星(腥),状咉咉,居则好伏;至其瘖音而斯(嘶),不治。□③

心痹形似传世文献中的胸痹;喉痹则以短气、唾血为特征。

《素问·痹论》对五脏、六腑痹,有较为完整的论述:

---

① 天回医简整理组.天回医简(下)[M].北京:文物出版社,2022:91-129.
② 天回医简整理组.天回医简(下)[M].北京:文物出版社,2022:40.
③ 天回医简整理组.天回医简(下)[M].北京:文物出版社,2022:26-27.

肺痹者,烦满喘而呕。

心痹者,脉不通,烦则心下鼓,暴上气而喘,嗌干善噫,厥气上则恐。

肝痹者,夜卧则惊,多饮数小便,上为引如怀。

肾痹者,善胀,尻以代踵,脊以代头。

脾痹者,四肢解惰,发咳呕汁,上为大塞。

肠痹者,数饮而出不得,中气喘争,时发飧泄。

胞痹者,少腹膀胱按之内痛,若沃以汤,涩于小便,上为清涕。①

此五脏、六腑痹与《汉志·方技略》所著录的《五藏六府痹十二病方》,或有一定的相合之处。

痹病是秦汉时期的多发病之一。《汉志·方技略》将《五藏六府痹十二病方》置于"经方十一家"之首,提示痹病在经方医学中的重要地位。出土秦汉经方类文献中的治痹病方,除上文涉及的"治风痹汗出方""治风痹初发"外,还有"已毋喉痹方""治痹寒""治筋痹方""治心痹方""治血痹方""治胸痹方":

> 已毋侯(喉)算(痹):用猒(乌)豙(喙)三果(颗),用干薑(姜)三果(颗),用美桂长三尺,皆直治之。用大瓯容五参,钻其鬵(断),容织绾。取桑炭,最(撮)猒(乌)豙(喙)、薑(姜)、桂,以临火;取美酉(酒)少半棓(杯)洒之,用瓯覆之,善塑(坚)去旁,令病者伏而嗜之。已,即以美酒荡其瓯中,饮之。(北大秦简《病方》)

已毋喉痹方,药用桂、姜、附子,三药辛温散结降逆,与喉痹"一阴一阳结"及气逆的病机相合。

> 治痹寒,醇酒二斗,则(煎)二百果(颗),父(咬)且(咀),薺(捣),渍淳酒中,辛(晬)丌(其)时,孰(熟)捉令宰(滓)干,取美枣一斗渍药中,暴(曝)干,复渍以尽竭,干,取如赤豆吞,稍益,以知身为齐(剂)。可以治咳。(《和齐汤法》)

治痹寒方,主用附子。《本经》云:"附子,味辛温,生山谷。治风寒咳逆邪气,温中,金疮,破癥坚,积聚,血瘕,寒湿,踒躄拘挛,膝痛不能行步。"附子为辛温之药,主治风寒所致的踒躄拘挛、膝痛不能行步、咳逆等。故治痹寒方,方后

---

① 黄帝内经素问[M].中医出版中心整理.北京:人民卫生出版社,2012:165.

注又云"可以治咳"。治瘅寒方,在后世仍有流传,《千金要方》附子酒似承自此方(详见第八章"治瘅寒方与附子酒")。

  涂瘅,取彘膏一杯,石衣一杯,白茝(芷)一杯,合,直(置)鼎中煎之,煎善,济以涂之,炙之。(《和齐汤法》)

涂瘅方,以白芷、石衣与猪脂加工成膏药,外敷治瘅。

  筋治筋瘅。酸枣覈〈覈-核〉、起实各四分,校〈枝〉草、白薞(蔹)、勺(芍)药、龙累各三分,则(荝)、礜、商律各二分,圭(桂)、畺(姜)、白参、赤参各一分,皆冶,合和,以方寸半匕取药,直酒中酓(饮)之,衰益,以知毒为齐(剂),日再酓(饮)。禁。校〈枝〉草,戴糂。(《和齐汤法》)

筋瘅,天回《癹理》云"筋瘅者,其为痛,一疾一徐,一缩一伸。缩则汗出,伸则振寒,痛则恶呕",《素问·长刺节论》言"病在筋,筋挛节痛,不可以行,名曰筋瘅"。筋瘅的症状特点是拘急、屈而不伸的疼痛。治筋瘅方,酸枣仁,酸平,治心腹寒热邪结气,四肢酸疼湿痹;薏苡仁(起实)治筋急拘挛不可屈伸,风湿痹;二药针对筋瘅的"拘急、屈而不伸"。商陆(商律)味辛平,治水胀,疝瘕痹,熨除痈肿;丹参(赤参)、芍药、白蔹,散结止痛;附子、礜石、桂、姜,祛风散寒;黄芪(枝草)、沙参(白参)益气扶正。全方寒热并用、攻补兼施,组方复杂精巧。《千金要方》白敛薏苡汤似源自此治筋瘅方(详见第八章"治筋瘅方与白敛薏苡汤")。

  治腐瘅方。陈彘脂,冶礜三,黄芩一,合和,膏絮以窒伤空。(《和齐汤法》)

治腐瘅方,是以礜石、黄芩、猪脂制成膏药,治疗瘅症日久导致的肌肤腐烂。

  治血瘅。屑(屑)白茎(蔹)、勺(芍)药、节华、姜、圭(桂)、小林(椒)、朱(茱)臾(萸)等,并合。取三撮,入美酒一升中,先餔食酓(饮)之,日三。三日知,五日已。(《和齐汤法》)

治血瘅方,药用白蔹、芍药、节华、姜、桂、蜀椒、吴茱萸。组方与《五十二病方》疽病方(白蔹、黄芪、芍药、桂、姜、蜀椒、茱萸),极为相似。表明瘅病与疽病之间有内在的联系,亦与天回《脉书·下经》"久瘅产疽"的理论相应。

治心痹。蜀枺(椒)六分,少辛四分,圭(桂)、姜各二分,杏核中实、蕉荚各一分,合和,则(剉)半一分,并合和,以方寸匕取药,置温酒中饮之。(《和齐汤法》)

心痹。燔杏核,冶,以酒少饮之。①(胡家草场简牍医方)

治久咳逆、匈(胸)痹、痿痹、止泄、心腹久积、伤寒方。人参、芷(紫)宛(菀)、昌(菖)蒲、细辛、姜、桂、蜀椒各一分,乌喙十分,皆合和,以。(敦煌医简)

治心痹方,药用蜀椒、细辛、姜、桂、杏仁、皂荚,蜀椒细辛等辛温止痛,杏仁、皂荚活血通窍。敦煌汉简治胸痹方,亦是主用蜀椒、乌头、姜、桂、细辛等,更配合人参益气、紫菀降逆、菖蒲通窍。仲景治疗心痛彻背、背痛彻心的乌头赤石脂丸方(蜀椒、乌头、干姜、附子、赤石脂),似是承此蜀椒、乌头、姜、桂、细辛等辛温热药治痹的经验。

治痹,手足雍种(肿)方。秦瘳(艽)五分,付子一分,凡二物,冶,合和,半方寸匕,先餔饭,酒饮,日三,以愈(愈)为度。②(武威医简)

武威医简治痹手足雍种(肿)方,药用秦艽、附子,散寒湿、止痹痛。后世医家继承此方而发展之,用于治疗腰脚疼痛诸病,如《外台秘要》引《集验》秦艽散方(详见第八章"治痹方与秦艽散")。

☐两手不到头,不得卧方③。大黄、勺乐、姜、桂、桔梗、蜀[椒]。④(武威医简)

武威医简☐两手不到头,不得卧方,主治病症亦似痹病。药用大黄、芍药、姜、桂、桔梗、蜀椒等。仲景桂枝加大黄汤(桂枝、芍药、生姜、大枣、甘草、大黄)与此方或有一定的渊源。

天回《脉书·下经》言"久风产痹",又云"(寒气)挻解而不去身者,痹也"。痹病是由"风"而起,且寒气不去闭阻于内。故治痹方,多用附子、姜、桂、细辛、蜀椒等,这些药物可以祛风,亦可散寒气。

---

① 荆州博物馆.荆州胡家草场西汉简牍选粹[M].北京:文物出版社,2021:201.
② 张雷.秦汉简牍医方集注[M].北京:中华书局,2018:249.
③ "两手不到头,不得卧",疑为痹症。
④ 张雷.秦汉简牍医方集注[M].北京:中华书局,2018:169.

三、疽病的分类与治方

疽是局部皮肤发生的疮肿,又称痈疽。疽病也是秦汉经方医学常见的病症之一,在《五十二病方》时期已将疽病分为"骨疽""肉疽""肤疽""血疽""气疽""嗌疽";天回《脉书·下经》则将疽病分为骨疽、筋疽、血疽、气疽与肌疽等。

早在秦代,医家已开始探索对痈疽的治疗。如北大秦简《病方》记载三首治痈疽的药方:

> 已雎(痈),取鼁宅斩去首而燔亓(其)身,令才焦,即冶之。旦,以苦唾和,以封涂之。

> 已雎(痈),取菣本,卤(洗)去亓(其)土,以盐鐕(䜺)之,以沐少和之,即以涂之,壹宿而去之。

> 雎(痈)溃者,以豕矢、羊矢、鸡矢、奄卢、豕膏,熏之冬(终)日,已矣。①

这三首药方,皆是外用,组方也相对简单。

西汉早期的《五十二病方》则有近 11 首治疽病方,且多是内服药方。其中较有代表性的病方有:

> 雎(疽)病:冶白蔹(蔹)、黄蓍(耆)、芍乐(药)、桂、畺(姜)、椒(椒)、朱(茱)臾(萸),凡七物。骨雎(疽)倍白莶(蔹),【肉】雎(疽)【倍】黄蓍,肤雎(疽)倍芍药,其余各一,并以三指大冣(最—撮)一入音(杯)酒中,日五、六㱃(饮)之,须巳(已)□☐。

> 雎(疽),以白蔹、黄莒(耆)、芍药、甘草四物【□】者(煮),笙(桂)、畺(姜)、蜀焦(椒)、树(茱)臾(萸)四物而当一物,其一骨□疟□三,【□□】以酒一桮(杯)【□】□□□筋者倏倏翟翟【□】□之,其□【□□】□□。日四㱃(饮),一欲溃之,□【□】。②

《五十二病方》中的"治疽病方",多使用白蔹、黄芪、芍药、姜、桂、蜀椒、吴茱萸等药物。白蔹味苦,微寒,有散结气,止痛除热之效,可治痈疽之热;此似

---

① 北京大学出土文献与古代文明研究所.北京大学藏秦简牍(肆)[M].上海:上海古籍出版社,2023:862-863.
② 裘锡圭.长沙马王堆汉墓简帛集成5[M].湖南省博物馆,复旦大学出土文献与古文字研究中心编纂.北京:中华书局,2014:266-267.

是对北大秦简《病方》白蔹治痈疽经验的继承。《灵枢·痈疽》言"寒邪客于经络之中,则血泣,血泣则不通,不通则卫气归之,不得复反,故痈肿",痈疽是因寒邪客于经络、血滞不通而导致。"治疽病方"用姜、桂、蜀椒、吴茱萸等温散经络之寒邪,是为治本之法。芍药,通顺血脉;黄芪"主痈疽久败疮,排脓止痛"(《本经》)。诸药合用,通治诸般疽病。

与北大秦简《病方》的痈疽方相比,《五十二病方》的治疽方在组方上,明显有所进步。在疽病的治疗上,《五十二病方》在北大秦简《病方》的基础上,有继承更有发展。

四、瘅病的分类与治方

秦汉时期"瘅"多指"热",如《素问·疟论》王冰"瘅疟"注:"瘅,热也,极热为之也";《素问·奇病论》王冰"脾瘅"注:"瘅,谓热也。"《素问》更有"瘅成为消中""热则消肌肤,故为消瘅"的记载,即热病日久则成消渴。《汉书·严助传》有云"南方暑湿,近夏瘅热",亦证"瘅"与"热"义近。

除上文所论五脏瘅、六腑瘅、骨瘅、隋瘅外,出土文献中有"黄瘅、膏瘅、气瘅、胭瘅、内瘅、风瘅"等各种瘅病。每一瘅病证候表现与病因各不相同:

> 内瘅,身痛,眼爪黄,溺赤,为黄瘅。(张家山《脉书》)
> 胭(咽)瘅。干嗌,得之忧。
> 膏瘅。善渴,身热,弱(溺)白而淳(沌),得之酒。
> 膏瘅。酓(饮)少而弱(溺)多,得之酒若渴。
> 气单(瘅)。身黄,皀(眼)黄,弱(溺)黄,得之失气。
> 内单(瘅),后膏,不死。
> 内单(瘅),发于足,死。
> 内单(瘅),发脾(髀),久。
> 内单(瘅),卒以不热,死。
> 内单(瘅),弱(溺)膏,死。
> 风瘅。状无常主也,烦心,少气,类狂疾,时寒时热。①(以上出自天回《脉书·下经》)

---

① 天回医简整理组.天回医简(下)[M].北京:文物出版社,2022:39-40.

黄瘅、气瘅症见身黄、目黄、小便黄，形如急性胆管炎、病毒性肝炎之黄疸，而其他瘅病，并不见诸如黄疸的症状。在内热（内瘅）的基础上，伴见身黄、目黄、小便黄，则是黄瘅。

《汉志·方技略》著录有"《五藏六府瘅十二病方》四十卷"。天回《脉书·下经》中的心瘅、胃瘅、肾瘅、小肠瘅、肠瘅等，似合"五藏六府瘅"之义。只是从脏腑角度对瘅病进行分类的"五藏六府瘅"体系，后逐渐被《金匮要略》黄疸、谷疸、酒疸、女劳疸、黑疸的"五疸"体系取代。不过在传世文献中，仍有关于"五藏六府瘅"体系的部分记载，如上文所引《古今录验》"九疸秦王散方"：

　　胃瘅，食多喜饮，栀子仁主之。

　　心瘅，烦心，心中热，葛根主之。

　　肾瘅，其人唇干，葶苈子主之。

　　脾瘅，溺赤出少，心惕惕若恐，瓜蒌主之。

　　肺瘅，饮少，小便多，秦椒汗、瓜蒂主之。一云膏疸。

　　舌瘅，渴而数便，石钟乳主之。

　　肉瘅，其人小便白，凝水石主之。

　　髓瘅，目眶深，多嗜卧，牡蛎、泽泻主之。

　　肝瘅，胃热饮多，水激肝，白术主之。

　　上十一味，名秦王散，各等分，随病所在加二分，捣合下筛。饮服五分匕，日三，稍加可至方寸匕。忌桃李、雀肉等。①

此九疸秦王散方，在体例及文字内容上，与《脉书·下经》中的"瘅病"，颇多对应。九疸秦王散方后注"随病所在加二分"与《和齐汤法》"病所在倍其药"相近，提示九疸秦王散所源甚古。此方对于考察早期瘅病分类及治疗，具有很高的文献价值。

出土秦汉经方类文献中，目前涉及的"治瘅病方"有"治内瘅""治黄瘅""治风瘅"：

　　内瘅，以水渍姦（蔜）本而歙（饮）之，恒歙（饮）之，毋歙（饮）它。（北大秦简《病方》）

　　治内瘅。屑（屑）土蒌、消石等，并合，已餔食，取药一钥（龠），以浆饔

---

① 王焘.外台秘要方[M].王淑民校注.北京：中国医药科技出版社，2011：66.

（餐）之，卅日已。毋禁。（《和齐汤法》）

内瘅即内热，北大秦简《病方》内瘅方，单用一味蘽本内服，以治疗内热。"蘽本"，整理者认为是兰草①。《和齐汤法》治内瘅方则用天花粉、消石，散剂内服。天花粉，《本经》云"味苦寒，生川谷。治消渴，身热烦满，大热，补虚安中，续绝伤"②。消石，《本经》云"味苦寒，生山谷。治五脏积热，胃胀闭，涤去蓄结饮食，推陈致新，除邪气，炼之如膏，久服轻身"③。天花粉、消石性寒，有治疗身热、大热、肠胃中瘤热、五脏积热的作用，与内瘅病机相符。在出土文献治疗热性病症的医方内，高频出现天花粉与消石的配伍组合。

治黄单（瘅）。取黄牡牛弱（溺）歙（饮）之。能多歙（饮）之，亟已。（《和齐汤法》）

"治黄瘅方"以黄牛尿治疗黄瘅。《别录》记载"黄犍牛、乌牡牛溺，治水肿，腹胀，脚满，利小便"，《新修本草》补充言："（牛）尿，主消渴，黄疸，水肿，脚气，小便不通也。④"牛尿通利小便而祛黄，有治疗黄瘅的作用。

治风瘅。屑（屑）贝母、商蓳（陆）、舄〈乌〉喙等，并合；取四撮，入水一斗半中，炊沸；酿米一升，炊米幣（敝），止火篕（盖）之，沸定，复炊之，五而已。已，热酓（饮）之，温衣卧，汗出至足，一已。禁。（《和齐汤法》）

风瘅是风热相互结而致。"治风瘅方"中，药用乌头、贝母、商陆；乌头治风；贝母"主伤寒烦热"（《本经》）；商陆苦寒可清热；三药合用，符合风瘅之病机。居延新简医药简有一残方"治除热方：贝母一分，桔更（梗）三分 □ E.P.T10：8"，亦是用贝母除热。

五、瘕病的分类与治方

瘕病，是一类以腹中结有硬块为主的病症。张家山《脉书》已将瘕病分为牡瘕、血瘕、气瘕、膏瘕、矢瘕、溏瘕、白瘕等不同的类型：

---

① 北京大学出土文献与古代文明研究所.北京大学藏秦简牍（肆）[M].上海：上海古籍出版社，2023：864.
② 神农本草经[M].森立之辑，罗琼、赵永亮点校.北京：北京科学技术出版社，2016：41.
③ 神农本草经[M].森立之辑，罗琼、赵永亮点校.北京：北京科学技术出版社，2016：3.
④ 苏敬.唐·新修本草 辑复本[M].尚志钧辑校.合肥：安徽科学技术出版社，1981：378.

在肠中,小者六如马吴(矢),大者如桮(杯),而坚痛,榣(摇),为牡叚(瘕)。

在肠中,痛,为血叚(瘕)。

肘(疛),其从脊肾(胸)起,使腹张(胀),得气而少可,气叚(瘕)殹。

其腹胗胗如肤张(胀)状,鸣如䵷(蛙)音,膏叚(瘕)殹。

其衷(中)约隋(堕),上下不通,枚(矢)叚(瘕)殹。

在肠中,痛,左右不化,泄,为唐(溏)叚(瘕)。

弱(溺)出白,如沐,为白叚(瘕)。①

天回《脉书·下经》将瘕病分为膏瘕、蚀瘕、气瘕、承瘕、风瘕、肌瘕、胸瘕、腹瘕、血瘕、蚼瘕、苦母、勇瘕、水瘕、蛊瘕、气瘕、字瘕、唐瘕、痔瘕18种:

膏瘕。肤厚,如肤张(胀)者,痛箸箸也,烦心,下□瘕痛而控颈,数吹(欠),不耆(嗜)食,类肩不。

餀(蚀)瘕。首领膺北(背)痛而无常处,始发也,如周且(疽),类喉痹。揸蹶,死。

饥而壹饱产承,气张(胀)。

承。承心下,清唾出,烦心,善殴(呕),已殴(呕)快也。数朒(衄),死。

承瘕。辅胁交张(胀),振寒汗出,类匈(胸)蹶。殴(呕)沫闻臭,死。

承瘕。外发有伤,死。

承瘕。病腹心,死。

风瘕。善上下无常主也。

肌瘕。皮厚明明,其中蚳蚳基,其征如肉如蠃(蠃),列而居少腹,上而逆食,鸣如䵷(蛙)。

匈(胸)瘕。北(背)膺痛端相当也,以及两夜(腋),振寒汗出,类心痹。

蚼瘕。时痛而腹热,类苦母。

苦母。产于久疟,类承瘕、带瘕,骨骨如匕枋。

勇(涌)瘕。环齐(脐)如蟠(蟠),案(按)之湍湍勤(动),类里水。

---

① 张家山二四七号汉墓竹简整理小组.张家山汉墓竹简二四七号墓(释文修订本)[M].北京:文物出版社,2006:115-116.

水瘕。鸣窒窒淖淖,其征如黿(鼋),以周要(腰),其痛也,类赤、蚼。

腹瘕。痛而挛要(腰),得之劳,削(稍)行劳也。笄瘕之合气也,不死,数言。

血瘕。畜痛中,案(按)之如以汤沃其两股,类淫痹,庆呴呴有音,案(按)之臂(避)手,死。

蛊瘕。其痛也,如有贯之,咥咥如有嚣之,其征如蝉如蛊。

气瘕。其发从脊匌(胸)起,其痛呦呦也,腹张(胀)多气,上而意(噫),下则气。

字瘕。少腹痛,少下而不快,类小水。

庤(痔)瘕。少腹痛,时下农(脓)血,久肠辟(澼)之所产也。笄瘕。其发如有刾(刺)者,类肠辟(澼)痛之状。

唐(溏)瘕。腹痛,善睾(寨)之后,出黄而靡(糜),不亟之后,即恐遗之。①

对于"气瘕""溏瘕""血瘕"的症状记载,张家山《脉书》与天回《脉书·下经》,颇为一致;然体例不甚相同。"水瘕""血瘕""气瘕"等病症,在《诸病源候论》《外台秘要》等晋唐医书中,有相似记载,如《诸病源候论》云"水瘕者……在于心腹之间,抑按作水声,但欲饮而不用食,遍身虚肿是也"。《诸病源候论》中的"水瘕"表现为"振水音"与"肿",此与天回《脉书·下经》以"鸣窒窒淖淖""腰腹水肿"为主要表现的"水瘕",颇为相似。

秦代的医简中已有对瘕病的治疗。如:

> 字而服(瘕)者,取逄(蜂)房靡(磨)一棓(杯)酉(酒)中而歙(饮)之,已。

> 字,病服(瘕),以淳酉(酒)三氻煮薤,孰(熟),辄去亓(其)宰(滓)而歙(饮)其汁。一曰,燔铁三介以苿(禾)薪,令铁火,即以淳酉(酒)半卮受之,已,出亓(其)铁而歙(饮)亓(其)酉(酒)。②(北大秦简《病方》)

> 叚(瘕)者,燔剑若有方之端,卒(淬)之醇酒中。女子二七,男子七以

---

① 天回医简整理组.天回医简(下)[M].北京:文物出版社,2022:34-35.
② 北京大学出土文献与古代文明研究所.北京大学藏秦简牍(肆)[M].上海:上海古籍出版社,2023:866-870.

歓(饮)之,已。① (周家台秦简《病方及其他》)

北大秦简《病方》有三首三首治疗产后病瘕的药方。一方是将蜂房研末,用酒冲服。另一方是用淳酒煮䕡,内服。䕡有散结之功,可治有形实邪凝结而成的瘕病。再一方是用将热铁置于酒中,后饮用此酒。此方与周家台秦简《病方及其他》收录的"叚(瘕)者,燔剑若有方之端,卒(淬)之醇酒中,女子二七,男子七以歓(饮)之,已"颇同。用铁或剑或剑或有尖角的物品煅烧,淬入酒中,内服此酒,以治瘕病。其虽然有一定的巫术色彩,但以"尖"破"坚"的理念,鲜明体现了中医学象思维的特征。

《和齐汤法》中收录"治瘕""治心腹承瘕""治女子瘕"等医方:

> 治瘕。石脂,冶之,以三指最(撮),直(置)温酒中酓(饮)之,日三,服药七八十日而止,已,食鱼脍,茹□。

治瘕方,以石脂作散,温酒冲服。传世文献未见有以石脂治瘕者。

> 治心腹承瘕,字余(余)病,少腹痛,此皆有积,案(按)之应手,方(妨)食,及暴血在心腹,及气暴上,腹盈,放(妨)息者,大

治心腹承瘕方,简文未存所用药物。

> 治女子病瘕,在少腹如豯(怀)子者,要(腰)甬(痛)甚,豆恶下,下不止者。此等恐有虫(虫),若肌膏如虫(虫)状。取弓胶八两,捽(碎)之,大如豆,以淳酒一参煮,挠之,勿令著,尽麾(糜);即屑(屑)芘(紫)蓡(参)二合,芘(紫)葳(葳)、勺(芍)药各一撮,并入中挠之,沸。适寒温,令病者莫(暮)毋食,尽酓(饮)之。已酓(饮),静居毋卧,腹中甬(痛),如食顷止,即食,食如养乳者。日中时后出,出如血,可三四而止,止乃卧,元(其)有虫(虫)者乳之。幸者,一酓(饮)已。病甚者,十余酓(饮)已。治赤沦亦用此药。禁毋寒酓(饮)食。

治女子病瘕方,药用弓胶、紫参、紫葳、芍药,活血消癥以治瘕。此方亦可治疗女子赤带,蕴有异病同治的理念。

《和齐汤法》有治心腹的医方,疑似主治瘕病:

---

① 张雷.秦汉简牍医方集注[M].北京:中华书局,2018:67.

治心腹为病也,如大伏蜡敖(蛟)蚰,动如蚖、蜓〈蜥〉蝎〈蝎〉者,此皆在肠中,及承瘕诸它瘕之动,如鼠蜥窠成虫者,楠(拊)勤(动)勤,能息,案(按)之避手,淖淖浍浍有殸(声),不耆(嗜)食。此其在通天也,曰死病也。及心甬(痛)痹,此皆在肠心肝肺之閒(间),不昜(易)别部也,人猥谓之心腹病。久者十余岁,及水、诸张(胀)皆难治也,其实皆与腹心同药治之。以旦未食,取消石大如桃,入温浆若水一杯中,龡(饮),出,日一,此已其病在心腹肝肺閒者;已食,有(又)取丹参、莎(沙)参、苦参、玄参、芷(紫)参、芍药等,屑(屑),并和,夕食以一刀圭为后饭,削(稍)益至一撮,日三,此已其病在腹中者。丹参主匈(胸),莎(沙)参主腹,苦参主胁,玄参主肠,芷(紫)参主心,匀(芍)药主少腹,病所在即倍其药。方曰服之百日。今再试之,廿日其病已。此列(烈)药也,服之之时,使人肠甬(痛),少比比恶出,即其病之剧,捐而靡散者也。令稍龡(饮)卵甘,肠甬(痛)即已。①

治心腹为病方,以消石、丹参、沙参、苦参、玄参、紫参、芍药治疗心腹肠间的肿块。

武威医简有"治心腹大积方"与"治伏梁方"。《素问·腹中论》记载"少腹盛,上下左右皆有根,名曰伏梁",心腹大积及伏梁的病症表现,亦似瘕病。

治心腹大积,上下行如虫状,大恿方。班蝥十枚,地胆一枚,桂一寸,凡三物,皆并冶,合和,使病者宿毋食,旦饮药一刀圭,以肥美闭塞,七日,壹饮药,如有瘕当出,从□血出徵(瘕)当下,从大便出。

治伏梁裹脓在胃肠之外方。大黄、黄芩、芍药各一两,消石二两,桂一尺,桑卑肖十四枚,䗪虫三枚,凡七物皆父且,渍以淳酒五升,卒(晬)时,煮之三②。(以上出自武威医简)

"治心腹大积方",药用斑蝥、地胆、桂。地胆,破癥瘕、蚀疮中恶肉;斑蝥,治"恶疮疽蚀死肌"与"血积"。此方作用较猛烈,故用量较小,第一次服药后,需间隔7日。此7日内需食用肥美食物养护正气,正气足后,再次服药。"治伏梁方",药用大黄、黄芩、芍药、消石、桂、桑螵蛸、䗪虫等,有清热通腑、破血逐

---

① 天回医简整理组.天回医简(下)[M].北京:文物出版社,2022:116.
② 张雷.秦汉简牍医方集注[M].北京:中华书局,2018:187-192.

瘀之功效。

六、癃病的分类与治方

秦汉时期的癃病,是以小便不利为特征的一类病症,即现代的淋病。《五十二病方》已有"血癃""石癃""女子癃"之名。天回《脉书·下经》则将癃病分为气癃、石癃、血癃、心癃、壅癃:

> 气㾓(癃),少腹唆唆泙泙也,数溺,溺赤而少,善匿(偃)而痛。
> 石㾓(癃),弱(溺)且出且止,且多且少,善栗而痛。
> 血㾓(癃),弱(溺)血,善憗憗之而痛。
> 心㾓(癃),弱(溺)如血,欲弱(溺),少腹痛,血上支心。
> 㿓(壅)㾓(癃),弱(溺)而未痛。①

武威医简则将癃病分为石癃、血癃、膏癃、泔癃,并云"石癃出石,血癃出血,膏癃出膏,泔癃出泔"。明清以来的石淋、血淋、膏淋等病名,或是承自秦汉时期的石癃、血癃、膏癃。

《五十二病方》有20余首"治癃病方",《和齐汤法》、武威医简亦收录治疗癃病的药方。具有代表性的治癃方如下:

> 癃病,冶筴莫少半升、陈葵穜(种)一□,而□。
> 血癃,煮茄(荆),三温之而歓(饮)之。
> 石癃,三温煮石韦若酒而歓(饮)之。
> 膏癃,澡石大若李核,巳(已)食歓(饮)之。不巳(已),复之。
> 女子癃,取三岁陈藋(藿),烝(蒸)而取其汁,□而歓(饮)之。(以上出自《五十二病方》)
> 治石㾓(癃)。黍米一升,水二升以积(渍)黍米,卒(晬)亓(其)日,溢(滤)取亓(其)汁,以煮蓟、密芳、荣撦一枚,药销(稍)孰(熟)。宿毋食,溢(滤),歓(饮)其汁,不过四五日即已矣。已试。荣撦,蛩蛩也。(《和齐汤法》)
> 治诸㾓(癃),石㾓出石,血㾓出血,膏㾓出膏,泔㾓出泔,此五㾓皆同乐(药)治之。术、姜、瞿麦各六分,兔丝实、滑石各七分,桂半分,凡六物皆

---

① 天回医简整理组.天回医简(下)[M].北京:文物出版社,2022:26.

冶,合,以方寸匕,酒饮,日六七,病立愈,石即出。①（武威医简）

以上药方,多选用冬葵子、瞿麦、滑石等药物治癃。这些经验,一直被后世医家传承使用。其中"诸癃方",当代医者用于治疗肾积水、输尿管积水、肾结石、输尿管结石、膀胱结石、慢性前列腺炎等病症,效果良好。李晨龙②等人通过随机对照试验,观察到武威医简"治诸癃方"在治疗石淋方面具有优势,并能改善患者尿 pH 值及尿电导率,降低体外碎石次数及复发率。出土秦汉经方,在当今疾病的治疗上面,依然具有极高的临床使用价值,值得进一步深入挖掘。

七、蹷病的分类与治方

出土文献中的蹷,常写作"麽",指气从下蹷起上行。蹷病是以气逆伴见下肢寒冷为特征的一类病症。其病因是寒湿侵袭于下,如《脉书·下经》云"蹷,寒气在肌肤间,肘郄（膝）以下寒,蚤（爪）尽死而烦心。地湿垄薄产蹷"。此不同于《伤寒论》中以四肢逆冷为证候特征的"厥"病。

《脉书·下经》将蹷病分为阳蹷、隋蹷、胃蹷、胸蹷、水蹷：

> 阳蹷,气走头,无汗而热。
> 隋蹷,心善勤（动）,善后沫。
> 胃蹷,烦心,善殴（呕）,不能入食。
> 匈（胸）蹷,匈（胸）盈,不得息,乱心。
> 水蹷,静则欲卧,行则喘呼。③

各种蹷病,具有不同的证候特征。

《史记·扁鹊仓公列传》记载"风蹷""热蹷""蹷"：

> 济北王病,召臣意诊其脉,曰："风蹷胸满。"即为药酒,尽三石,病已。得之汗出伏地……阴气入张,则寒气上而热气下,故胸满。汗出伏地者,切其脉,气阴。阴气者,病必入中,出及溅水也。
> 故济北王阿母自言足热而懑,臣意告曰："热蹷也。"则刺其足心各三

---

① 张雷.秦汉简牍医方集注[M].北京：中华书局,2018：131-132.
② 李晨龙,赵金,马砚涛,等.武威汉代医简"治诸癃方"治疗石淋临床疗效及与中医体质的关系[J].光明中医,2020,35(12)：1793-1796.
③ 天回医简整理组.天回医简（下）[M].北京：文物出版社,2022：25.

所，案之无出血，病旋已。病得之饮酒大醉。

菑川王病，召臣意诊脉，曰："蹶上为重，头痛身热，使人烦懑。"臣意即以寒水拊其头，刺足阳明脉，左右各三所，病旋已。病得之沐发未干而卧。诊如前，所以蹶，头热至肩。①

在证候表现上，《史记·扁鹊仓公列传》中的"风蹶胸满"形似《脉书·下经》的胸蹶；而济北王阿母之"热蹶"、菑川王之"蹶"病，形似《脉书·下经》的阳蹶。

《和齐汤法》记载"治蹶"方：

治蹶。屑（肖）芍药、方（防）风、细辛、蜀梂（椒）、姜、桂各六撮，伏（茯）霝（苓）三撮，并合挠。先旦夕食，温美酒一杯，歓（饮）药二撮，日再。病已，止。禁。②

此方以芍药、防风、细辛、蜀椒、姜、桂、茯苓作散，温酒冲服。方中细辛、蜀椒、蜀椒、姜、桂、茯苓，皆有止逆气的作用，对治蹶病的气逆病机。而桂与茯苓的配伍组合，是传世名方苓桂术甘汤、苓桂枣甘汤、茯苓甘草汤之源头。

八、疝病的分类与治方

《说文》言"疝，腹痛也"，《素问·长刺节论》云"腹痛不得大小便，病名曰疝"。疝病是以腹痛为特征的一类病症。《脉书·下经》有肠疝、心疝之别：

肠山（疝）。少腹痛，菀府偏上，欲之后。
心山（疝）。绕齐（脐）而痛，属于心，不可僵卧。③

肠疝以少腹疼痛为主，而心疝以脐周疼痛为主；二者疼痛位置不同。

《史记·扁鹊仓公列传》记载"涌疝""气疝""牡疝"：

齐郎中令循病，众医皆以为蹙入中，而刺之。臣意诊之，曰："涌疝也，令人不得前后溲。"循曰："不得前后溲三日矣。"臣意饮以火齐汤，一饮得前〔后〕溲，再饮大溲，三饮而疾愈。病得之内。

---

① 中华书局编辑部.二十四史简体字本 史记[M].北京：中华书局，2000：2156-2158.
② 天回医简整理组.天回医简（下）[M].北京：文物出版社，2022：114.
③ 天回医简整理组.天回医简（下）[M].北京：文物出版社，2022：28.

齐北宫司空命妇出于病,众医皆以为风入中,病主在肺,刺其足少阳脉。臣意诊其脉,曰:"病气疝,客于膀胱,难于前后溲,而溺赤。病见寒气则遗溺,使人腹肿"……臣意即灸其足蹶阴之脉,左右各一所,即不遗溺而溲清,小腹痛止。即更为火齐汤以饮之,三日而疝气散,即愈。

　　安陵阪里公乘项处病,臣意诊脉,曰:"牡疝。"牡疝在鬲下,上连肺。病得之内。臣意谓之:"慎毋为劳力事,为劳力事则必呕血死。"①

《史记·扁鹊仓公列传》中的涌疝、气疝以二便不通为特征,仓公常用火齐治疗。牡疝,滕惟寅《扁仓传割解》注释说"疝本阴病,今反主阳,故曰牡疝",其多因房劳过度而致。

《汉志·方技略》虽记载《五藏六府疝十六病方》,然除肠疝、心疝外,出土文献及传世文献却并未见以藏府命名的其他疝病。

《和齐汤法》收录五首"治疝"的医方:

　　治颓(癞)山(疝)。取芘(紫)帚(参)七分,少辛四分,厚柎(朴)二分,杏核中实、圭(桂)、蜀枝(椒)、蕉荚各一分,合和。以方寸半刀〈匕〉取药,直(置)温酒中,酓(饮)之。衰益,以知毒为齐(剂)。

　　亓(其)一曰,治山(疝)。取縠〈穀〉大把二,干姜三果(颗),圭(桂)二尺,勺(芍)药五寸,枣半斗,淳酒三斗,合和。以为三酿三沸,济取汁,酓(饮)之。日再饮,饮一升。衰益,以知毒为齐(剂)。

《康熙字典》引《正字通》云:"癞疝,经言丈夫阴器连少腹急痛也。"治癞疝方,药用紫参、细辛、杏仁、皂荚通窍;厚朴行气;桂、蜀椒止痛。方中紫参分量最大,紫参主心腹积聚、通利二便(《本经》),对治以腹痛、二便不利为主症的疝病。

以楮实子、桂、姜、芍药、大枣为主的治疝方与仲景治疗寒疝的乌头桂枝汤,在主治病症、所用药物等方面,有很高的相似性,或为乌头桂枝汤之源。

　　治山(疝)。少腹痛,引要(腰)髀(髀)痛,前后溲难,如癃(癃)状。屑(屑)大黄二,黄芩、状〈伏-茯〉霝(苓)、土娄根、蜱蛸各一,并合挠。温醇【酒】二升,取药一合入中,挠。莫(暮)毋食,旦先食酓(饮)之。仓再出,酓(饮)糒,药力必而食。禁鲜鱼、彘肉、堇。

以大黄、黄芩等为主的治疝方,详录疝病的证候特征是"少腹痛,引腰髀

---

① 中华书局编辑部.二十四史简体字本 史记[M].北京:中华书局,2000:2153-2161.

痛,前后溲难",可补《脉书·下经》之不足。此方药用大黄、茯苓、桑螵蛸通利二便;天花粉"续绝伤"、黄芩治"腹绞痛"(《别录》),二者相伍,缓急止痛。在出土文献中,桑螵蛸常用于"通五淋、利小便水道"(《本经》),而后世将桑螵蛸视为固精缩尿药。在不同时期,桑螵蛸的主治功效,发生了相反的变化。

> 治女山(疝)。山芥□分,魁合(蛤)三分,则(䕡)一,皆冶,合和。以方寸匕取药,直(置)温酒一杯中,酓(饮)之,旦莫(暮)常先餔食。山芥,芣也。

女疝,含义不明。治女疝方以术、牡蛎治疝。《别录》云"牡蛎除老血",又云"术利腰脐间血",此方似是取活血化瘀之效。

> 治肠山(疝)。取干桼(漆)八,芘(紫)参七,黄芩六,勺(芍)药四,圭(桂)、畺(姜)各二,半夏一,合和。以方寸匕,直(置)酒中,酓(饮)之,日三,以知毒为齐(剂)。①

治肠疝方,药用干漆、紫参、黄芩、芍药、桂、姜、半夏。干漆,消瘀血、主女子疝瘕(《别录》),其与紫参、芍药、黄芩、桂、姜相伍,主治腹痛。此外,治肠疝方中的黄芩、芍药、姜、半夏的配伍,是仲景黄芩加生姜半夏汤的核心组合。

疝病以腹痛、二便不利为主症,以上诸治疝方,多用紫参、芍药、桂、姜等止痛。

九、水病的分类与治方

水病,是以腹部水肿或伴见四肢头面肿为特征的一类病症,如张家山《脉书》言"腹盈,身、面、足、胕尽消,为水",天回《脉书·下经》则曰"水,尻股胫足面目皆穜(肿)而择(泽),腹多气,气上,寒而喘,后易(易),股间终古如新用寒水"②。《下经》又云"渴而壹酓(饮)产水",饮水过多,胃一时难以消化吸收,则易导致水病的发生,故天回《逆顺》总结道"水必生于胃"。

《脉书·下经》将水病分为心水、石水:

> 心水。状如瓖(怀)子者,脊痛,弱(溺)如水。
> 石水。泛泛活活也,渫(泄)而不去,不死而久。

---

① 天回医简整理组.天回医简(下)[M].北京:文物出版社,2022:107-108.
② 天回医简整理组.天回医简(下)[M].北京:文物出版社,2022:32.

《金匮要略》则从五脏角度区分水病：

> 心水者,其身重而少气,不得卧,烦而躁,其人阴肿。
> 肺水者,其身肿,小便难,时时鸭溏。
> 脾水者,其腹大,四肢苦重,津液不生,但苦少气,小便难。
> 肝水者,其腹大不能自转侧,胁下腹痛,时时津液微生,小便续通。
> 肾水者,其腹大,脐肿腰痛,不得溺,阴下湿如牛鼻上汗,其足逆冷,面反瘦。①

五脏水病,共同特征在于腹部水肿;心主神明,伴见烦躁者、阴肿者为心水;肺与大肠相表里,伴见大便溏、小便难者为肺水;脾主四肢,伴见四肢沉重者为脾水;肝主胸胁,伴见胁下腹痛者为肝水;腰为肾之府,伴见脐肿腰痛者为肾水。

《和齐汤法》、胡家草场简牍中,有不少水病的治方:

> 治伤歈(饮)方。大戟七分,芫华六分,芷(紫)蒋(参)五分,苿三分,商律二分,桂一分,合和;以水渍蘖,捉取亓(其)汁,以完(丸)药(《和齐汤法》)

> 治水、肤胀、面盈、胻肿、腹大、嗜卧方。冶大戟、甘遂、蘘、大黄各一合,芫华半合,并和以醯,丸,大如梧实

> 病水,腹盈大,胻瘇(肿),卧则面瘇(肿),不卧面瘇(肿)俞〈愈〉,得之饥渴而暴歈(饮)。治之,取桒(桑)根白皮,析令如笔管,三围束一,长尺,渍以水,瀸(浃)止,卒(晬)时浚水尽,孰(熟)搗(捣)而以布缴,尽取汁以歈(饮)病者,壮者盈一衷(中)桮(杯),老及□盈②(以上出自胡家草场简牍医方)

以上诸治水病方,多用大戟、芫花、甘遂、大黄、桑白皮等以利水消肿。这些治疗水病的经验,一直被后世医家传承使用。如《医心方》引《小品方》治水肿的十水丸、十水散方,即是对秦汉时期水病分类思想与治疗经验的继承与发展:

> 十水丸,治水肿方。肿从头起,名为白水,其根在肺,椒目主之;<u>肿从胸起,名为黄水,其根在脾,甘遂主之</u>;肿从面起,名为青水,其根在肝,<u>大戟主之</u>;肿从腹起名为气水,乍实乍虚,其根在肠,<u>芫花主之</u>;肿从股起,名

---

① 张仲景.金匮要略明吴迁钞本[M].北京：北京科学技术出版社,2016：46.
② 荆州博物馆.荆州胡家草场西汉简牍选粹[M].北京：文物出版社,2021：201.

为黑水,其根在肾,玄参主之;肿从面起,至足,名为悬水,其根在胆,赤小豆主之;<u>肿从内起坚块,四肢肿,名为石水,其根在膀胱,桑根主之</u>;肿从四肢起,腹肿,名为风水,其根在胃,泽漆主之;肿从腹起,名为冷水,其根在小肠,巴豆主之;肿从胸中起,名为赤水,其根在心,葶苈主之。上十种,随其病始所在增其所主药皆一分,巴豆四分(去心、皮),冶末,合下筛蜜丸,服如梧子三丸,得下为度,不下,日三,亦可作散末食服半钱匕,大便利,明朝复服如法,再服病愈,即禁饮食,但得食干鱼耳。

又云:十水散,治水肿方。先从脚肿,名曰清水,其根在心,葶苈子主之;先从阴肿,名曰劳水,其根在肾,泽漆主之;先从腹肿,名曰冷水,其根在大肠,蜀椒主之;<u>先从面目肿,名曰气水,其根在肺,桑根主之</u>;先从手足肿,名曰心水,其根在小肠,巴豆主之;<u>先从口唇肿,名曰黄水,其根在胃,大戟主之</u>;先从胁肿,名曰饮水,其根在肝,芫花主之;<u>先从腰肿,名曰肝水,其根在膈,甘遂主之</u>;先从胸肿,名曰石水,其根在脾,茯苓主之;先从背肿,名曰鬼水,其根在胆,雄黄主之。上十物,分等主十水,随肿所从始,按方偏加药二分,合捣下筛,空腹以水服方寸匕,当下水。多者减服,下少者益之。① (以上出自《小品方》)

"随其病始所在增其所主药""随肿所从始,按方偏加药"的论述,同于《和齐汤法》所言"病所在倍其药",此可侧证十水丸、十水散与秦汉经方颇有渊源。

虽然天回医简、胡家草场简牍医方中有较多关于水病的记载,但《汉志·方技略》著录的"经方十一家"书目,却没有以"水病"为主题者。此是《汉志·方技略》的一个疑点,有待进一步研究。

十、胀病的分类与治方

在出土秦汉医学文献中,胀病也是一类常见的病症。天回《逆顺》论曰:"张(胀)之所道生,常起此五臧(藏)九窍(窍)之所道相使,胃蜀(独)为本。胃□□主九窍之原也。胃气盈则张(胀),綎溲不利。"②胀病虽与五脏九窍相关,但胃是其病源所在,胃气盈则病胀。

《脉书·下经》将胀病分为肤胀、鼓胀、膏胀、蹶胀、肌胀:

---

① 丹波康赖.医心方[M].高文柱校注.北京:华夏出版社,2011:227-228.
② 天回医简整理组.天回医简(下)[M].北京:文物出版社,2022:59.

肤胀，尻股胫足皆穜(肿)，上气而喘，腹寒，面腥而苻(浮)，唇黑而单(瘅)，后 难 ，股间终古黏。

鼓伥(胀)，腹坚而热，色苍若黄， 辟 (臂)胫小鼓伥(胀)，不治。

膏伥(胀)，腹大而缓。

蹶伥(胀)，手足面腹尽盈而喘。

肌伥(胀)，尻时穜(肿)时去，数岁腹乃大。

紳伥(胀)，囊尽 穜 (肿)，咳而喘，不得卧。①

《灵枢·胀论》是专篇论述胀病的文献，并从五脏六腑角度分类胀病：

心胀者，烦心短气，卧不安。

肺胀者，虚满而喘咳。

肝胀者，胁下满而痛引小腹。

脾胀者，善哕，四肢烦悗，体重不能胜衣，卧不安。

肾胀者，腹满引背怏怏然，腰髀痛。

胃胀者，腹满，胃脘痛，鼻闻焦臭，妨于食，大便难。

大肠胀者，肠鸣而痛濯濯，冬日重感于寒则飧泄[食]不化。

小肠胀者，少腹䐜胀，引腰而痛。

膀胱胀者，少腹满而气癃。

三焦胀者，气满于皮肤中，轻轻然而不坚。

胆胀者，胁下痛胀，口中苦，善太息。②

之于胀病的治疗，出土文献中的治腹盈方颇似主治胀病的医方：

人毋(无)故腹盈不能尼，是胃(谓)内闭，以水煮榆胕(柎)白者而歙(饮)亓(其)汁，出矣。一曰取歍(乌)豙(喙)，削之令白，而膏之，系亓(其)端，入纂中没之，亓(其)自出也。一曰：取榆柎白者一把，以酉(酒)五卮并煮之，令一卮，歙(饮)亓(其)汁，即衣，毋寒毋温，適利以卧，延罢而起食，必晦毋食为之。③（北大秦简《病方》）

---

① 天回医简整理组.天回医简(下)[M].北京：文物出版社，2022：33.
② 黄帝内经灵枢(明无名氏本)[M].顾漫点校.北京：北京科学技术出版社，2016：91.
③ 北京大学出土文献与古代文明研究所.北京大学藏秦简牍(肆)[M].上海：上海古籍出版社，2023：870.

"人无故腹盈不能尼,是谓内闭",即二便不通导致的腹胀。此有三方。一方是用水煮榆皮,内服。榆皮,《本经》云"主大小便不通,利水道,除邪气"。另一方是用乌头削尖,插入尿管,利用乌头的辛温之性刺激尿管,则小便自出。再一方是用酒煮榆皮,内服。药后且强调"毋寒毋温,适利以卧,延罢而起食,必晦毋食为之"。

> 治心腹盨(盈)新发,五日一畲(饮)药。药刌大黄大如大豆二畲(合),黄芩、半夏、姜各一畲(合),并,以醇酒半斗,渍药一宿,煮□挍去宰(滓)。莫(暮)毋食,旦歓(饮)一升,炎再出,歓(饮)粘(粥),药必食。服之廿日,已。禁荤、鲜鱼、彘肉、寒歓(饮)食。① (《和齐汤法》)

治心腹盈新发方,似是治疗腹胀初起之方,方用大黄、黄芩、通腑泻胀,半夏、姜降逆除满。

> 治心腹病,心腹病者如盈状而出不化。为麦糵□(粥)如为恒□(粥)一鲁,冶麦鞠(麴)三指(撮)到节者三,入粥中,挠。② (胡家草场简牍医方)

治心腹病者如盈状而出不化者方,似是主治消化不良导致的腹满,药用麦曲化食消胀。前文所引胡家草场简牍医方"治水、肤胀、面盈、胻肿、腹大、嗜卧方",亦是治疗肤胀的一张药方。

《金匮要略》收录有治疗肺胀的两首药方:

> 咳逆倚息,此为肺胀,其人喘,目如脱状,脉浮大者,越婢加半夏汤主之。方:麻黄六两(去节),石膏半斤(碎),生姜三两(切),大枣十五枚(擘),甘草二两(炙),半夏半升(洗),右六味,㕮咀,以水六升,先煮麻黄,再沸,去上沫,内诸药,煮取三升,去滓,分温三服。

> 肺胀,咳而上气,烦躁而喘,脉浮者,心下有水,小青龙加石膏汤主之。方:麻黄(去节)、芍药、桂枝、细辛、甘草(炙)、干姜各三两,五味子、半夏(洗)各半升,石膏二两(碎),右九味,㕮咀,以水一斗,先煮麻黄,减二升,去上沫,内诸药,取三升,去滓,强人服一升,羸者减之,日三服。小儿服四合。③

---

① 天回医简整理组.天回医简(下)[M].北京:文物出版社,2022:117.
② 荆州博物馆.荆州胡家草场西汉简牍选粹[M].北京:文物出版社,2021:201.
③ 张仲景.金匮要略明吴迁钞本[M].北京:北京科学技术出版社,2016:24.

越婢加半夏汤及小青龙汤,以麻黄为主,有宣肺平喘止咳之效。然除这两首治肺胀方外,出土及传世的秦汉时期文献暂未见其他五脏六腑胀病的治方。

十一、妇人病的分类与治方

妇人在生理上有月经、胎孕、产育和哺乳等特有的功能,病理上会发生经、带、胎、产、乳等专属的疾病。秦汉时期已将妇人病独立分科,如《史记·扁鹊仓公列传》云"扁鹊名闻天下,过邯郸,闻贵妇人,即为带下医",带下医,即妇人病医生。《汉志·方技略》"经方十一家"著录有"《妇人婴儿方》十九卷",也提示妇人病的特殊性。

张家山《脉书》有"弱(溺)出白,如沐,为白叚(瘕);前出如拳,为暴;乳痈,为醉;字而肠痛,弱(溺)而痛,为血□□□□"等记载,白瘕是白带;暴是子宫脱垂;乳痈是乳房痈肿;字而肠痛是产后肠痛。这些病症皆是妇人所特有。

天回《脉书·下经》对妇人病,分类更详:

内㥯(崩)。弱(溺)赤,足善栗,行不安地,数后血。

内闭。腹盈,不得后,不得弱(溺)而沫出。

转胞。不弱(溺)不后,从要(腰)以下不用,以下不用尚可久也。手足不用,易(易)者三四日,久者五六日死矣。且死,必先多弱(溺)后,乃死。

女子初阻(阻)而大病,子(字)之前病也。

女子已乳,不盈而瘕,血不尽也。

女子已乳而复盈,余病也。

女子暴。窑(突)也,盈四旁□而痏□,不□。

女子梃。痏出县(悬)纯纯,痏空在外。

女子其当得子而不成,善寒热,其面无色。

女子不臧(藏)。善瘴(癃)数弱(溺),恶出不止,得之惊失气。

女子余(余)病。少复〈腹〉坚,重如瑑(怀)石,寒热,好自伏也,其恶星(腥)。

女子并至。月事数月乃壹出,出即多,身尽痛,顷心,不耆(嗜)食。

女子积倚。月事闭不来,无常,乍多乍少,乍青乍白,少腹盈。其痛也,上到心,下到䣛(膝)。

女子白瘕。欲出,少腹痛;已出,有顷,快也,出少而白。

女子水。善已乳数用寒水,少腹痛,脊当少腹者痛,如以锥刾(刺)之。从乳以上汗出,不可治;从肩以下汗出,不可治也;案(按)其曲肘大脉,气从下数上,不可治。

女子不瀞(浣)。年未老也,月事不来,状类璒(怀)子,其色麤(粗)。

女子白瘕。其出,不痛而多;其白,不清而星(腥)臭。

女子红瘕。赤白半。①

内崩、内闭、女子并至、女子积倚、女子不浣为月经病;女子白瘕、女子红瘕、女子白瘕为带下病;女子暴、女子梃为子宫类病症;女子初阻为妊娠恶阻;女子余病、女子水为产后病。转胞、女子不藏,为妇人杂病。

治疗妇人病的药方,北大秦简《病方》有:

女子暴,取盐半斗,煮鬵中,令涫,即居之。

此方以煮盐水,外洗,治疗女子子宫脱垂。

字,病朖(瘕),以淳酉(酒)三汎煮薙,孰(熟),辄去亓(其)宰(滓)而歓(饮)其汁。一曰,燔铁三介以苿(禾)薪,令铁火,即以淳酉(酒)半厄受之,已,出亓(其)铁而歓(饮)亓(其)酉(酒)。

字而服(瘕)者,取逢(蜂)房靡(磨)一桮(杯)酉(酒)中而歓(饮)之,已。

字而病瘕,即产后瘕病。前者煮薙或铁器内服;后者用蜂房作散,酒冲服。

令字而毋余病:已字,浴婴儿,即取亓(其)浴少半桮(杯)而歓(饮)之,居壹宿,即取鞠(麹)一卷四剶之,以潘清一厄煮之,孰(熟)而热歓(饮)亓(其)汁,不病及不风。

令字而无余病,即产后调理,煎煮曲,内服。

字难者:一曰孰(熟)煮细麦,以亓(其)汁而歓(饮)之,以厌为故。已歓(饮),即复(覆)亓(其)桮(杯)。

字难,即难产,煎煮细麦内服。

---

① 天回医简整理组.天回医简(下)[M].北京:文物出版社,2022:29-30.

女子毋(无)子者,取羊肝长一寸,系以绳,入亓(其)嗔中,一宿去之,而令男子从之;当复字而不字,亦用此;皆可。一曰:取苦瓜瓠(瓠)、王瓜,皆阴干之,而燔之,以熏亓(其)嗔,已,令男子从之。①

女子无子者,即不孕。药用苦瓜瓠、王瓜,局部外熏下阴。

以上药方多是单味药为主,涉及外洗、外熏、外塞、内服等不用的用法。

《和齐汤法》有不少治疗妇人病的药方:

止内俑(崩)方。取麻,小熬之,磨(磨)取亓(其)中膏二升,以美酒粲(餐)之,先旦莫(暮)食。亓(其)一日,取狗肝,薄叶(牒)之,以炭烧枱铁赤,直(置)叶肝亓(其)上,使肝干,一合直(置)半杯酒中,酓(饮)之,节(即)已。枱铁,鏊也。

内崩,即崩漏。止内崩方,以一味麻子仁治疗此病。麻子仁,《本经》云(麻蕡)"治七伤,利五脏,下血,寒气,多食令人见鬼狂走";《别录》云"破积血,复血脉,乳妇产后余疾"。内崩不止多因瘀血内阻之故,方用麻子仁,取其活血止血之效,此是通因通用之法。另一方,将狗肝切薄片、烧烤,以酒冲服,似是取狗肝益气之力以疗崩漏。

治女子不月,自以为有子,至十岁无有,复(腹)大。蔓先洗,教取麦鞠(曲),屑(屑),三指撮至节,直(置)美酒中酓(饮)之,廿日已。令。出士黄洛,已试。

女子不月,即月经不至,闭经之意。治女子不月方,药用蔓与麦曲,作散,美酒冲服。蔓,疑是茜草。此方可能是活血以通经。

治女子沦及内俑(崩)及弱(溺)血者。取穀三把,以淳酒一斗,三汎煮之孰(熟),浚(捘)而酓(饮)亓(其)汁,已。尝试。毋禁。精。

治女子沦及内崩及溺血方,将楮实子以淳酒煎煮后内服。楮实,《别录》云"味甘,寒,无毒。主治阴痿水肿,益气,充肌肤,明目。久服不饥,不老轻身",可能是取楮实益气的作用。中唐时期的医者,用楮树皮做成的案纸烧灰内服,治疗女子月经不绝,如《证类本草》引《刘禹锡传信方》:

---

① 北京大学出土文献与古代文明研究所.北京大学藏秦简牍(肆)[M].上海:上海古籍出版社,2023:864-870.

治女子月经不绝,来无时者。取案纸三十张,烧灰,以清酒半升和调服之,顿定。如冬月即暖酒服。蓐中血晕,服之立验。已毙者,去板齿灌之,经一日亦活。今楮纸用之最博,或用其灰,止金创出血,甚效。楮布不见有之,医方但贵楮实,余亦稀用。①

此治女子月经不绝方,是对楮实治疗崩漏经验的继承。

治女子病瘕,在少腹如豫(怀)子者,要(腰)甬(痛)甚,豆恶下,下不止者。此等恐有虫(虫),若肌膏如虫(虫)状。取弓胶八两,捽(碎)之,大如豆,以淳酒一参煮,挠之,勿令著,尽靡(糜);即屑(屑)茈(紫)薄(参)二合,茈(紫)威(葳)、勺(芍)药各一撮,并入中挠之,沸。适寒温,令病者莫(暮)毋食,尽酓(饮)之。已酓(饮),静居毋卧,腹中甬(痛),如食顷止,即食,食如养乳者。日中时后出,出如血,可三四而止,止乃卧,亓(其)有虫(虫)者乳之。幸者,一酓(饮)已。病甚者,十余酓(饮)已。治赤沦亦用此药。禁毋寒酓(饮)食。

治女子病瘕方,用弓胶、紫参、紫葳、芍药淳酒煎煮后内服。

治内俑(崩)、金伤及女子赤沦方。取全黑犬骨、羊角,燔,冶,各二,燔人发半,熬大叔(菽),取中黄者,姜、圭(桂)、干箸(蓍)根各一,凡七物并合挠。取一撮,入温淳酒一升中,挠,酓(饮)之。节(即)能酓(饮),虽一日数酓(饮)可也。病已,止。

治内崩、金伤及女子赤沦方,药用黑犬骨、羊角、血余炭、大豆、姜、桂、黄芪作散,淳酒冲服。

针对妇人病的治方,《和齐汤法》较北大秦简《病方》有显著进步。

武威医简,也有两首主治妇人病的膏药方:

治邡(妇)人膏药方。[楼]三升,付(附)子卅枚,弓(芎)窮(藭)十分,当归十分,甘草七分,菓(藁)草二束,白茝四分,凡七物,以盼脾高(膏)舍(合)之。

治邡(妇)人高(膏)药方。[楼]三升,付子卅枚,弓(芎)窮(藭)十分,当归十分,甘草七分,菓(藁)草二束,白茝四分,凡七物,以盼脾高

---

① 慎微.证类本草[M].北京:中国医药科技出版社,2011:389-390.

（膏）之。①

此二方,药物组成基本相同。药用当归、川芎、天花粉活血;白芷、附子、藁本祛风;甘草补气,和合为膏,主治妇人诸病。

妇人病,多与瘀血或气虚相关。故以上诸妇人病方,多是活血化瘀或益气为主的医方。

以上是秦汉经方医学的疾病分类模式、常见疾病的分类及对应的治方。"肤、肉、骨、气、血"分类模式与脏腑分类模式,是秦汉医家认知疾病的两类方式,亦是秦汉经方医学主要的理论体系。而且"肤、肉、骨、气、血"理论较脏腑理论,形成更早,也较为完善。但由于五行学说对中医理论形成与构建的深刻影响,脏腑理论及其分类模式更拟合于五行学说,故脱颖而出,逐渐成为中医理论的主流。"肤、肉、骨、气、血"理论及分类模式,则逐渐衰落。南北朝医家谢世泰虽以"肤、肉、骨、气、血"理论为基础,构建了影响一时的六极理论;但随着北宋林亿等人对仲景《伤寒论》的提倡、推广,以及谢世泰《删繁方》一书的亡佚,六极理论亦于历史长河中不显。

但秦汉医家对风、痹、具、瘅、瘕、水等病症的认识与治疗,奠基了中医学的基础。后世医家对疾病的认知与治疗,多是在此基础上,分化与发展而来。

---

① 张雷.秦汉简牍医方集注[M].北京:中华书局,2018:302-315.

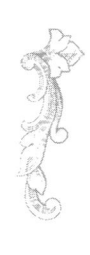

第六章
秦汉经方医学的诊法与治法

诊法是中医诊断疾病、辨别证候的基本理论与方法。治法是针对疾病拟定的治疗方案。诊法与治法,是组成秦汉经方医学的一部分。

第一节　秦汉经方医学的诊法

中医学有望、闻、问、切四种诊法。在秦汉不同时期,经方医学对此四诊方法,各有偏重。

一、早期望诊问诊为主

经方医学早期诊疗疾病的模式主要是运用望诊、问诊及触诊,通过患病机体外在的症状表现,以诊断与鉴别疾病。出土秦汉医学文献对经方所治病症的外在证候的记载,甚为详尽:

在肠中,痛,左右不化,泄,为唐(溏)叚(瘕)。
在肠,左右不化,为塞〈寒〉中。
内瘅,身痛,艮(眼)蚤(爪)黄,弱(溺)赤,为黄瘅。
腹盈,身、面、足、胕尽肖(消),为水。
身痛,面盈,为风。
头、身痛,汗不出而渴,为温。[①]（以上出自张家山《脉书》）
心痿。食肉而殹(呕),酓(饮)酒浆而帐(胀),徇(眴)目,不耆(嗜)食。

[①] 张家山二四七号汉墓竹简整理小组.张家山汉墓竹简二四七号墓(释文修订本)[M].北京:文物出版社,2006:115-116.

狐之阳瘅。热而头痛，属于两顁蘪（眉）间，顽心善毆（呕），不能入食，漉于汗，要（腰）腹尽痛，郄（膝）寒。

狐之阴伥（胀）。日入以至夜半，阴也；从齐（脐）以下，阴也。夜半至明（明），阳也；从齐（脐）以上，阳也。

阴狐。天阴而瘗（癃）。

气狐。善穜（肿）善减，心下盈，烦心，善毆（呕）。①（以上出自天回《脉书·下经》）

以上病症的证候，通过问诊、望诊、触诊，即可获悉。

天回《脉书·下经》记载类似病症的鉴别要点：

凡寒气乍在乍亡者，风也；畜作有时者，疟也；桯解而不去身者，痹也。

风而类内瘅者，其弱（溺）甘，嗌干而渴，清其溺，溺不类红而类赭，不类苦而类酱（䤉），不然，内瘅也。

风而类肤伥（胀）者，腹大，面盈，膿（体）穜（肿），喘呼徇（询）獾（讙），上气而泣出，善大（太）息，弱（溺）赤口苦，嗌□□□□□黄而恶风，不然，肤伥（胀）也。②

风病、疟病、痹病、大风病，不同之处在于恶寒发热的形式。不定时的恶寒发热，是风病；定时的恶寒发热是疟病；一直恶寒伴见四肢不利者是痹病。风与内瘅的鉴别要点在于小便的颜色，小便清者为风，小便红者为瘅。诊断风病或肤胀，在于恶风与否，恶风者为风病，不然则是肤胀病。这些类似病症的鉴别，也主要是借助问诊或望诊。

从西汉早期的《五十二病方》《和齐汤法》、胡家草场简牍医方、北京大学藏汉代医简医方及东汉早期武威医简等出土经方类文献，多采用对同一种疾病——罗列不同治疗方法的编排方式，这是针对同类疾病不同的治疗方案，但并不记载脉象。

西汉末年侍医李柱国校正医书时，对经方类文献进行概括时说："经方者，本草石之寒温，量疾病之深浅，假药物之滋，因气感之宜，辩五苦六辛，致水火之齐，以通闭解结，反之于平。"③亦没有提及脉诊。

---

① 天回医简整理组.天回医简（下）[M].北京：文物出版社，2022：31.
② 天回医简整理组.天回医简（下）[M].北京：文物出版社，2022：23-24.
③ 班固.简体字本二十四史 汉书[M].颜师古注.北京：中华书局，2000：1396.

秦汉时期,诊脉是经脉医学的特征之一。在施以砭石、灸刺等治疗时,需诊察脉象以确定疾病的起因与疾病之所在(脉动异常处)。出土于山东曲阜一带的东汉画像石——扁鹊行针图,人首鸟身的扁鹊,面对患者,一手持针,一手诊脉,扬臂作预备刺入状。其展现了针砭技术与诊脉之间的关系。而医家在使用经方时,主要是辨病选方,很可能不参考脉象。

仲景之前的医家,诸如淳于意等,在临床诊疗中亦使用脉诊。但他们诊脉用以确定疾病,进而根据疾病而选方。如《史记·扁鹊仓公列传》记载淳于意的医案:"齐郎中令循病,众医皆以为蹶入中,而刺之。臣意诊之,曰'涌疝也,令人不得前后溲'。循曰'不得前后溲三日矣'。臣意饮以火齐汤,一饮得前溲,再饮大溲,三饮而疾愈……所以知循病者,切其脉时,右口气急,脉无五脏气,右口脉大而数。数者中下热而涌,左为下,右为上,皆无五脏应,故曰涌疝。中热,故尿赤也。"①淳于意诊察齐郎中令循的脉象,发现其右手寸口的脉象急迫,右手寸口脉象壮盛而快,知其病为"涌疝",涌疝的常用方为火齐汤,故治以火齐汤,病得速愈。此是诊脉以知病,据病而用方的"脉—病—方"思维模式。可以发现,在"脉—病—方"的思维模式中,脉与药方之间并无直接联系。

二、后期脉诊融入经方体系

东汉中后期,仲景引入脉学来指导经方的临证施用,如《金匮要略》记载:"血痹,阴阳俱微,寸口关上微,尺中小紧,外证身体不仁,如风痹状,黄芪桂枝五物汤主之。"②黄芪桂枝五物汤与《和齐汤法》"治血痹方",不论在主治病症还是药方组成方面,皆有很高的相似性。不同之处在于,仲景补充了"寸口关上微,尺中小紧"的脉象。自仲景后,药方记述脉象的现象才逐渐增多。

在《伤寒论》《金匮要略》等仲景著作中,多是以"辨某某病脉证并治"或"某某病脉证并治"为章节名,如"辨太阳病脉证并治""百合狐惑阴阳毒病证治"。仲景在前人的基础上,将"脉—病—方"的思维模式,变革为"病—脉证—方"。如"阳明病,谵语,发潮热,脉滑而疾者,小承气汤主之""少阴病,身体痛,手足寒,骨节痛,脉沉者,附子汤主之""小结胸病,正在心下,按之则痛,脉浮滑者,小陷胸汤主之""咳逆倚息,此为肺胀,其人喘,目如脱状,脉浮大者,

---

① 中华书局编辑部.二十四史简体字本 史记[M].北京:中华书局,2000:2153.
② 张仲景.金匮要略明吴迁钞本[M].北京:北京科学技术出版社,2016:18.

越婢加半夏汤主之""胸痹之病,喘息咳唾,胸背痛,短气,寸口脉沉而迟,关上小紧数,栝楼薤白白酒汤主之""膈间支饮,其人喘满,心下痞坚,面色黧黑,其脉沉紧,得之数十日,医吐下之,不愈,木防已汤主之"等。仲景先定病,再诊察脉象,确定脉证,由脉证拟定药方。这种"病—脉证—方"的思维模式,使脉与药方直接关联,在理论层面与临床实践,浑然合一。

张仲景在诊疗用方时,极为重视脉象。如针对因治疗不当而造成的病症("坏病")时,曰:"观其脉证,知犯何逆,随证治之。"即根据坏病的证候表现与脉象,采取针对性的治疗方法。随后这种"观其脉证,知犯何逆,随证治之"的诊治方法,逐渐演变为中医临床的思维特色与普遍原则。在病方对应,但脉象异常的时候,张仲景告诫用方需谨慎,如其言:"太阴为病,脉弱,其人续自便利,设当行大黄芍药者,宜减之。"此为"舍证从脉"的治疗实践,开启先河。

张仲景进一步从脉象角度界定了方证的主治范围。如《伤寒论》记载:"发汗后,身疼痛,脉沉迟者,桂枝加芍药生姜各一两人参三两新加汤主之""伤寒吐下后,心下逆满,气上冲胸,头眩,脉沉紧者,茯苓桂枝白术甘草汤主之""手足厥寒,脉细欲绝者,当归四逆汤主之"。这些条文分别从脉沉迟规范了新加汤证,从脉沉紧限定了茯苓桂枝白术甘草汤证,从脉细欲绝规范了当归四逆汤证。

"以脉象界定方证",对于经方的准确使用,产生了积极影响。后世医家亦遵循此法,将常用方证规范以脉象。如《经方小品》记载当归大黄汤"治冷气牵腰背胁内痛,少腹坚,小便难且不禁,尺脉牢实者方";《辅行诀》记载大阳旦汤"治凡病汗出不止,气息惙,身劳力怯,恶风凉,腹中拘急,不欲饮食,皆宜此方。若脉虚大者,为更切证也";陈延之将当归大黄汤证规范以"尺脉牢实",陶弘景将大阳旦汤证规范以"脉虚大"。这些是对张仲景"以脉定方"的继承。

之于仲景所用的脉诊方法及诊治特点,学界已有较多研究,本文不再赘述。

第二节　秦汉经方医学的治法与方剂

《汉志·方技略》"经方小序"以"经方者,本草石之寒温"为起首语,旨在强调经方医学是凭借药物治病。此不同于经脉医学的砭、针、灸及导引医学的吐纳导引等治疗方法。

秦汉时期的经方医学,根据药物不同的用法,大体可分为外用与内服。药

物外用一般用于病在体表的皮肤病症或金创病症以及眼耳口腔等疾病,用法有汤熨、外洗、外敷、滴鼻等。如:

身有疕伤。取柳、杨、荆、藜枝叶,剉长寸,以水洎,三温煮而浴若洗之。其甚者,剉穀枝、柏枝以益此四物者,并煮,洗浴如前。(《和齐汤法》)

治目痛方。以春三月上旬治药,曾青四两,戎盐三两,皆冶,合,以乳汁和,盛以铜器,以傅目,良。①

即鼻不利,药用利(藜)庐(芦)一本,亭(葶)磨〈苈〉二分,付子一分,早(皂)荚一分,皆并父且(咬咀),合和,以醇醢渍,卒时去宰,以汁灌其鼻中。②（以上出自武威医简）

身有疕伤方,以柳枝、杨枝、荆枝、藜枝,煎汤外洗。若是疕伤严重,则更加入穀枝、柏枝等。治目痛方用曾青、戎盐,和以乳汁,外敷眼睛,治疗目痛;鼻不利方,将藜芦、葶苈、附子、皂荚,醇醢萃取后,滴鼻。

《灵枢·寿夭刚柔》记载一首药熨方:

黄帝曰:刺寒痹内热奈何?伯高答曰:刺布衣者,以火焠之;刺大人者,以药熨之。

黄帝曰:药熨奈何?伯高曰:用淳酒二十斤,蜀椒一升,干姜一斤,桂心一斤,凡四种,皆咬咀,渍酒中,用绵絮一斤,细白布四丈,并内酒中。置酒马矢煴中,盖封涂,勿使气泄。五日五夜,出布绵絮,曝干之,干复渍,以尽其汁。每渍必晬其日,乃出干。干,并用滓与绵絮,复布为复巾,长六七尺,为六七巾,则用之生桑炭炙巾,以熨寒痹所刺之处,令热入至于病所,寒复炙巾以熨之,三十遍而止。汗出,以巾拭身,亦三十遍而止。起步内中,无见风。每刺必熨,如此病已矣。此所谓内热也。③

此方将蜀椒、干姜、桂,用淳酒浸泡后,热熨皮肤治疗痹症。

药物内服一般用于病在外感或病在脏腑的内科病症,用法有汤、丸、散、膏、酒等,适应范围较广。

经方医学的具体治法,是指在辨清病症,审明病因后,有针对性地采取诸

---

① 张雷.秦汉简牍医方集注[M].北京:中华书局,2018:155.
② 张雷.秦汉简牍医方集注[M].北京:中华书局,2018:231.
③ 黄帝内经灵枢(明无名氏本)[M].顾漫点校.北京:北京科学技术出版社,2016:23.

如水火之剂或温、补、汗、下等方法。

一、刚柔/水火之剂

西汉早期,经方医学的具体治法多以刚柔之剂或水火之剂代指。如《史记·扁鹊仓公列传》齐王侍医遂分析自己病情时说:"夫药石者有阴阳水火之齐,故中热,即为阴石柔齐治之;中寒,即为阳石刚齐治之。"虽刚剂、柔剂的具体组成不明,但"中热"治用阴石柔剂,"中寒"治用阳石柔剂,表明柔剂有清热之功,刚剂有散寒之效。

《史记·扁鹊仓公列传》中用到"火齐("齐"通"剂")"有六案,如以火齐汤治疗齐郎中令循的涌疝病症:

> 齐郎中令循病……臣意诊之,曰:涌疝也,令人不得前后溲。循曰:不得前后溲三日矣。臣意饮以火齐汤,一饮得前〔后〕溲,再饮大溲,三饮而疾愈。①

服后火齐汤二便通利,病即得解,可证火齐汤为下法之方。罗琼②等研究发现仓公治涌疝与气疝所用的"火齐汤"可能是天回医简《和齐汤法》治疝方。天回医简《和齐汤法》治疝方:

> 治山(疝)。少腹痛,引腰脾(髀)痛,前后溲难,如(癃)状。(屑)大黄二,黄芩、狀〈伏-茯〉霝(苓)、土娄根、蜱蛸各一,并合挠,温醇【酒】二升,取药一合,入中挠,莫(暮)毋食,旦先食,饮之,仑再出,饮,药力必而食。禁鲜鱼、麂肉、荤。③

此治疝方含有大黄、黄芩、茯苓、桑螵蛸、天花粉等药物,有清热泻下、通利二便的功效,且服后以"仑再出"为验。此治疝方与仓公所用"火齐",在主治病症、服药后的情况方面,甚是接近。

"水齐"之名,见于《汉志·方技略》"经方小序",其言:"经方者,本草石之寒温,量疾病之浅深,假药味之滋,因气感之宜,辩五苦六辛,致水火之齐,以通

---

① 中华书局编辑部.二十四史简体字本 史记[M].北京:中华书局,2000:2153.
② 罗琼,顾漫.经方"火剂"新证——以天回汉墓出土医简为证[J].中国中医基础医学杂志,2019,25(10):1416-1419.
③ 天回医简整理组.天回医简(下)[M].北京:文物出版社,2022:107.

闭解结,反之于平。"①由"经方小序"可知,水火之剂皆有"通闭解结"的功效。火剂方以大黄为主,其具有"通闭解结"之功,了无疑义。惜目前出土文献中,无水齐之名与具体组方。然《南史·徐文伯传》记录徐文伯的一则医案:

> 宋孝武路太后病,众医不识。文伯诊之曰:"此石博小肠耳。"乃为水剂消石汤,病即愈。②

徐文伯以"水剂消石汤"治疗路太后的石博小肠病,提示水剂可能是消石汤类方。秦汉时期的出土医学文献与传世医学文献,确有"消石汤"的记载:

> 菑川王美人怀子而不乳,来召臣意。臣意往,饮以莨菪药一撮,以酒饮之,旋乳。臣意复诊其脉,而脉躁。躁者有余病,即饮以消石一齐,出血,血如豆比五六枚。③(《史记·扁鹊仓公列传》)

> 歕(饮)消石方。取汤一升置杯中,消石半升,置汤中,盖,毋使见风,挠泽(释),饮之。饮之之使人泄,三出之后即渴,温秙汁、荤(淬)相半,☒☐☐过一杯;五出之后,渴欲饮,少多自适。全一日毋食它食,一日之后,毋食清,毋饮酒,毋食采(菜),毋食鸡肉、彘肉、荤。④(《和齐汤法》)

消石"饮之使人泄",亦即"通闭解结",且其入水即溶。古人可能据此性质,将消石类方,命名为水齐。

东汉早期,火齐与水齐,逐渐开始融合。如武威医简有:

> 治伏梁裹脓在胃肠之外方。大黄、黄芩、芍药各一两,消石二两,桂一尺,桑卑肖十四枚,䗪虫三枚,凡七物皆父且(咬咀),渍以淳(醇)酒五升,卒(晬)时,煮之三。⑤

此方是大黄与消石同用的一张药方。表明当时的医家,已将火齐、水齐融为一体,以获得更为稳定的临床药效。

此外,东汉后期仲景的调胃承气汤、大承气汤、桃核承气汤、大黄消石汤、大陷胸汤、大黄牡丹汤等,亦似火齐与水齐融合的方剂。

---

① 中华书局编辑部.二十四史简体字本汉书[M].北京:中华书局,2000:1396.
② 李延寿.南史 简体字本[M].北京:中华书局,2000:557.
③ 中华书局编辑部.二十四史简体字本 史记[M].北京:中华书局,2000:2157.
④ 天回医简整理组.天回医简(下)[M].北京:文物出版社,2022:111.
⑤ 张雷.秦汉简牍医方集注[M].北京:中华书局,2018:187-192.

二、治风法

治风法,是指以祛风、逐风为目的的治法。殷商时期,有磔狗祭祀风神,以宁风、止风,以祓除疾病①。此虽是以巫术治风,但表明治风的理念,至少可追溯到殷商。先秦时期的《山海经》有收录"荣草食之已风""䳃食之已风""獙食者不风"等以单味药治风的经验。北大秦简《病方》也有"已风,用缎(锻)豕矢,干而冶之,煮美酉(酒),投其中,歕(饮)之。卧而多衣,起而浴脂"②的记载。

西汉时期,开始使用复方治疗各种风病。如:

> 治风。石脂七分,蜀枌(椒)五分,方(防)风、细辛各四分,厚柎(朴)五分,陈朱(茱)㬰(萸)一分,圭(桂)十分,姜六分,皆冶,合三指撮直(置)温酒一杯中,日三歕(饮),病已,止,精。③(《和齐汤法》)

> 治伤寒遂(逐)风方。付子三分,蜀椒三分,泽泻五分,乌喙三分,细辛五分,术五分,凡五〈六〉物皆冶,合,方寸匕,酒饮,日三饮。④(武威医简)

秦汉医家常用干姜、桂、乌头、附子、蜀椒、细辛、吴茱萸(下文简称"姜桂乌附椒辛茱")等药,此与当时对"风病"的独特认识有关。马继兴⑤统计《五十二病方》中的药物,除酒、醯、豛膏等溶媒或赋形剂外,使用频次最高的药物是乌喙(19次)、桂(16次)、姜(15次)。王一童⑥统计《治六十病和齐汤法》所用药物凡480余见,其中所用桂、姜、蜀椒出现频次最多,均在20次以上,分别达到了32次、26次、21次;其次为附子、细辛、枣、芍药,均在10次以上,分别为16次、15次、10次。赵怀舟⑦统计武威医简方剂中单味药使用次数较多者依次为附子(13次)、桂(8次)、蜀椒(8次)、姜(7次)。秦汉医家高频使用"姜桂乌

---

① 刘思亮.磔狗与逐疫——先秦时代的防疫记忆[J].自然科学史研究,2020,39(4):425-438.
② 北京大学出土文献与古代文明研究所.北京大学藏秦简牍(肆)[M].上海:上海古籍出版社,2023:860.
③ 天回医简整理组.天回医简(下)[M].北京:文物出版社,2022:102.
④ 张雷.秦汉简牍医方集注[M].北京:中华书局,2018:121..
⑤ 马继兴.中国出土古医书考释与研究上[M].上海:上海科学技术出版社,2015:286.
⑥ 王一童.老官山汉墓天回医简《治六十病和齐汤法》的内容特点与学术源流研究[D].成都:成都中医药大学,2019.
⑦ 赵怀舟,和中浚,李继明,等.成都老官山汉墓《六十病方》和《武威汉代医简》的比较研究[J].中医药文化,2015,10(5):4-9.

附椒辛茱"等药物,主要是"祛风",而非仅是"散寒"。前文已指出,此与当时"风为阴气之属"的认识有关。

以"姜桂乌附椒辛茱"治风的经验,在晋唐时期仍被医家继承使用,如《外台秘要》引南北朝医家深师通气丸方,方用加减云"有风加乌头二枚、附子一枚,立夏后勿加也",①明确指出方中"乌头、附子"的作用是"祛风"。

《延年秘录》记载疗"赤白二疹丸方"。药用:白术一斤,蔓荆子四分,防风四分,附子二分,炮桂心二分②。方后注云"凡风皆由旧来有风气,所以方中不得不用桂心、附子"。《延年秘录》的作者,深达"桂、附"治风之用。

秦汉时期,除用"姜桂乌附椒辛茱"治风外,还经常使用金石药治风。五石散类方为代表:

> 恶病大风方。雄黄、丹沙、礜石、囗兹(磁)石、玄石、消石、长囗一两,人参囗,捣之各异,斯囗三重盛药囗囗三石囗囗囗三日囗热囗上囗囗十囗囗囗,饭药以囗猪鱼肉辛,卅日知,六七〈十〉日愈。囗皆蓐(落),随(堕)复生,囗虽折能复起,不仁皆仁。③(武威医简)

风性善变易动,而金石药质坚沉重,可克制风性,故有治风之功。传世治风方的多是以金石药配合"姜桂乌附椒辛茱",如:

> 风引除热主瘫痫汤方。大黄、干姜、龙骨各四两,桂枝三两(去皮),甘草(炙)、牡蛎(熬)各二两,凝水石、滑石、赤石脂、白石脂、石膏、紫石英各六两。右十二味,杵,粗筛,以韦囊盛之,取三指撮,井华水三升煮三沸,去滓,温服一升。④(《金匮要略》)

> 五石汤,主产后卒中风,发疾口噤倒闷,吐沫瘛疭,眩冒不知人,及湿痹缓弱,身体痉,妊娠百病方。白石英、钟乳、赤石脂、石膏各二两,紫石英三两,牡蛎、人参、黄芩、白术、甘草、栝楼根、芎䓖、桂心、防己、当归、干姜各二两,独活三两,葛根四两。右十八味,末五石,㕮咀诸药,以水一斗四升煮取三升半,分五服,日三夜二。一方有滑石、寒水石各二两,枣二十

---

① 王焘.外台秘要方[M].王淑民校注.北京:中国医药科技出版社,2011:163.
② 王焘.外台秘要方[M].王淑民校注.北京:中国医药科技出版社,2011:534.
③ 张雷.秦汉简牍医方集注[M].北京:中华书局,2018:283.
④ 张仲景.金匮要略(吴迁钞本)[M].北京:北京科学技术出版社,2016:15.

枚。①（《千金要方》）

上文已论述其他治风方，此处从略。治风法是秦汉经方医学极为重要的治法之一。

三、补益法

补益法是通过补充人体阴阳气血，以治疗各种虚弱病症的治法。《万物》中已记载"使人倍力者以羊与龟"，食用羊、龟可以增长气力。在秦汉医学中，补法主要用于"少气""伤中""男子七伤"等病症的治疗。

上文已论述，秦汉医家认为"气"是个体生命过程的关键，气的盈亏直接关系到生命的生长壮老病矣。人不爱其气则多病，不能节用其气则早衰。在如此认知下，古人采用益气之法，以预防衰老。很多冠以"益气"为名的药方，皆是补益方，马王堆医书《养生方》《杂疗方》"加（补益身体）"方、"轻身益力"方、"除中益气"方、"治力"方、"益力"方、"醪利中"方、"益内利中"等即是此类。如"除中益气"方：

> 取牛肉薄剶（劙）之，即取革芙寸者，置牛肉中，炊沸，休，有（又）炊沸，有（又）休，三而出肉食之。臧（藏）汁及革芙，以复煮肉，三而去之。令人环、益强而不伤人，食肉多少次（恣）殹。②

又如"益气"方：

> 取刑马脱脯之。段乌豙（喙）一斗，以淳酒渍之，□去其宰（滓），□□【□□□□□□□】舆、蚌（蘴）冬各【□】□草藓、牛蓻各五折（枼），□（椒）、酉（茜）芙、桔梗、厚筈（朴）二尺，乌豙（喙）十果（颗），并冶，以淳酒四斗渍之，毋去其宰（滓），以□脯，尽之，即治，□以韦囊里。食以二〈三〉指最（撮）为后饭。服之六末强，益寿。③（以上出自《养生方》）

这类药方多是以血肉有情之品配合乌头、桂、姜等内服，以补益气力，增强

---

① 孙思邈.备急千金要方校释[M].李景荣等校释.北京：人民卫生出版社，2014：81.
② 湖南省博物馆，复旦大学出土文献与古文字研究中心.长沙马王堆汉墓简帛集成（第六册）[M].北京：中华书局，2014：51.
③ 湖南省博物馆，复旦大学出土文献与古文字研究中心.长沙马王堆汉墓简帛集成（第六册）[M].北京：中华书局，2014：56.

体质、延长寿命。

《和齐汤法》有"治益气"方,亦是体现了补益法:

> 益气,令人轻劲。厉(疠)者百日,息瘘七十日,内单(瘅)者、颠疾者卅日,痹廿日,痈咳五日。取挈(藜)卢(芦)、礜各半□,
>
> 治益气。取鹿肠,则(剸)各一分,㹈(利)如、牛厀(膝)、卑(萆)挈(葜)、山朱(茱)臾(萸)、桔梗、圭(桂)、蜀林(椒)、白茝(芷)、细辛各二分,以截一駒,煮枣卅,沸之,取汁,以饼药,大如人耳,厚少半寸,阴干之,服药,大如赤豆,屑(屑)以为后饭。①

"益气令人轻劲"方,残损较甚,但可以看出此方可用于治疗疠、瘘、瘅、颠疾、痹、痈咳等导致的身重、乏力。"治益气"方,则是用玄参、山茱萸、牛膝配伍附子、桂、蜀椒、细辛等补气。

出土文献中,"伤中"病症治方,也是补益法的代表方剂:

> 治伤中。伤中者,其溲细白,清之,其下如靡(糜)米状。治取羊肝肠胃,谨洒(洗),细刊之,以醇酒二斗煮孰(熟),挼去亓(其)肉,屑(屑)圭(桂)尺,细辛一两,畺(姜)五果(颗),甘草一两,入汁中挠,曾(饮)之,多少次(恣)。药尽,复为如前。三,病已矣。
>
> 治伤中。赤叔(菽)一斗,黍潘五斗,马脯中束一,则(剸)二果(颗),并煮,谒(竭)以为二斗。日食三朐脯、叔(菽)一参,曾(饮)汁二参。三日更为,三为病已。②(《和齐汤法》)

治伤中方,亦是多是用血肉有情之品如羊肝、羊胃、马肉配伍桂、姜、附子等,其制方思路马王堆"益气方"多同。

男科病症的男子七疾、七伤等病症,亦是采用补法治疗:

> 白水侯所奏治男子有七疾方:何谓七疾,一曰阴寒,二曰阴痿,三曰苦衰,四曰精失,五曰精少,六曰囊下养湿,[精汻〈清〉;七曰小便苦数,临事]不卒,名曰七疾,令人阴物小,囊下养湿,搔之黄汁出,□行小便时难,溺[下]赤黄泔白,便赤脓,余酒□苦恿,膝胫寒,手足热且烦,卧不安床,涓目泣出,□□□□下常恿,温温下溜旁急时苏□□□□阴□□所

---

① 天回医简整理组.天回医简(下)[M].北京:文物出版社,2022:100-102.
② 天回医简整理组.天回医简(下)[M].北京:文物出版社,2022:122.

□□□□有病如此，名为少伤，何已□□□尚□☒伏下☒已汻□孙□内伤除□□□其坐则 应 中☒见□□□□，人不见□□□惊骇□酒大乐，久坐不起，□便不☒，有病如此，终古毋子，治之方。活(栝)楼根十分，天雄五分，牛膝四分，续断四分，□□五分，昌蒲二分，凡六物皆并冶，合和，以方寸匕一，为后饭，瘉(愈)。久病者，卅日平复，百日毋疾居〈苦〉。建威耿将军方。良，禁，千金不传也。

治东海白水侯所奏方：治男子有七疾及七伤，何谓七伤，一曰阴寒，二曰阴痿，三曰阴衰，四曰囊下，湿而养，黄汁出，卒恿，五曰小便有余，六曰茎中恿如林(淋)状，七曰精自出，空居独怒，临事不起，起，死玉门中，意常欲得妇人。甚者更而苔(答)轻，重时腹中恿，下弱旁光，此病名曰内伤。□桔梗十分，牛膝、续断、方风、远志、杜仲、赤石脂、山朱臾、柏实各四分，肉从容、天雄、署与、蛇☒□□[凡十]五物，皆并治，[合]①(以上出自武威医简)

此二方，以天雄配合牛膝、续断等，补肝肾、续筋骨、治七疾或七伤。

此外，尚德街简牍治百病通明丸方亦是一首补益剂，上文已论述此方与传世补益方肾沥汤的关系。

通过药物补益气血，改善机体虚弱状态，以增强或提高机体的生理功能，此是经方医学的特色治法。

四、降气法

清华大学藏战国竹简《汤在啻门》论曰："气逆乱以方，是其为疾殃。"②张家山《脉书》云："气也者，利下而害上，从暖而去清焉。故圣人寒头而暖足，治病者取有余而益不足也。"③先秦时期的医者认为气如流水，正常状态下以下行为顺，逆上则为害。气逆，则需治以降气、下气。

秦汉时期，降气法主要用于上气、咳、蹶、逆气、膈中、气暴上走嗌等病症的治疗。如：

---

① 张雷.秦汉简牍医方集注[M].北京：中华书局，2018：258-277.
② 李学勤.清华大学藏战国竹简(伍)[M].上海：中西书局，2015：142.
③ 张家山二四七号汉墓竹简整理小组.张家山汉墓竹简二四七号墓（释文修订本）[M].北京：文物出版社，2006：125.

取车前草实,以三指窜(撮),入酒若鬵(粥)中,歓(饮)之,下气。①(周家台秦简《病方及其他》)

周家台秦简《病方及其他》用车前子下气。《千金要方》记载"(妇人)治纵横生不可出者方,菟丝子末,酒若米汁服方寸匕,即生。车前子亦好,服如上法"。该方用车前子治疗胎儿横生不可出者,或是取车前子下气之功。

《和齐汤法》有"治上气"方、"治逆气"方、"治蹶"方:

治上气。美酒二斗半,梓(辛)饴半斗,枣半斗,芷(紫)菀(菀)五开〈开-幵〉,圭(桂)二尺,姜五果(颗),麃煎脂半升,父(咬)且(咀);叚〈叚-煅〉亓(其)圭(桂)、姜、菀(菀);擘(擘)亓(其)枣,合。分以为三分,置一分,炊令沸,止火,入一分。凡三分,济取亓(其)汁,會(饮)之。

治逆气。屑(屑)蜀朸(椒)四,姜二,桂、乌喙、桔梗各一,并合挠。先旦夕食,温美酒半杯,會(饮) 药 一 刀 圭,日再,病已。禁。

治蹶。屑(屑)芍药、方(防)风、细辛、蜀朸(椒)、姜、桂各六撮,伏(茯)霝(苓)三撮,并合挠。先旦夕食,温美酒一杯,歓(饮)药二撮,日再。病已,止。禁。

以上药方多用桂、姜等。桂治上气咳逆(《本经》);姜治胸满咳逆上气(《本经》),二药皆有治疗"上气"的作用。其中,"治蹶"方更有茯苓与桂的组合,此或是仲景苓桂剂之源,而苓桂剂主治心悸、奔豚等气逆病症。

隔中,是气不降,壅滞于胃脘而致(张家山《脉书》"在胃脘,痛,为鬲中")。《和齐汤法》有治隔中方:

治隔中。屑(屑)圭(桂)、细辛、疾胡、大黄皆等,以竹籥盛酒少半升,入药二撮亓(其)中,挠,常先餔食會(饮)之,日三,十五日已。②(《和齐汤法》)

"治隔中"方,大黄与柴胡可推陈致新,同时配伍桂与细辛,如此气降则膈中除。

咳嗽亦是气逆为患,出土文献的治咳方,也是以降气为主的一类方剂:

---

① 张雷.秦汉简牍医方集注[M].北京:中华书局,2018:46.
② 天回医简整理组.天回医简(下)[M].北京:文物出版社,2022:105-123.

治久咳上气,喉中如百虫鸣状,世岁以上方。芘胡、桔梗、蜀椒各二分,桂、乌喙、姜各一分,凡六物冶,合和,丸以白密(蜜),大如婴桃,昼夜含三丸,消(稍)其汁。甚良。

治久咳逆上气汤方。芘菀七束,门冬一升,款东〈冬〉一升,橐吾一升,石膏半升,白□[一尺],桂一尺,密(蜜)半升,枣世枚,半夏十枚,凡十物,皆父且,半夏毋父且,泊水斗六升,炊令六沸,浚去宰(滓),温饮一小栝(杯),日三饮,即药,宿当更沸之,不过三四日逾。①(以上出自武威医简)

武威"治久咳上气,喉中如百虫鸣状,世岁以上方"与《和齐汤法》"治逆气"方的药物,多同。而武威"治久咳逆上气汤方",以石膏、麦冬、半夏、大枣等降逆止咳。仲景治疗大逆上气的麦门冬汤(麦冬、半夏、人参、甘草、粳米、大枣)及治疗气逆欲吐的竹叶石膏汤(石膏、半夏、麦冬、竹叶、人参、粳米、甘草),或源于此。

《史记·扁鹊仓公列传》记载淳于意以"下气汤"治疗齐王中子诸婴儿小子的气鬲病:

齐王中子诸婴儿小子病,召臣意诊切其脉,告曰:气鬲病。病使人烦懑,食不下,时呕沫。病得之(少)[心]忧,数忔食饮。臣意即为之作下气汤以饮之,一日气下,二日能食,三日即病愈。②

下气汤是直接以"下气"为名的方剂,服之可"气下"。仓公下气汤,具体组方不明。罗琼等人研究发现《和齐汤法》"治气暴上走嗌"方及主治病症,与仓公下气汤所治病症较为类似。《和齐汤法》"治气暴上走嗌"方:

治气暴上走嗌。煮水三斗,取细辛半两,舄〈乌〉喙一果(颗),半夏毁之如叔(菽)二合,入中安炊之,令渇(竭)为一斗,浚(挼)去宰(滓),以汁糙(粥)。䉛(毇)米二合,安炊,令为二升。适寒温,先旦食尽酓(饮)之。节(即)烦心,入白微(薇)一两,十七已。禁。

此治气暴上走嗌方以半夏配合细辛、乌头,治疗气逆。半夏,《本经》云

---

① 张雷.秦汉简牍医方集注[M].北京:中华书局,2018:108-109.
② 中华书局编辑部.二十四史简体字本 史记[M].北京:中华书局,2000:2152.

"味辛平,生川谷。治伤寒寒热,心下坚,下气,喉咽肿痛,头眩胸胀,咳逆肠鸣,止汗"①,其主要功效是"下气"。进一步推论之,以半夏为主药的药方,或即是秦汉时期的下气汤。

《灵枢·邪客》所收录的"半夏秫米汤"可能亦是一首下气汤方。《灵枢·邪客》记载黄帝于伯高询问失眠的治疗:

> 伯高曰:补其不足,泻其有余,调其虚实,以通其道,而去其邪。饮以半夏汤一剂,阴阳已通,其卧立至。
>
> 黄帝曰:善。此所谓决渎壅塞,经络大通,阴阳得和(和得)者也。愿闻其方。
>
> 伯高曰:其汤方以流水千里以外者八升,扬之万遍,取其清五升煮之,炊以苇薪,大(火)沸,置秫米一升,治半夏五合,徐炊,令竭为一升半,去其滓,饮汁一小杯,日三,稍益,以知为度。故其病新发者,复杯则卧,汗出则已矣;久者,三饮而已也。②(《灵枢·邪客》)

伯高认为邪气客于五藏六府导致卫气不得入阴则发生失眠,可用半夏汤方治疗。此方以半夏配合秫米降气,使卫气得以入阴,阴阳得和,即可入眠。

传世经方中很多以半夏降气、通气的药方:

> 胃反呕吐者,大半夏汤主之。半夏三升(洗,完用),人参三两(切),白蜜一升,右三味,以泉水一斗二升,和蜜扬之二百四十遍,煮药取二升半,去滓,温服一升,余分再服。③(《金匮要略》)
>
> 通气汤主胸胁满气噎。方:半夏八两(洗),生姜六两,桂肉三两,吴茱萸三十枚,凡四物,以水八升,煮取三升,分三服。④(《小品方》)

半夏止呕及通气治气噎,亦是"下气"功效的具体表现。而仲景半夏泻心汤、半夏厚朴汤、麦门冬汤等,亦可能是下气汤类方。

此外,还有一类是以紫菀、款冬花为主治疗咳嗽的下气药方。气逆为咳,

---

① 神农本草经[M].森立之辑,罗琼、赵永亮点校.北京:北京科学技术出版社,2016:72.
② 黄帝内经灵枢(明无名氏本)[M].顾漫点校.北京:北京科学技术出版社,2016:152-153.
③ 张仲景.金匮要略明吴迁钞本[M].北京:北京科学技术出版社,2016:57.
④ 陈延之.小品方[M].高文铸辑校注释.北京:中国中医药出版社,1995:28-29.

治疗咳嗽,亦需降气。如《和齐汤法》两首治咳方:

> 治咳。取紫菀(菀)十只,陈肉酱(酱)以完(丸)之,大如羊矢。服吞之,始吞一,不知,吞二,不知,吞三。
>
> 治沓咳。菀二只,则(荝)一果(颗),皆屑(屑),七分之;以所常溲涂完(丸)之,以为七完(丸);燔一使赤,卒(淬)一入淳酒中,歙(饮)□之。一曰,取屏前弱(溺)涂,丸之五十,燔令火,卒(淬)之美酒中,會(饮)之。①

此二方,是以紫菀、款冬合附子、桂、姜等治疗咳嗽。紫菀与款冬,主治咳逆上气(《本经》),皆有"下气"之功。

降气法,是基于秦汉时期"气也者,利下而害上"的生命观而形成的一种治法。

五、下法

下法是以泻下、荡涤、攻逐为目的,使停留于胃肠的宿食、燥屎、冷积、瘀血、结痰、停水等从下窍而出,以祛邪除病为目的的治法。两汉之交,"下法"已基本形成。如西汉中后期的敦煌汉简有"大黄,主靡谷、去热"的记载,论述大黄可以消谷泻下、去热。武威医简则有"□血出徵(癥)当下,从大便出"的简文,通过下法,使有形邪物从大便而出。

武威医简收录有两首具有确切攻下功效的药方:

> 治心腹大积,上下行如虫状,大恿方。班蝥十枚,地胆一枚,桂一寸,凡三物,皆并冶,合和,使病者宿毋食,旦饮药一刀圭,以肥美闭塞,七日壹饮药,如有癥当出。
>
> 鼻中当腐血出,若脓出去死肉……不出,更次调中药,用亭(葶)磨〈历(苈)〉二分,甘逐〈遂〉二分,大黄一分,冶,合和,以米汁饮一刀圭,日三四饮,癥出乃止。②

治心腹大积,上下行如虫状,大恿方,药用斑蝥、地胆、桂,散剂内服,以"有癥当出"为度;治疗鼻中有腐血死肉的"调中药",以葶苈、大黄、甘遂,米汁冲

---

① 天回医简整理组.天回医简(下)[M].北京:文物出版社,2022:105-106.
② 张雷.秦汉简牍医方集注[M].北京:中华书局,2018:137.

服散剂,"瘕出乃止"。所谓"瘕出"者,即有形邪物从大便而出。

上文所论水火二剂,以及武威医简治伏梁裹脓在胃肠之外方、乌程汉简医方也是以大黄为主的下法方剂。

此外,出土文献中,以大戟、甘遂、芫花、商陆为主,治疗水肿或腹胀的一类药方,具有泻水逐饮的功效,亦是另一类下法方剂:

> 治伤歙(饮)方。大戟七分,芫华六分,茈(紫)蓡(参)五分,茉三分,商律二分,桂一分,合和;以水渍蘖,捉取亓(其)汁,以完(丸)药①(《和齐汤法》)

> 治水、胕胀,面盈、胕肿、腹大、嗜卧方。冶大戟、甘遂、蘽、大黄各一合,芫华半合,并和以醯,丸,大如梧实②(胡家草场简牍医方)

大戟、甘遂、芫花,功效峻猛,内服可以通利二便。

东汉末年属于扁仓一脉的华佗等医家,亦用含消石或甘遂的药方治疗伤寒可下之证:

> 治伤寒六日,热已入胃,壮热狂言,谬语欲走,下之,鸡子汤方。鸡子三枚,芒硝方寸匕,井花水一杯,上三味,合搅,尽服之。心烦,下则愈。

> 治伤寒,表和里病,烦热如火,狂言妄语,欲走,甘遂汤方。甘遂二两(熬),白芷一两,上二味,捣筛,以水服方寸匕,须臾,令病人饮冷水,腹满,则吐之,小便当赤也,一名灌腹汤,此方治大急者。③

华佗等医家似是继承了早期下法方剂中的大戟、甘遂类方,并扩展了其临床适用范围。同一时期的仲景,则喜用含有大黄、消石为代表的承气汤攻下泻热,似是对早期水火之齐的融合。

六、汗法

汗法是以汗出为目的,使在表的外感邪气随汗而解的治法。在春秋战国时期已有汗法的运用。如《五十二病方》:

> 伤胫(痉)者,择藋(蘿)一把,以敦(淳)酒半斗者(煮)濆(沸),歙

---

① 天回医简整理组.天回医简(下)[M].北京:文物出版社,2022:113.
② 荆州博物馆.荆州胡家草场西汉简牍选粹[M].北京:文物出版社,2021:201.
③ 华佗考[M].尚启东撰辑,尚煦整理.合肥:安徽科学技术出版社,2005:70-71.

(饮)之,即温衣陕(夹)坐四旁,汗出到足,乃【□】。

  伤痉,痉者,伤,风入伤,身倍〈信(伸)〉而不能诎(屈)。治之,燔(熬)盐令黄,取一斗,裹以布,卒(淬)醇酒中,入即出,蔽以市,以尉(熨)头。热则举,适下。为□裹,更以尉(熨)。熨寒,更燔(熬)盐以尉(熨),熨勿绝。一尉(熨)寒汗出,汗出多能诎(屈)倍〈信(伸)〉,止。①

前者用淳酒煮蘘内服,药后覆衣,以"汗出到足"为度,治疗痉病。后者以盐热熨患处,取汗,治疗痉病引起的肢体屈伸不利。

周家台秦简《病方及其它》"温病不汗者""去黑子方"也是发汗方:

  温病不汗者,以淳(醇)酒渍布,歙(饮)之。

  去黑子方:取橐(藁)本小弱者,齐约大如小指。取东〈束〉灰一升,渍之。染橐(藁)本东〈束〉灰中,以靡(摩)之,令血欲出。因多食葱,令汗出。②

秦汉时期的温病,证候表现为"头身痛,汗不出而渴(张家山《脉书》)","汗不出"是其病理关键。温病的治疗,主要用汗法,"汗出"则愈。东汉中叶王充,《论衡·寒温篇》指出:"人中于寒,饮药行解,所苦稍衰;转为温疾,吞发汗之丸而应愈。"即疾病转变为温病后,还需发汗。周家台秦简记载醇酒渍布内服,治疗"温病不汗"。此虽有巫方的痕迹,但却反映出医家已经开始尝试运用汗法治疗温病。

去黑子方,先用藁本外摩患处后,后令患者多食用葱,"令汗出"。东晋时期,葛洪作葱豉汤,以葱白、豉,煮服取汗,治疗"伤寒"。葱豉汤与"去黑子方",虽治疗病症不同,但主要药物相同,皆是以"发汗"为要。

《和齐汤法》治寒热方、治温病方、治风痹方、治风痹初发方,方后注皆注明需"令汗出"或"汗出至足":

  □汗寒热。取瞻诸一,圭(桂)二尺,畺(姜)五果(颗),柒(漆)一合,肉酱(酱)一升,牛脊肉三升,麻垸(𪋤)三升,藣垸(𪋤)三升,盐一升;谷〈穀〉、达柒(漆)、柳,莝(剉)之各二斗;精扪(刉)亓(其)肉,柒(漆)而炙之令黄;

---

① 裘锡圭.长沙马王堆汉墓简帛集成(第五册)[M].湖南省博物馆,复旦大学出土文献与古文字研究中心编纂.北京:中华书局,2014:221-223.

② 张雷.秦汉简牍医方集注[M].北京:中华书局,2018:43-53.

取贲(膹)、蘱汧,得汁六升,合而樵〈樵(腏)〉之孰(熟)。淖炊黄粱饭,饭而食樵〈樵(腏)〉,已饭,酓(饮)美酒。已,煮谷〈穀〉、劈泰(漆)、柳,浴之,<u>温衣而卧,令汗出</u>,稍去衣。欲食,淖炊黄粱饭,亨(烹)□□若羊羹,食毋自令厌。毋出户,十日反(返)故食。

治温病发。以水半斗,煮米一升,米鬻(䉞)孰(熟),捉以巾,取汁;毇鸡卵一,沃汁中,孰(熟)挠,复炊孰(熟)。适寒温,尽歆(饮)之,<u>温衣卧,汗出至足,已</u>。

治风癉。屑(屑)贝母、商荁(陆)、舄〈乌〉喙等,并合;取四撮,入水一斗半中,炊沸;酿米一升,炊米弊(敝),止火箮(盖)之,沸定,复炊之,五而已。已,热酓(饮)之,<u>温衣卧,汗出至足</u>,一已。禁。

治风痹初发,身为寒热,洒洒痛者。用杏覈(核)十四,取中人,细辛一小抧(枼),蜀杽(椒)一合,姜二果(颗),圭(桂)二尺,父(咉)沮(咀)。置酒半斗中炊涫,捘去宰(滓),尽酓(饮)汁,卧,<u>汗出免(浼)足</u>。以寒水渍巾,捉以摩头面身,一已。①

"□汗寒热"方,以蟾蜍、桂、姜、干漆、肉酱、牛肉、麻曲、米曲、盐,煮成肉羹,内服;再用楮实子、节皮、柳,煎煮取汁,外洗;后"温衣而卧,令汗出"。"治温病"方,以鸡子加入煮熟的米汁中,内服,后"温衣卧,汗出至足",病即愈。"治风癉"方,以贝母、商陆、乌头合酿米煮汤,趁热内服,后温衣卧,汗出至足,疾病则愈。"治风痹初发"方,则用杏仁、细辛、蜀椒、桂、姜,与酒共煮,取汁内服,以"汗出至足"为效。这些药方亦可视为发汗方。

河西走廊一带出土的简牍中,治疗伤寒的医方,亦是发汗方:

伤寒四物。乌喙十分,术十分,细辛六分,桂四分,以温汤饮一刀刲(圭),日三,夜再,行解;不出汗□□。②(居延汉简)

治久咳逆、匈(胸)痹、痿痹、止泻、心腹久积、伤寒方。人参、茈宛、昌(菖)蒲、细辛、姜、桂、蜀椒各一分,乌喙十分,皆合和,以。③(敦煌汉简)

伤寒四物方,是将乌头、术、细辛、桂等加工成药散,温汤饮服,以"行解"之。"不出汗"后,似有脱文。推测是若病情严重,药后"不出汗"则加倍服用

---

① 天回医简整理组.天回医简(下)[M].北京:文物出版社,2022:104-123.
② 张雷.秦汉简牍医方集注[M].北京:中华书局,2018:358.
③ 张雷.秦汉简牍医方集注[M].北京:中华书局,2018:345-346.

或其他方法治疗。"不出汗"的方后注文,反证伤寒四物方,意在"发汗"。治久咳逆方较居延汉简"伤寒四物"方,多出人参、紫菀、菖蒲、姜、蜀椒等药物,但同样含有乌头、细辛、姜桂等药物。这些治疗伤寒的方剂多以辛温发散药为主,也体现出"寒者热之"以及"其有邪者,渍形以为汗;其在皮者,汗而发之"的治疗思想。

以上出土西汉时期的发汗方,多是用术、附、细辛、桂等辛温热药发汗,未见含麻黄、羌活、独活等药物。个中原因,可能是麻黄、羌活、独活等今天常用的辛温发汗药,当时还未传至中原地区。

目前出土文献显示,东汉初期,西域地区医家最先使用麻黄发汗,并用麻黄复方治疗伤寒病,如武威医简:

> 治鲁氏青行解解腹方。麻黄卅分,大黄十五分,厚朴、石膏、苦参各六分,乌喙、付子各二分,凡七物,皆并治,合和,以方寸匕一,饮之。良甚,皆愈。伤寒逐风。①

鲁氏青行解解腹方是目前最早含有麻黄的医方,用于治疗伤寒。此方以麻黄、乌喙、附子辛温发表,配合大黄、厚朴、石膏、苦参清热通腑,开后世表里合病及表里双解大法之先河。苦参在华佗、张仲景的伤寒诊疗体系中较为少见,不过在华佗、张仲景稍后不久的阮河南却善用苦参治疗以发热为主的病症,其云:

> 凡除热解毒无过苦醋之物,故多用苦参、青葙、艾、栀子、葶苈、苦酒、乌梅之属,是其要也。夫热盛,非苦醋之物不解也。热在身中,既不时治,治之又不用苦醋之药,此如救火不以水也,必不可得脱免也。②

阮河南将苦药与酸药配伍来除热解毒,此合乎《素问·阴阳应象大论》"酸苦涌泄为阴"之要旨。

治鲁氏青行解解腹方与上文治伤寒逐风方,提及治疗伤寒,在发汗的同时,要以"逐风"为要。天回《脉书·下经》言:"凡风者,百病之长也。唯(虽)已变化为它病,犹有风气之作也。此皆阴气之属也,同产而异分,故众人弗能

---

① 张雷.秦汉简牍医方集注[M].北京:中华书局,2018:179-180.
② 王焘.外台秘要方[M].王淑民校注.北京:中国医药科技出版社,2011:39.

别也。凡风之始产也,皆有大分,至其变化,则无常方矣。"①在秦汉医家的认知中,风邪为百病之长,在疾病的发生、发展、转归过程中,皆有"风气"所作。伤寒之病,也不例外。伤寒的发生、发展过程中,亦有风邪。所以"逐风"之法,是治疗伤寒,需始终贯彻的治则之一。治伤寒逐风方与治鲁氏青行解解腹方,即是这一治则的具体体现。《孟子·公孙丑下》有"寒疾不可以风"之论,即寒病忌受风。这种"风"邪与"伤寒"的密切关系,可能也是《伤寒论》将太阳病分为中风与伤寒的缘由之一②。

随着丝绸之路的开通,西域地区麻黄方及麻黄的使用经验,逐渐进入中原地区医家的视野,如张家界古人堤简牍医方"治赤散方",即是一首含麻黄的药方。此表明东汉中后期,中原地区的医家已广泛使用麻黄发汗。

东汉末年,以伤寒为名的瘟疫,大范围流行。医家广泛采用汗法治疗伤寒初起。针对伤寒的治疗,华佗与仲景所食用的发汗方,稍有不同。

华佗主要采用神丹丸、六物青散、度瘴散、赤散等丸散发汗③。神丹丸、六物青散、度瘴散、赤散等药方的组成如下:

> 伤寒敕色,恶寒发热,体痛,发汗神丹丸方。人参五分,乌头四分(炮),半夏(洗)五分,茯苓五分,朱砂一分(研),附子四分(炮),上六味,捣为末,蜜和丸如大豆,每服三丸,生姜汤下,发汗出,令体中溅谶然,如汗未出,更以热粥投之,令汗出。若汗少不解,复如前法。若得汗足,不解,当服桂枝汤,此药多毒,饮水解其热,愈。

> 六味青散,疗伤寒敕色恶寒者方。乌头(炮)、桔梗、白术(各十五分),附子(炮)五分,防风、细辛,上六味,捣筛为散,温酒服钱五匕,不知稍增,服后食顷,不出汗者,饮薄薄粥一升,以发之,温覆汗出,溅溅可也,勿令流离,勿出手足也,汗微出,勿粉。若汗大出不止,温粉粉之。不得汗者,当更服之,得汗而不解,当服神丹丸。

> 崔文行解散,疗伤寒发热者方(一名度瘴散)。乌头一斤(烧)、桔梗、细辛各四两,白术八两,上四味,捣散,皆令尽。若中寒服一钱匕,覆取汗。

---

① 天回医简整理组.天回医简(下)[M].北京:文物出版社,2022:19.
② 林静姝,高燕翔,周登威.基于秦汉简帛医药文献浅析中医学早期温病与伤寒概念[J].中国中医基础医学杂志,2024,30(9):1449-1452.
③ 王焘.外台秘要方[M].王淑民校注.北京:中国医药科技出版社,2011:1-2.

若不觉,复少增服之,以知为度。时气不和,旦服钱五匕。辟恶气,欲省病服一服,皆酒服。

伤寒热病,辟毒气疫病,七味赤散方。朱砂、乌头(炮)各二两,细辛、踯躅、干姜、白术各一两,瓜蒌一两半。上药捣散,服半钱匕,用酒调服,汗出解。不解,增至一钱匕。除邪气,消疫疠。①

华佗使用的神丹丸、六物青散、度瘴散、赤散等发汗方,主要含有乌头、细辛、术、姜等药物。在组方思路与所用药物等方面与居延汉简"伤寒四物方"及敦煌的"伤寒方"相近,似是对早期发汗方的继承。而仲景常用的麻黄汤、葛根汤等含麻黄的发汗方,在目前出土文献中,暂未见与之相近者。

七、吐法

吐法是以涌吐为目的,使停留在咽喉、胸膈、胃脘的痰涎、宿食或毒物从口中吐出的治法。目前出土药方中,未见有吐法。

东汉中后期名医华佗善用吐法治疗伤寒与内伤杂病。在伤寒病的治疗时,华佗认为,伤寒四日,病传至胸膈,适合服用藜芦丸或小豆瓜蒂散,吐之则愈。部分内伤杂病,亦可使用吐法。陈寿《三国志·魏书二十九·华佗传》记载16例华佗医案,其中有3例杂病以吐法治疗:

佗行道,见一人病咽塞,嗜食而不得下,家人车载欲往就医。佗闻其呻吟,驻车往视,语之曰:"向来道边有卖饼家蒜齑大酢,从取三升饮之,病自当去。"即如佗言,<u>立吐蛇一枚</u>。

广陵太守陈登得病,胸中烦懑,面赤不食。佗脉之曰:"府君胃中有虫数升,欲成内疽,食腥物所为也。"即作汤二升,先服一升,斯须尽服之。食顷,<u>吐出三升许虫</u>,赤头皆动,半身是生鱼脍也,所苦便愈。

初,军吏李成苦咳嗽,昼夜不寐,时吐脓血,以问佗。佗言:"君病肠臃,咳之所吐,非从肺来也。与君散两钱,<u>当吐二升余脓血</u>讫,快自养,一月可小起,好自将爱,一年便健。"②

此3例医案,具体使用的药方不明,但服药后,皆是"吐"出异物或脓血,疾

---

① 王焘.外台秘要方[M].王淑民校注.北京:中国医药科技出版社,2011:11-15.
② 陈寿.二十四史(简体字本)三国志[M].裴松之注.北京:中华书局,2000:594-595.

即愈。华佗显然是用吐法,治疗这些疾病。不过因患者不易接受吐法治疗,吐法在后世较少传承。

八、清法

清法是通过清热、泻火、解毒、凉血,以清除里热之邪的治法。秦汉医家运用清法主要治疗温病、消渴、风热中、烦心、热性咳嗽、瘅病等里热病症。

天回医简《和齐汤法》记载温病的诊疗医方:

> 治温病发。以水半斗,煮米一升,米毚(纔)孰(熟),捉以巾,取汁;毇鸡卵一,沃汁中,孰(熟)挠,复炊孰(熟)。适寒温,尽歓(饮)之,温衣卧,汗出至足,已。①

张家山《脉书》记载"头、身痛,汗不出而渴,为温",汗不出,提示腠理郁闭,邪难外散;而邪犯体表,则头身疼痛;邪气化热,热灼伤津,故口渴。秦汉时期的温病有内热的一面。《和齐汤法》治温病方以鸡卵为主药,《本经》称"鸡子,主除热火疮痫痉";《本草纲目》则指出鸡子黄"补阴血,解热毒"。鸡卵,清热育阴,有治疗发热与口渴的作用,故此温病方有清热育阴之效。

东晋葛洪在《肘后备急方·治伤寒时气温病方》记载一首与《和齐汤法》"治温病方"相似的医方:

> 治伤寒及时气温病及头痛,壮热脉大,始得一日方……鸡子一枚,着冷水半升,搅与和。乃复煮三升水极令沸,以向所和水,投汤中,急搅,令相得,适寒温,顿服,取汗。②

对比《和齐汤法》"治温病发"方与此"治伤寒及时气温病",二方在主治病症、主治药物、服药要求等方面,并无差别。在温病的治疗思路上,《肘后备急方》与《和齐汤法》是一脉相承的。陶弘景《辅行诀》中也有用鸡卵治疗发热性疾病的医方,如大小朱鸟汤,方用鸡子黄配合黄芩、黄连治疗天行热病。《辅行诀》中有记载"外感天行,经方之治有二旦六神大小等汤"。大小六神汤为大小青龙汤、大小朱鸟汤等。并言"朱鸟者,清滋之方,以鸡子黄为",在陶弘景看来,鸡子黄有清润滋养除热之功,是朱鸟汤的主要药物。此与《和齐汤法》"治

---

① 天回医简整理组.天回医简(下)[M].北京:文物出版社,2022:115.
② 葛洪.肘后备急方[M].北京:北京科学技术出版社,2016:36.

温病方"、《肘后方》使用鸡子的经验,并无二致。《外台秘要》引六朝医家陈延之《小品方》"鸡子汤,治发汗后二三日不解,头痛肉热方……盖覆汗出,粉敷之有效"①,鸡子汤,以鸡子配合麻黄、甘草治疗头痛。该方名为"鸡子汤",说明鸡子为主药,其主治"头痛肉热",覆被令汗出的服药要求,都指向《和齐汤法》的方药经验一直被医家传承使用。

此外,明清之际天士、吴鞠通等人,提出"温病非伤寒""治温与伤寒异""温病以存阴液为第一要法"等"新"说,反而暗合秦汉早期医家对"温病"的认知与诊治。

秦汉时期,消渴病症由"热"而致,治疗消渴需清其热。《和齐汤法》有论述"治消渴"的八首药方,皆是以清法为主的方剂:

治消渴。凝水、栝蒌各二分,泽舄(泻)一分,冶,合和,以美枣(漆)丸,大如起实。始吞十九〈丸〉,衰益,以知毒为齐(剂)。

亓(其)一曰,长石一、石膏一、凝水石一,圭(桂)、畺(姜)各二分,蜀朿(椒)二,兔丝实二分,冶,合和。以小蒙(橡)早取药,直(置)水华一升中,酓(饮)之。有閒,酓(饮)麋(糜)。为麋(糜),即米一升,水三升,成麋(糜)五升。日三酓(饮)之,三日而止。

亓(其)一曰,取稻米一斗,粉屑(屑)之,穜(种)麦一斗,粉屑(屑)之,泽舄(泻)二升,□□□穜(种)二升,榆叶屑(屑)之三升,皆合;取枣一斗,去核,蓍(捣)之以撚(埝-挺)之。日三粲(餐),廋(溲)多则常粲(餐)之,粲(餐)之毋以酒,酒使人懷,它皆可。

亓(其)一曰,蜀朿(椒)、长石、圭(桂)、兔丝实各一分,礜半分,姜、凝水石各二分,合和。以中蒙(橡)早(皂)取药,直(置)水中,酓(饮)之。有顷,酓(饮)麋(糜),分日夜以五酓(饮)之。节(即)溲多,负(倍)凝水石;渴,负(倍)圭(桂);烦,负(倍)畺(姜);饥,负(倍)长石。

一曰,苦参卅分,龙胆廿分,沈潘十分,圭(桂)、定畺(姜)各五分,则(剉)、增(曾)青、白丹各三分,皆冶,并合之;取生栝蒌(蒌)根,捣而捉取亓(其)汁,澄渴〈清〉之,以酒药而丸之,大如起以(苡)。以麋(糜)酓(饮)之,日三酓(饮),稍以利为齐(剂)。

亓(其)一曰,礜石、长石、理石、石杘、莫石、凝水石、白英、增(曾)青、

---

① 王焘.外台秘要方[M].王淑民校注.北京:中国医药科技出版社,2011:7.

脂石、石膏、慈（磁）石皆冶各一斤，直（置）器中；青粟米六斗，炊之，清加石上，沃以糜（糜）汁，令亓（其）上三寸，蓋（盖）涂。七日之后，取浆一斗，反水□□□汁一斗。

治消，止溺。取栝娄（蒌）六分，长石四分，凝水石、李（理）石各二分，思石一分，皆冶，合和。以方寸簡（简）取药，直（置）酒中，糜（糜）亦可；为慴，以水华會（饮）之，日三。

亓（其）一曰，消渴，弱（溺）多不止，苦〈苦〉娄（蒌）六分，长石四分，凝水石、理石各二分，恶石一分，合和。以方寸簡（简）匕取药，直（置）温酒中，會（饮）之。

治渴。屑（屑）龙胆，以生苦〈苦〉蒌汁完（丸）之而吞之。毋常。禁。①

此八方，以长石、凝水石、瓜蒌为核心组成，针对消渴燥热伤津的病机。其中方四，更配伍有苦参、龙胆草、知母等苦寒药，开后世苦降之法。笔者曾以苦参、龙胆草为主药，治疗一例高血糖表现为消渴的患者，取得很好的降糖效果。证明针对当前的疾病，这些古老的"治消渴"方，依然有着极高的临床价值，值得深入发掘利用。

《和齐汤法》有治风热中方、治泄而烦心方、治烦心方等药方：

治风热中。苦〈苦〉蒌四分，消石三分，小林（椒）、圭（桂）、兔丝实各一分，提（知）母二分，合和，以方寸匕取药，直（置）□【□□□□□□□】□□會（饮），已。

治泄而烦心。煮浆三斗，适病者酸淡，父（咬）沮（咀）白微（薇）三撮，入中炊之；三沸而抒去宰（滓），清，取汁十二升，炊之沸；因取析（淅）汏（汰）米一升，酿以为糙（粥），炊之，适亓（其）河（滑）澶（概），抒歆（啜）之，及以亓（其）浆餐（餐）可也。糙（粥）尽，有（又）复糙（粥）如前，数为之，三日已矣。

治烦心。取管（菅）茭细茎（剉），泊以水，财（裁）足，三沥煮孰（熟），浚（捘）去宰（滓），會（饮）亓（其）汁。管（菅）茭者，茅索好埴者也。②

---

① 天回医简整理组.天回医简（下）[M].北京：文物出版社，2022：118-119.
② 天回医简整理组.天回医简（下）[M].北京：文物出版社，2022：103，126-127.

"治风热中"方,主要用天花粉、消石、菟丝子清热散结;"治泄而烦心"方,药用白薇,清心除烦;"治烦心"方,则用茅根清热解毒。这部分药方,也是清法为主的方剂。

居延新简有"治除热"的残方,"治除热方:贝母一分,桔更(梗)三分□",此方主要使用贝母除热,与《万物》所言"贝母已寒热"的经验相合。

武威医简则有用石膏剂治热咳、用黄芩、黄连剂治热利的药方:

> 治久咳逆上气汤方。茈菀七束,门冬一升,款东〈冬〉一升,橐吾一升,石膏半升,白□[一尺],桂一尺,密(蜜)半升,枣世枚,半夏十枚,凡十物,皆父且,半夏毋父且,洎水斗六升,炊令六沸,浚去宰(滓),温饮一小桮(杯),日三饮,即药宿,当更沸之,不过三四日逾。①
>
> 治久泄肠辟(澼)呕血□□裹□□□□,[众]医不能,治皆射(谢)去方:黄连四分,黄芩、石脂、龙骨、人参、姜、桂各一分,凡七物,皆并治,合,丸以密(蜜),大如弹丸,先餔食,以食大汤饮一丸,不起□□□□。肠中恿,加甘草二分;多血,加桂二分;多农(脓),加石脂二分;□一□□日□□□□,多□,[加]黄[芩]一分。禁鲜鱼、猪肉。方禁,良。②

治久咳逆上气汤方以辛寒之石膏,甘寒之门冬,合人参、半夏、紫菀、款冬花等治疗咳嗽上气;其中已暗蕴传世经方白虎汤、竹叶石膏汤、麦门冬汤的核心配伍。治久泄肠澼方重用黄连、黄芩,合人参、姜、桂等治疗下痢,其寒热并用,但以清热为主的配伍方法,已启传世经方生姜泻心汤、黄连汤之先河。

上文所论水火之齐及治瘅病方,亦是清法的代表方剂。

九、消法

消法是通过行气活血、化痰利水、驱虫等方法,使气、血、痰、食、水、虫等渐积形成的有形之邪渐消缓散的治法。秦汉医家运用消法,主要治疗诸如血瘀、癥瘕积聚、水湿内停、疳积虫积以及疮疡痈肿等病症。《史记·扁鹊仓公列传》已记载淳于意运用消法治疗产后瘀血、闭经、虫瘕:

> 菑川王美人怀子而不乳,来召臣意。臣意往,饮以莨䓖药一撮,以酒

---

① 张雷.秦汉简牍医方集注[M].北京:中华书局,2018:108-109.
② 张雷.秦汉简牍医方集注[M].北京:中华书局,2018:243-251.

饮之,旋乳。臣意复诊其脉,而脉躁。躁者有余病,即饮以消石一齐,出血,血如豆比五六枚。

济北王侍者韩女病要背痛,寒热,众医皆以为寒热也。臣意诊脉,曰:"内寒,月事不下也。"即窜以药,旋下,病已。

临菑氾里女子薄吾病甚,众医皆以为寒热,笃,当死,不治。臣意诊其脉,曰:"蛲瘕。"蛲瘕为病,腹大,上肤黄粗,循之戚戚然。臣意饮以芫华一撮,即出蛲可数升,病已,三十日如。①

淳于意以消石治疗产后瘀血、以窜药治疗韩女的月事不下、用芫花治疗薄吾的虫瘕,已是临床运用消法的雏形。其中消石剂不仅是下法的代表方剂,亦是消法的代表方剂。秦汉医家善用消石方治疗以心腹肿块为主要表现的癥瘕积聚病症,如《和齐汤法》治心腹为病方:

治心腹为病也……取消石大如桃,入温浆若水一杯中,僉(饮),出,日一,此已其病在心腹肝肺閒者;已食,有(又)取丹参、莎(沙)参、苦参、玄参、芷(紫)参、芍药等,屑(屑),并和,夕食以一刀圭为后饭,削(稍)益至一撮,日三,此已其病在腹中者……此列(烈)药也,服之时,使人肠甬(痛),少比比恶出,即其病之剧,揖而靡散者也。令稍僉(饮)卵廿,肠甬(痛)即已。②

此方以消石配伍丹参、沙参、苦参、玄参、紫参、芍药等,治疗心腹间的癥瘕,药后以恶血出为效验。

治疗瘀血病症的一些复方,也是消法为主的方剂:

□□瘀方。干当归二分,弓(芎)穷(藭)二分,牡丹二分,漏庐二分,桂二分,蜀椒一分,虻一分,凡□□【七物】皆冶,合,以淳酒和,饮一方寸匕,日三饮。倍(背)愈者卧药中,当出血久瘀。③

治金创内漏血不出方。药用大黄丹二分,曾青二分,消石二分,䗪虫三分,虻头二分,凡五物,皆冶,合和,以方寸匕一酒饮,不过再饮,血立出,不(否),即从大便出。④(以上出自武威医简)

---

① 中华书局编辑部.二十四史简体字本 史记[M].北京:中华书局,2000:2157-2159.
② 天回医简整理组.天回医简(下)[M].北京:文物出版社,2022:103,116.
③ 张雷.秦汉简牍医方集注[M].北京:中华书局,2018:139.
④ 张雷.秦汉简牍医方集注[M].北京:中华书局,2018:200.

"瘀方"以当归、川芎、牡丹皮、䗪虫配伍漏芦、桂、蜀椒,治疗瘀血病症,药后"当出血久瘀",是诊疗长期性瘀血的一首药方。"治金创内漏血不出方"则是用䗪虫、䖝虫联合大黄、消石、曾青治疗外伤后的瘀血不出。

上文所论治瘕病方、妇人病方,亦多是以消法为主的方剂。

概言之,病性属虚者则用补益法;病性属热者则用清法;病性属实者,则用消法。邪气在外者,则用汗法;邪气在内者,则用下法或降气法;邪气在上者,则用吐法;然每一治法,皆贯彻治风的理论,治风法内蕴其他治法之中。《黄帝内经》的整理者,在此基础上,将治法理论总结为:

> 形不足者,温之以气;精不足者,补之以味。其高者,因而越之;其下者,引而竭之;中满者,泻之于内。其有邪者,渍形以为汗;其在皮者,汗而发之。①(《素问·阴阳应象大论》)

> 寒者热之,热者寒之,微者逆之,甚者从之,坚者削之,客者除之,劳者温之,结者散之,留者攻之,燥者濡之,急者缓之,散者收之,损者益之,逸者行之,惊者平之,上之下之,摩之浴之,薄之劫之,开之发之。②(《素问·至真要大论》)

"形不足者,温之以气;精不足者,补之以味""损者益之"承自出土文献中的补益法;"上之下之"与降气法如一;"中满者,泻之于内"对应于出土文献中的下法;"其有邪者,渍形以为汗;其在皮者,汗而发之"则与出土文献中的汗法相合。这些形成于秦汉时期的治法理论,被后世历代医者用于指导疾病的治疗,并一直沿用至今。

---

① 中医出版中心整理.黄帝内经素问[M].北京:人民卫生出版社,2012:32.
② 中医出版中心整理.黄帝内经素问[M].北京:人民卫生出版社,2012:364.

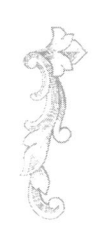

第七章
秦汉经方医学的配伍与制方

以秦汉经方为代表的药物治疗是中医的主要治疗手段之一,为中华民族繁衍生息作出了巨大贡献。在现代医学日新月异发展的今天,世界上许多传统医学已相继衰亡,然中医经方却历经数千年而不衰,至今仍生气勃勃地屹立于世界医学之林,在当代的医疗实践中亦发挥着重要作用。不过正如廖育群所感慨:

> 在实际运用中,屡试不爽的那些经典"方剂"是如何确定的,特别是某些已被现代实验科学证明具有"协同作用"的配伍知识是如何获得的?这既是形成于汉代的两大重要医学成就,也是迄今不知其所以然的两大重要问题。①

经方自产生至现在至少已有两千余年的历史,是中国古代科学的瑰宝,也是打开中华文明宝库的钥匙。然而这些行之有效的秦汉经方是如何产生的,一直是中医的未解之谜。探讨秦汉经方的形成,虽是迷雾重重,却是研究秦汉经方医学无法回避的问题。下文将从秦汉经方的本草理论、配伍与制方等方面,尝试对此问题进行解答。

第一节　本草与经方的关系

中医常以"本草"作为"药物"的代表,如《证类本草》卷第一言:"药有玉石草木虫兽,而直云本草者,为诸药中草类最多也。"②"本草"始见于《汉书》,《汉书·郊祀志》记载:"汉成帝建始二年(前31年),候神、方士、使者、

---

① 廖育群.重构秦汉医学图像[M].上海:上海交通大学出版社,2012:143.
② 慎微.证类本草[M].北京:中国医药科技出版社,2011:1.

副佐,本草待诏,七十余人,皆归家。"①同书《平帝纪》曰:"汉平帝五年(5年)征天下通知逸经、古记、天文、历算、钟律、小学、史篇、方术、本草及五经、论语、孝经、尔雅教授者……至者数千人。"②《游侠传·楼护》又言:"少随父为医长安,出入贵戚家。护诵医经、本草、方术数十万言。"③据此而知,本草概念,似形成于在西汉中后期。但同一时期的《汉书·艺文志》著录"经方"十一家,却未见本草文献的著录。不过目前出土的秦汉经方类文献中有不少本草性质的内容:

> 青蒿者,荆名曰【荻】。莙者,名曰芦茹,其叶可享(烹),而酸,其茎有刾(刺)……骆阮一名曰白苦、苦浧(浸)。(《五十二病方》)
>
> 以非(飞)嗛(廉)华红时,取阴干……管(菅)茭者,茅索好填者也。(《和齐汤法》)
>
> 所胃(谓)天牡者,【□□□】食桃李华(花)者殹。【桃可】者,桃实小时毛殹。牡蝼者,颉蠪【□□□□□□□□】出□□者殹。□【□】者,状如赣皮。(马王堆《养生方》)
>
> 泽泰(漆),其叶类柳、赤茎,折之,其汁白而出茎中,居好生水畔若泽旁。(胡家草场简牍医方)

"青蒿者,荆名曰荻"是言青蒿的异名;"以飞廉华红时,取阴干"是记录飞廉的采收时节;"莙者,名曰芦茹,其叶可烹,而酸,其茎有刺""天牡者,【□□□】食桃李花者"及"泽泰(漆),其叶类柳、赤茎,折之,其汁白而出茎中"则记述芦茹、天牡、泽泰的形态。罗琼研究认为:"东汉之前相当长一个时期,众多零散的药物知识尚未形成体系,本草知识与汤液合为一体,故西汉刘向等校书皆归入'经方'类……(东汉中后期)应规范组方用药的需求,以《神农本草经》的产生为标志的本草专著,最终脱离经方而独立。"④此说可信。

本草与经方,密不可分。使用一味药物治病即是"单方";以一定的配伍理念,将几味药物合用,即是"复方";二者在相当长的一段时期内,同源共生。本草理论是秦汉经方医学理论不可或缺的一部分。

---

① 中华书局编辑部.二十四史简体字本汉书[M].北京:中华书局,2000:1040.
② 中华书局编辑部.二十四史简体字本汉书[M].北京:中华书局,2000:251.
③ 中华书局编辑部.二十四史简体字本汉书[M].北京:中华书局,2000:2473.
④ 罗琼.本草文献药物规范的历史研究[D].北京:中国中医科学院,2011.

第二节 本 草 理 论

目前最早疑似本草性质的阜阳《万物》言："天下之道不可不闻也,万物之本不可不察也,阴阳之道不可不知也。"①闻天下之道、察万物之本、知阴阳之道,是传统本草学的基本指导思想。秦汉医者在此思想指导下,注重对药物形态、颜色、寒热温凉之气、味道、毒性、采收时节、产地等整体特征的宏观观察。

一、药物形态

药物形态,包括药物的生长形状、生长特性、药用部位、质地轻重等。胡家草场西汉简牍医方中已记载药物的生长形状、生长特性、药用部位等内容,如上文所引"泽桼(漆),其叶类柳、赤茎,折之,其汁白而出茎中,居好生水畔若泽旁"。② 泽漆的叶片细长如柳叶,茎色红,折断后茎中有白汁,生长在水畔或沼泽旁边。这些简文对于考察西汉初期及之前的本草理论提供了珍贵的资料。

药物形态主要体现在药物命名与药用部位等方面,如植物药桑白皮、杏核、白昌根、姜叶、艾叶、菊花、飞廉花等;矿物药石膏、理石、石脂等;以及动物药牛胆、鲤鱼等。

药物形态与功用有一定的关系。矿物药质重性沉,多有镇风之效;植物花、叶质轻易浮,多有外散之功。胡家草场西汉简牍医方以桑白皮配合牛皮治疗头面、下肢皮肤水肿,则启"以皮治皮"之先。

二、药物颜色

药物颜色,是通过视觉辨识出的青、红、黄、白、黑等颜色。"色"与药物命名、功用等,亦有一定的关系。

出土医药文献中,以颜色病名的药物有：大黄、黄连、黄芩、麻黄、黄芪、玄参、玄石、牡丹、丹参、红符(赤石脂)、白苻(白石脂)、白薇、白芷、曾青、茈胡、紫菀等。

---

① 阜阳汉简《万物》[J].文物,1988(4)：36-47,54,99.
② 荆州博物馆.荆州胡家草场西汉简牍选粹[M].北京：文物出版社,2021：201.

药物颜色与功用有关。如青色的药物入肝,古人以曾青治疗目痛①;红色的药物可以治鬼、辟邪、通神,如朱砂、赤箭、代赭石、桃花等;黄色的药物,可以治疗黄疸病,如栀子、大黄、黄芩、黄芪等。

三、药物味道

药物滋味,是通过味觉辨识出的辛、苦、甘、酸、咸等五味。药物的五味,在药物命名上已有所体现。出土经方类文献,很多以真实滋味命名的药物,如细辛之辛,甘草之甘,苦参之苦,酸枣仁之酸,五味子之五味俱全等。

不同的味道具有不同的功用。清华大学藏战国竹简(八)《八气五味五祀五行之属》记载:"酸为敛,甘为缓,苦为固,辛为发,咸为淳。"②传世文献《素问·藏气法时论》亦云:"辛散,酸收,甘缓,苦坚,咸耎。"酸味具有收敛的作用,甘味有缓和之效,苦味可以固涩,辛味有发散之功,咸味则可以软坚散结。《八气五味五祀五行之属》或为《素问·藏气法时论》的源头文献之一。

五味与五脏有对应关系。《管子·水地》言:"酸主脾,咸主肺,辛主肾,苦主肝,甘主心。"《素问·宣明五气篇》则云:"五味所入,酸入肝,辛入肺,苦入心,咸入肾,甘入脾,是谓五入。"二者记述五味对应的五脏不尽相同,反映了在秦汉时期,五味对应脏腑的理论,还未形成统一认识。

在《周礼·天官》已记载食医、疾医、疡医运用五味理论指导用药:

> 食医:掌和王之六食、六饮、六膳、百羞、百酱、八珍之齐……凡和,春多酸,夏多苦,秋多辛,冬多咸,调以滑甘。

> 疾医:掌养万民之疾病……以五味、五谷、五药养其病。以五气、五声、五色视其死生。两之以九窍之变,参之以九藏之动。

> 疡医:掌肿疡、溃疡、金疡、折疡之祝药劀、杀之齐。凡疗疡,以五毒攻之,以五气③养之,以五药疗之,以五味节之。凡药,以酸养骨,以辛养

---

① 见武威医简治目恿方。以春三月上旬治曾青(四两)戎盐(三两)皆冶合,以乳汁和,盛以铜器,以傅目良。
② 李学勤,清华大学出土文献研究与保护中心.清华大学藏战国竹简8[M].上海:中西书局,2018:158.
③ 郑玄注作"谷"。

筋,以咸养脉,以苦养气,以甘养肉,以滑养窍。①

据《周礼·天官》所言,在饮食方面,春天宜多食酸味,夏天宜多食苦味,秋天宜多食辛味,冬天宜多食咸味。在用药方面,酸味的药物可以养骨,辛味的药物可以养筋,咸味的药物可以养脉,苦味的药物可以养气,甘味的药物可以养肉,滑甘性质的药物可以通利前后二窍。《素问·藏气法时论》也有类似的论述,其云:"毒药攻邪,五谷为养,五果为助,五畜为益,五菜为充,气味合而服之,以补精益气。此五者,有辛酸甘苦咸,各有所利,或散或收,或缓或急,或坚或耎,四时五藏,病随五味所宜也。"②

《史记·扁鹊仓公列传》记载:"菑川王时遣太仓马长冯信正方,臣意教以《案法逆顺》《论药法》《定五味》及《和齐汤法》。"③淳于意传于弟子的医籍中有《定五味》一书,可知在西汉初期,药物的五味理论及实践已较具系统,并形成专书。

四、药物四气

"气"是药物的寒、热、温、凉四种性质。西汉初期,医家已开始对药性进行探索与实践,如《史记·扁鹊仓公列传》有"中热,即为阴石柔齐治之;中寒,即为阳石刚齐治之"的记载。阴石柔齐治疗热性病症,阳石刚齐治疗寒性病症;阴石、阳石之分,即药性寒热之别。

出土秦汉经方类文献显示在两汉之交时期,已有"热则寒之,寒则热之"的用药实践:

治寒气丸:蜀椒四分,干姜二分☐。(肩水金关汉简)

治除热方:贝母一分,桔更(梗)三分☐。(居延新简)

虽然此二方皆是残方,但可以看出前者用干姜、蜀椒等性热之药治寒,后者则用贝母、桔梗等性寒之药治热。

西汉末年《汉志·方技略》"经方小序"云"经方者,本草石之寒温……及失其宜者,以热益热,以寒增寒,精气内伤,不见于外,是所独失也",此明确提

---

① 李学勤.十三经注疏 4 周礼注疏上[M].《十三经注疏》整理委员会整理.北京:北京大学出版社,1999:109-116.

② 黄帝内经素问[M].中医出版中心整理.北京:人民卫生出版社,2012:101-102.

③ 中华书局编辑部.二十四史简体字本 史记[M].北京:中华书局,2000:2164.

出药性有寒热不同。其对"以热益热,以寒增寒……是所独失也"的批评,提示当时已逐渐形成"热则寒之,寒则热之"的用药共识。

成书于东汉中叶的《本经》,将四气理论进行了较为系统的总结,其言"(药)有寒热温凉四气",并明确提炼出"疗寒以热药,疗热以寒药"的四气运用原则。

五、药物毒性

狭义的毒性,是指药物对机体的损害性,或称不良反应。广义毒性是指药物所具有的能治疗疾病的偏性。

春秋时期有很多以毒药杀人的事件:

> (庄公三十二年,前662年)公疾,问后于叔牙。对曰:"庆父材。"问于季友,对曰:"臣以死奉般。"公曰:"乡者牙曰庆父材。"成季使以君命命僖叔待于针巫氏,使针季酖之,曰:"饮此则有后于鲁国,不然,死且无后。"饮之,归及逵泉而卒,立叔孙氏。①

> (闵公元年,前661年)狄人伐邢。管敬仲言于齐侯曰:"戎狄豺狼,不可厌也。诸夏亲昵,不可弃也。宴安酖毒,不可怀也。《诗》云:'岂不怀归,畏此简书。'简书,同恶相恤之谓也。请救邢以从简书。"齐人救邢。②

> (僖公三十年,前630年)晋侯使医衍鸩卫侯。宁俞货医,使薄其酖,不死。③

> (宣公三年,前605年)公报郑子之妃,曰陈妫,生子华、子臧。子臧得罪而出。诱子华而杀之南里,使盗杀子臧于陈、宋之间。又娶于江,生公子士。朝于楚,楚人酖之,及叶而死。又娶于苏,生子瑕、子俞弥。俞弥早卒。④(以上出自《左传》)

上述文献中的"酖",即"鸩",是传说中的一种毒鸟,用它的羽毛泡的酒,饮之则杀人。宋·范晔《后汉书·霍谞传》有谓"譬犹疗饥于附子,止渴于鸩

---

① 左丘明.春秋左传校注上[M].陈戍国撰.长沙:岳麓书社,2006:147.
② 左丘明.春秋左传校注上[M].陈戍国撰.长沙:岳麓书社,2006:150.
③ 左丘明.春秋左传校注上[M].陈戍国撰.长沙:岳麓书社,2006:265.
④ 左丘明.春秋左传校注下[M].陈戍国撰.长沙:岳麓书社,2006:366.

毒,未入肠胃,已绝咽喉"①,可见鸩毒之剧烈。

春秋战国时期的医者,还无法掌握与控制药物的毒副作用,士人不敢轻易服药。如《论语·乡党》云"康子馈药,拜而受之曰'丘未达,不敢尝'";《易经·无妄卦》称"无妄之疾,勿药有喜",主张疾病不可轻易用药。《礼记·曲礼下》则记载"君有疾饮药,臣先尝之;亲有疾饮药,子先尝之",其背后亦是担忧药物的毒性作用。

随着医药使用经验的丰富,对药物毒性的认识,逐渐明晰。东汉中后期《本经》已按照毒性有无及毒性大小,将药物分为无毒、有毒、多毒三类。并言"鬼注虫毒以毒药",即有毒的药物主要用于治疗鬼注虫毒。《本经》同时指出"若用毒药疗病,先起如黍粟,病去既止,不去倍之,不去十之,取去为度"②,即在使用毒性药物时,从小剂量开始逐步增加,病症缓解则停止服药。此告诫使用毒药治病,需谨慎小心。

此外,中医学亦是利用药物的偏性(广义的毒性)以纠正对应的人体之偏。如《神农本草经》言"寒药治热病,热药治寒病",寒药是治热病,而热药是治寒病。如若"以热益热,以寒增寒",则是治疗失当。对此晚清学者莫枚士有精彩论述,其谓:

> 凡药能逐邪者,皆能伤正;能补虚者,皆能留邪;能提邪出某经者,皆能引邪入于某经。故麻、桂发表,亦能亡阳;苓、泻利水,亦能烁津。于此知无药之不偏矣。惟性各有偏,故能去一偏之病。若造物生药,概予以和平之性,何以去病乎?③

清代宝辉《医医小草·精义汇通》亦云:"滋腻妨中运,刚烈动内风;辛热耗营液,温补实遂络;苦寒伤生气,咸润蔽太阳。"莫氏、宝氏之论,揭示出药物称之为"毒药"的奥义。

六、药物采收时节

植物的根、茎、叶、花、果实、种子或全草都有一定的生长成熟时期,动物亦有一定的捕捉时期。古人在特定的时间,有计划地来种植、采制和加工药物。

---

① 范晔.简体字本二十四史 后汉书[M].李贤等注.北京:中华书局,2000:1090.
② 神农本草经[M].森立之辑,罗琼、赵永亮点校.北京:北京科学技术出版社,2016:1.
③ 莫枚士.研经言[M].南京:江苏科学技术出版社,1984:24.

在马王堆《养生方》已记载部分药物的采收时节,如"五月望取莱、菌,阴干,冶之;五月望取䖲乡䖦者入钥□盈;八月取兔(菟)纑实,阴干;以五月望取勃蠃;七月七日取守【宫】"①等。里耶秦简有"☒若有所燥,冶。冶已即用不藏。以五月尽时刈取薪蒉曝干,取干、取实藏"②之言,即薪蒉需在五月采收后,晒干储存。《和齐汤法》亦有"飞廉花红时采"的记录。

东汉中后期的《四民月令》对药物种植与采制时间有更为详细的记载:

正月……收白犬骨及肝血,可以合注药。

二月。自是月,尽三月,可掩树枝。可种地黄。及采桃花、茜,及栝楼、土瓜根。其滨山,可采乌头、天雄、天门冬。二月采术。

三月。三月三日,可种瓜。是日以及上除,可采艾、乌韭、瞿麦、柳絮……节后十日,封生姜。至立夏后,芽出,可种之。

四月。收芜菁及芥、亭历、冬葵、葭茗子。布谷鸣,收小蒜。草始茂,可烧灰。

五月。是月五日,可作酢。合止利黄连丸、霍乱丸,采葸耳。取蟾蜍以合创药,及东行蝼蛄。

六月。是月六日,可种葵。中伏后,可种冬葵;可种芜菁、冬蓝、小蒜,别大葱。可烧灰,染青、绀诸杂色……大暑中伏后,可畜瓠,藏瓜,收芥子,尽七月。

七月。七日,遂作曲。是日也,可合药丸及蜀漆丸,曝经书及衣裳,作干糗,采葸耳也……是月也,可种芜菁及芥、苜蓿、大、小葱,小蒜、胡葱。别薤。藏韭菁。刈刍茭。畜麦田。收柏实。

八月。是月八日,可采车前实、乌头、天雄及王不留行。

九月。九日可采菊华,收枳实……九月藏茈姜、蘘荷。作葵菹、干葵。

十月。培筑垣墙,塞向、墐户。趣纳禾稼,毋或在野。可收芜菁,藏瓜……是月也,可别大葱。先冰冻作凉饧,煮暴饴。可斫麻,趣绩布缕,卖缣、帛、弊絮,籴粟,大、小豆、麻子。收栝楼。③

---

① 湖南省博物馆,复旦大学出土文献与古文字研究中心.长沙马王堆汉墓简帛集成(第六册)[M].北京:中华书局,2014:39-45.
② 张雷.秦汉简牍医方集注[M].北京:中华书局,2018:25.
③ 崔定.四民月令校注[M].石声汉校注.北京:中华书局,1965:1-67.

《四民月令》中药物的种植与采制有特殊的时间要求。根类的药物,多在二月或八月八日采收;叶类的药物,多在三月三日采收;种子类的药物,多在四月、六月六日、九月九日采收;五月五日则取蟾蜍以合创药。陶弘景《本草经集注》云:

> 本草采药时月,皆在建寅岁首,则从汉太初(前104年)后所记也。其根物多以二月、八月采者,谓春初津润始萌,未冲枝叶,势力淳浓故也。至秋则枝叶就枯,又归流于下。今即事验之,春宁宜早,秋宁宜晚,其花、实、茎、叶,乃各随其成熟耳。①

《四民月令》与《本草经集注》关于药物采收的记载,可以相互印证。

七、药物产地

中医用药十分重视药物的产地,即道地药材。出土秦汉经方中常见蜀椒、蜀菽,二药以"蜀"命名,强调产自蜀地的花椒、巴豆,药用价值较高。上文所论《范子计然》,记载西汉时期各地域的道地药物。今将《范子计然》86种药物,按照其产地,结合《本经》药物三品分类法②,制表如下(表7-1)。

表7-1 《范子计然》药物产地及三品分类

地域	地名	药物数	上品药	中品	下品	不明
秦蜀	陇西	6	白蜜、松脂	石胆、当归	秦椒	秦蘵
	武都①	5		石钟乳	蜀椒、附子、间茹、礜石	
	天水	3	白蜜		秦椒	秦蘵
	北地	2	茜根		芫荑	
	陇道	1	消石			
	安定②	1			射干	

---

① 陶弘景.本草经集注(辑校本)[M].尚志钧,尚元胜辑校.北京:人民卫生出版社,1994:35.
② 《神农本草经》为森立之辑本(神农本草经[M].罗琼,赵永亮点校.北京:北京科学技术出版社,2016:01.)。

续表

地域	地名	药物数	上品药	中品	下品	不明
秦蜀	巴郡	3	空青、白青		巴菽	
	蜀郡	2			蜀赭、蜀漆	
	蜀	1			附子	
	蜀都	1		黄连		
	汉中③	9	兰、枣	石硫磺、杜若、麻黄	礜石、雷丸、防己、牡丹	
	三辅④	39	柏脂、兰、茯苓、卷柏、山药、石龙芮、云实、龙芮、细辛	螵蛸、续断、提母、芍药、玄参、紫参、菜萸、山茱萸、防风、黄芩、通草、紫葳、败酱、麻黄、水萍	皂荚、乌头、芫华、半夏、款冬花、莽草、狼牙、甘遂	青琗、栗、桑叶、石芸、玉英、霸熏
燕齐	河东	8	龙骨、赤石脂、禹余粮、兰	凝水石、桔梗	马刀、藜芦	
	上党	1	人参			
	魏郡	1			黄环	
	齐郡	2		白芷	石赭	
	东海	1				虎鱼
荆楚	洛阳	4		桔梗、沙参	白头翁	楚熏
	河内	1			牡丹	
	嵩高	1	茯苓			
	弘农	5	曾青、扁青、兰	肤青、厚朴		
	南郡	2		犀角、杜若		
	豫章⑤	4	曾青、扁青、白青	肤青		

注：① 甘肃陇南；② 甘肃泾川；③ 含淘阳；④ 含属县；⑤ 含新淦。

上表涉及药物 103 种,17 种重复出现,故总计药物 86 种。《本经》言:"下药一百二十五种为佐使,主治病,以应地。多毒,不可久服,欲除寒热邪气破积聚愈疾者,本下经。"秦蜀地域出产的药物如附子、乌头、蜀椒、礜石等,多属于《本经》中的下品毒药,暗合《素问·异法方宜论》"毒药者从西方来"的记述。

《本经》也有关于药物产地的记载。陶弘景《本草经集注》:云"今之所存,有此四卷,是其本经。所出郡县,乃后汉时制,疑仲景、元化等所记。"又云:"诸药所生,皆的有境界。秦、汉以前,当言列国,今郡县之名,后人所改耳。"《本草经集注》是陶弘景将《本经》原文与《别录》,研括烦省而成,其中《本经》原文题以朱书,《别录》部分题以墨书,此即朱墨分书。20 世纪敦煌莫高窟出土唐代《集注》残片,鲜明展现了朱墨分书的体例。此残片,朱书记录天鼠屎产地"生合浦山谷",故药物产地的信息,当属《本经》原文。这一点,王家葵也已指出说,《神农本草经》在陶弘景时代,经文中确记载药物产地的郡县名称①。

《本经》共载 350 余种药物条下记载产地名称,反映了《本经》对药物产地的重视。王家葵等人研究认为:"以出产药物数量计汉代十三部政区中之益州郡国中之泰山郡是当时大宗药物产地;从药物产地分布来看药物出产分别以东都雒阳、西京长安为中心向外辐射而东部产药多于西部;推测位于雒阳与长安中心点的弘农郡可能是东汉时期重要的药材贸易场所。"②《范子计然》记载道地药材数目最多者是三辅地区,今陕西中部一带,此合于王氏的研究发现。

八、药物三品分类

《本经·序录》按照药性、药效、毒性等将药物分成上、中、下三品。其云:

> 上药一百二十种为君,主养命,以应天。无毒,多服久服不伤人,欲轻身益气不老延年者,本上经。

> 中药一百二十种为臣,主养性,以应人。无毒有毒,斟酌其宜,欲遏病补虚羸者,本中经。

> 下药一百二十五种为佐使,主治病,以应地。多毒,不可久服,欲除寒

---

① 王家葵.《神农本草经》郡县考[J].中医药学报,1989(5):17-19.
② 王家葵,张瑞贤,孙晓波.《神农本草经》药物产地研究[J].中华医史杂志,2000(1):14-18.

热邪气破积聚愈疾者,本下经。①

《博物志·药论》转录有《神农经》佚文:

> 上药养命,谓五石之练形,六芝之延年也。中药养性,合欢蠲忿,萱草忘忧。下药治病,谓大黄除实,当归止痛。夫命之所以延,性之所以利,痛之所以止,当其药应以痛也。违其药,失其应,即怨天尤人,设鬼神矣。②

三品分类,分别对应天、人、地之三才。其中上品药养性,可"多服、久服";中品药养性,使用应"斟酌其宜";下品药治病,"多毒,不可久服"。

三品分类方法开启了中药分类方法的先河,传世的药物学著作,其编撰体例长期沿用此三品分类。三品分类方法重视药物的功效和毒性,对于中药的现代临床应用仍有其现实意义。

九、药物"归部"

秦汉时期的医者已发现,部分药物对于人体某些脏腑组织有着特殊的作用。此与后世"本草归经理论"有异曲同工之妙,可称之为本草"归部"。如《五十二病方》记载:

> 雎(疽)病:冶白莶(蔹)、黄蓍(耆)、芍乐(药)、挂、畺(姜)、椒(椒)、朱(茱)臾(萸),凡七物。骨雎(疽)倍白莶(蔹),【肉】雎(疽)【倍】黄蓍,肤雎(疽)倍芍药,其余各一,并以三指大冣(最一撮)一入音(杯)酒中,日五、六歙(饮)之,须巳(已)□□。③

疽在骨可以倍用白蔹;疽在肉可以倍用黄芪;疽在皮肤可以倍用芍药。换言之,白蔹对于骨部病变有着特殊的作用;黄芪对于肌肉病变有着特殊的作用;而芍药对于皮肤病变有着特殊的作用。

《和齐汤法》对于丹参、沙参、玄参、紫参、芍药等药物的作用部位有明确记载:

---

① 神农本草经[M].森立之辑,罗琼、赵永亮点校.北京:北京科学技术出版社,2016:1.
② 张华等.博物志外七种[M].王根林等校点.上海:上海古籍出版社,2012:22.
③ 湖南省博物馆,复旦大学出土文献与古文字研究中心.长沙马王堆汉墓简帛集成(第五册)[M].北京:中华书局,2014:266.

治心腹为病也……丹参主匈(胸),莎(沙)参主腹,苦参主胁,玄参主肠,茈(紫)参主心,勺(芍)药主少腹。①

所谓"丹参主胸,莎参主腹,苦参主胁,玄参主肠,紫参主心,芍药主少腹",即丹参主治胸膈病症,沙参主治腹部病症,苦参主治胁部病症,玄参主治肠部病症,紫参主治心脏病症,芍药主治少腹病症。

在北京大学藏汉代医简公布的释文中,有部分简文与《和齐汤法》"治心腹为病"方,高度一致:

曰:死病及心痛、心痹。此皆在腹心肺肝之间,不可别名也,人猥谓之心腹病□。

□主胁,芍药主少腹,病所在即倍其药,食之服之,廿日病已。其病久甚者,服之百日。②

天回医简、北大汉简是不同时间、不同地域的医学文献,却皆记载"丹参主胸,莎参主腹,苦参主胁,玄参主肠,紫参主心,芍药主少腹"的理论。这些药物作用部位的理论,或为当时医者的共识。

北京大学藏汉代医简有一首治"心痛"方:

治心痛。茈蓡、黄芩各七,桂、姜、蜀椒、朱臾各一,黄连、山朱臾、少辛各三,凡九物③

此治心痛方以紫参、黄芩配合桂、姜、蜀椒、吴茱萸、黄连、山茱萸、细辛,治疗心痛。其中紫参、黄芩比例最多;黄连、山茱萸、细辛次之;桂、姜、蜀椒、吴茱萸更次之。此方以紫参为主药治疗心痛;与"紫参主心"的理论,相对应。

传世秦汉文献不乏类似的记载,如《淮南子·览冥训》有"今夫地黄主属骨,而甘草主生肉之药也"④之论。地黄用以骨骼病症,甘草用以生长肌肉。亦可以说,地黄作用部位在骨,而甘草作用部位在肌肉。

秦汉医家对这些药物"归部"的认识与实践,对于当下的中医临床,依然有着一定的指导意义。

---

① 天回医简整理组.天回医简(下)[M].北京:文物出版社,2022:103,116.
② 李家浩,杨泽生.北京大学藏汉代医简简介[J].文物,2011(6):88-89.
③ 朱凤瀚,韩巍,陈侃理.北京大学藏西汉竹书概说[J].文物,2011(6):49-56,98,1.
④ 何宁.淮南子集释(上)[M].北京:中华书局,1998:459.

第三节 配伍与制方

配伍是有选择地将两种以上不同药物的合在一起应用。配伍是复方和药物之间的桥梁，亦是复方制剂的基础。通过一定的配伍，可以起到控制药物功效的作用，甚至可以产生新的功效，如《吕氏春秋·似顺论》"别类"记载："夫草有莘有藟，独食之则杀人，合而食之则益寿。"[1]莘与藟，单独服用可能有害，但二者合而服之，却能益寿，此即药物配伍之妙。

一、本草配伍

按照由简至繁的知识发生规律推论，古人应该先是采用单味药治疗疾病，随着发现的药物日益增多，以及对疾病的认识也逐渐深化，产生了多种药物配合应用的治病技术。

1.《万物》中的配伍　目前资料显示，本草性质的《万物》中，已有药物配伍雏形。如：

已瘅（癉）以石韦与燕矢也。

乌喙与蠡之已节（疖）□也。

半夏、细辛□□□□也。

兰宾〈实〉、鼠齿（脑）之已蹷也。

鱼与黄土之已痔也。

蜱蛸、杏薂（核）之已痈耳也。

使人倍力者以羊与龟。

牛胆、皙目可以登高也。

理石、朱（茱）臾（萸）可以损劳也。

为毋忘甾与阑也。

乌喙与□（卑?）[2]使马益走也。[3]

---

[1]　许维遹.吕氏春秋集释上[M].北京：中华书局,2009：661.

[2]　□（卑?）：疑是草薢。

[3]　文化部古文献研究室、安徽阜阳地区博物馆阜阳汉简整理组.阜阳汉简《万物》[J].文物,1988(4)：36-47,54,99.

其中半夏、细辛的配伍,见于《和齐汤法》治气暴上走嗌方(半夏、细辛、乌头)。而以乌头、萆薢,益气增加足力(益走)的组合,亦见于马王堆《养生方》的"益寿"方及《和齐汤法》"益气"方。《万物》中的药物配伍,虽较为简单,但证明早在春秋战国时期,医者已有药物配伍的实践。

2.《神农本草经》的七情　东汉中后期的《本经》,记载"单行、相须、相使、相畏、相恶、相反、相杀"的药性七情配伍。并指出:"当用相须、相使者良,勿用相恶、相反者。若有毒互制,可用相畏相杀者,不尔勿用也。"①惜传世本的《本经》没有记载具体的配伍示例。

3.《药对》中的配伍　上文已言,约成书于东汉中后期的《雷公药对》是中国七情畏恶相反(配伍宜忌)最早的一部专著,此书虽已亡佚,但主要内容被《本草经集注》收录。《药对》中有丰富的药物配伍经验记载,而诸如消石与石苇、天(麦)冬与地黄、远志与茯苓、人参与茯苓、柴胡与半夏、黄连与黄芩、川芎与白芷、萆薢与薏苡仁、紫菀与款冬、干姜与秦椒、大黄与黄芩等相须(得之良)、相使(为之使)的配伍组合,亦常见于出土经方。

此外,《抱朴子·至理篇》有疑似属于早期药物配伍的一则材料:

> 款冬、紫菀可以治咳逆;藿芦、贯众之煞九虫;当归、芍药之止绞痛;秦胶、独活之除八风;菖蒲、干姜之止痹湿;菟丝、苁蓉之补虚乏;甘遂、葶苈之逐痰癖;栝楼、黄连之愈消渴;荠苨、甘草之解百毒;芦如、益热之护众创,麻黄、大青之主伤寒。②

这部分内容有与《雷公药对》相合处,亦有助于理解秦汉经方的配伍与制方。

二、制方方法

复方是秦汉经方的精粹,也是秦汉医学中最具魅力的地方之一。对复方制方方法的探索,有助于理解秦汉经方的形成过程。

在中医学古代文献中,表示将药物组合以形成处方之义者,多称"制方"或"立方",不称"组方"③。《说文解字》载"制,裁也",《淮南子·主术》"是故贤

---

① 神农本草经[M].森立之辑,罗琼、赵永亮点校.北京:北京科学技术出版社,2016:1.
② 王明.抱朴子内篇校释[M].中华书局,1985:113.
③ 贾志超,赵建军,贾波,等."组方"概念考求[J].湖南中医杂志,2017,33(06):128-129.

主之用人也,犹巧工之制木也",高诱注"制"为"裁"①。结合甲骨文字形,"制"字本义为以刀断木,引申有制造、制定、形制、法度等义②。

1. 以类制方　"类"是秦汉时期重要概念之一。类,《说文》谓"种类相似,惟犬最甚",其本义是"相似",如《孟子·告子上》云"故凡同类者,举相似也"。由相似的事物综合,则可归属为同类。

同类或相似的事物之间,容易聚合在一处。如《易·系辞上》云"方以类聚,物以群分,吉凶生矣"及《易·文言传》称"水流湿,火就燥,云从龙,风从虎,圣人作而万物睹。本乎天者亲上,本乎地者亲下,则各从其类也"③。

古人认为同类或相似的事物间相互依从、相互感应,如《庄子·渔父》言"同类相从,同声相应,固天之理也",《乐记》则云"万物之理,各以类相动也"。西汉中后期思想家董仲舒在《春秋繁露·同类相动》对"同类相动"亦有专篇论述,其谓:

> 试调琴瑟而错之,鼓其宫,则他宫应之,鼓其商,而他商应之,五音比而自鸣,非有神,其数然也。美事召美类,恶事召恶类,类之相应而起也,如马鸣则马应之,牛鸣则牛应之。帝王之将兴也,其美祥亦先见,其将亡也,妖孽亦先见,物故以类相召也,故以龙致雨,以扇逐暑,军之所处,以棘楚,美恶皆有从来以为命,莫知其处所。④

董仲舒以音乐及动物间的鸣声,详细阐发"类之相应而起""物以类相召"。

东汉后期,郑玄在注释《周礼·天官》"凡药,以酸养骨,以辛养筋,以咸养脉,以苦养气,以甘养肉,以滑养窍"时,并揭示该用药法则背后的原因。其曰:

> 以类相养也。酸,木味,木根立地中,似骨。辛,金味,金之缠合异物,似筋。咸,水味,水之流行地中,似脉。苦,火味,火出入无形,似气。甘,土味,土含载四者,似肉。滑,滑石也。凡诸滑物,通利往来,似窍。⑤

---

① 何宁.淮南子集释(中)[M].北京:中华书局,1998:653.
② 李学勤.字源[M]天津:天津古籍出版社,2012:380.
③ 李学勤.十三经注疏 周易正义[M].《十三经注疏》整理委员会整理.北京:北京大学出版社,1999:17.
④ 董仲舒.春秋繁露义证[M].苏舆编.北京:中华书局,1992:358-359.
⑤ 李学勤.十三经注疏周礼注疏上[M].《十三经注疏》整理委员会整理.北京:北京大学出版社,1999:116-117.

酸是木味,木里土中,如人体之骨,故酸可养骨;辛是金味,金可缠绕固定,如人体之筋,故辛可养筋;咸是水味,水流行似脉,故咸可养脉;苦是火味,火无形似气,故苦可养气;甘是土味,土承载四方,人体之肉似土,故甘可养肉;滑,有通利之性,似人体之窍,故滑可养窍。五味与气血筋骨肉之间有相类之处,故曰"以类相养"。

秦汉医者以"类"用药,亦以"类"制方。所谓"以类制方",是指将功效相近或形态相似的药物联合使用,组成一张复方,以治疗对应的病症。以功效相近的药物组合成的复方,如:

治伤歓(饮)方。大戟七分,芫华六分,芘(紫)参五分,茱三分,商律二分,桂一分,合和;以水渍蘖,捉取亓(其)汁,以完(丸)药(《和齐汤法》)

治水、肤胀、面盈、胪肿、腹大、嗜卧方。冶大戟、甘遂、巤、大黄各一合,芫华半合,并和以醯,丸,大如梧实①(胡家草场简牍医方)

□□瘀方。干当归二分,弓穷二分,牡丹二分,漏庐二分,桂二分,蜀椒一分,䗪一分,凡□□(【七物】)皆冶,合,以淳酒和,饮一方寸匕,日三饮。倍(背)恚者卧药中,当出血久瘀。②(武威医简)

大戟、甘遂、芫花、商陆皆有利水消肿的作用,水肿或伤饮病症使用大戟、甘遂、芫花、商陆中的任何一种药物皆可治疗,但在制方时,是将几味联合使用,以起和合之妙。武威医简"□□瘀方",当归、川芎、牡丹皮、虻虫、漏芦等皆有活血化瘀治疗瘀血病症的作用,亦是将功效相近的药物配伍制方。

以形态相似的药物组合成方,则有:

雎(痈)溃者,以豕矢、羊矢、鸡矢、奄卢、豕膏,熏之冬(终)日,已矣。③(北大秦简《病方》)

身有疕伤。取柳、杨、荆、藜枝叶,䇷(刬)长寸,以水洎,三温煮而浴若洗之。亓(其)甚者,䇷(刬)榖、柏支(枝)以益此四物者,并煮,洗浴如前。

治心腹为病也……以旦未食,取消石大如桃,入温浆若水一杯中,酓(饮),出,日一,此已其病在心腹肝肺閒者;已食,有(又)取丹参、莎(沙)

---

① 荆州博物馆.荆州胡家草场西汉简牍选粹[M].北京:文物出版社,2021:201.
② 张雷.秦汉简牍医方集注[M].北京:中华书局,2018:139.
③ 北京大学出土文献与古代文明研究所.北京大学藏秦简牍(肆)[M].上海:上海古籍出版社,2023:870.

参、苦参、玄参、茈(紫)参、芍药等,屑(屑),并和,夕食以一刀圭为后饭,削(稍)益至一撮,日三,此已其病在腹中者。

（治消渴）亓(其)一日,礜石、长石、理石、石𤰞、莫石、凝水石、白英、增(曾)青、脂石、石膏、慈石皆冶各一斤,直(置)器中;青粟米六斗,炊之,清加石上,沃以糜(糜)汁,令亓(其)上三寸,葢(盖)涂。七日之后,取浆一斗,反水□□□汁一斗。（以上出自《和齐汤法》）

恶病大风方。雄黄、丹沙、礜石、□兹(磁)石、玄石、消石、长□一两,人参□,捣之各异,斯□三重盛药□□三石□□□三日□热□上□□十□□□,饭药以□猪鱼肉辛,卅日知,六七〈十〉日愈。□皆蕗(落),随(堕)复生,□虽折能复起,不仁皆仁。[1]（武威医简）

痈溃方,药用豕矢、羊矢、鸡矢3种动物的粪便组成一张药方。身有疵伤,药用柳枝、杨枝、荆枝、藜枝、榖枝、柏枝等功效相近且形态亦相似的6种树枝,治疗身有疵伤。治心腹为病方,药丹参、沙参、苦参、玄参、紫参五参,并配伍消石、芍药,治疗心腹积块。治消渴方则用礜石、长石、理石、石𤰞、莫石、凝水石、白英、曾青、脂石、石膏、慈石11种矿物组成一张治疗消渴的医方。恶病大风方以礜石、磁石、玄石、消石、丹砂、雄黄等镇风药同用。上文所论"治风方"常将乌头、附子、细辛、蜀椒、吴茱萸、姜、桂、防风等治风药同用,亦是"以类制方"的体现。

《药对》中,诸如消石与石韦、天(麦)冬与地黄、远志与茯苓、人参与茯苓、柴胡与半夏、黄连与黄芩、川芎与白芷、萆薢与薏苡仁、紫菀与款冬、干姜与秦椒、大黄与黄芩等相须(得之良)、相使(为之使)的配伍组合,也不出"以类相合"之外。

将不同功效的类方相组合,则构成药味众多的复方。如乌程汉简医方:

大黄卅二分(蒸之),人参五分,亭歴(历)十六分,防葵八分,防风八分,桔梗八分,玄参五分,白沙参五分,苦参五分,沙参五分,蘆、署(蓣)虫三分,姜四分,桂四分,付子二分,甘遂八分(熬),大戟八分(炙),乌喙五分,黄(王)孙五分,卢茹四分,前胡五分,细辛二分,勺药五分,元(芫)华五分(熬令□),巴豆四分(熬令□),杏核中人四分(熬令□),代堵(赭)五

---

[1] 张雷.秦汉简牍医方集注[M].北京:中华书局,2018:283.

分。凡廿六物，皆□冶，□□□□□和，以蜜丸之，大如梧□□□□不知，稍□□□□ □□□

此是一张26味药组成的复方，但其结构并不复杂。主要是用人参、玄参、白沙参、苦参、沙参五参类方，大黄、葶苈、甘遂、大戟、芫花等治水类方，防风、桔梗、姜、桂、附子、乌头、前胡、细辛等治风类方，䗪虫、芍药、杏仁等活血类方，组合而成。

再如《和齐汤法》疑似"益气"的一张复方：

> 乌喙、桔梗、圭（桂）、畺（姜）、牛翍（膝）、厚柎（朴）、细辛、勺（芍）药、节皮、白敛（蔹）、戴糂、蜀朸（椒）、蕉茰、石膏、兹（慈）石、苦蓴（参）、卑（萆）挈（薢）、朱（茱）臾（萸）、此（紫）湝（参）、㭘（漆）、柴苯、方（防）风、姓鼠、拳（卷）柏各一分，利如二分。凡廿四物，皆冶，合和，孰（熟）挠，毋令每最（撮）

此是24味药组成的复方，主要包含乌头、桔梗、桂、姜、细辛、蜀椒、茱萸、防风等治风类方；白蔹、石膏、苦参、卷柏等清热类方；黄芪、术、萆薢、牛膝、漆等补益类方；芍药、皂荚、紫参、姓鼠、利如等活血消癥类方。

"以类制方"，是中医创制复方常用的方法。如传世名方如五皮饮（桑白皮、大腹皮、茯苓皮、生姜皮、陈皮）、三子养亲汤（苏子、芥子、莱菔子）、五子衍宗丸（枸杞子、菟丝子、五味子、覆盆子、车前子）、三根汤（芦根、茅根、葛根）、七叶饮（枇杷叶、侧柏叶、桑叶、人参叶、荷叶、竹叶、大青叶）、五花汤（红花、鸡冠花、凌霄花、玫瑰花、野菊花），以上诸方皆是选用形态相似的药物合成一张复方。而以功效相近的药物组合为复方则更多，如：合猪苓、泽泻、白术、茯苓、桂枝等利水渗湿药而成的五苓散；合大黄、桃仁、水蛭、虻虫等活血化瘀药而成的抵当汤；合黄芩、黄连、大黄、栀子等清热解毒药而成的黄连解毒汤。

方剂学家邓中甲教授言："一个药，如果用它的单味药，要达到这功效，绝对它用量要大。随着用量增大，副作用也会增大……选择和它的功效是相近的药物相配，彼此间可以产生协同作用。因为药物的副作用方向不完全一致，和合为用，异性毒力'相制'，反而降低了毒副作用。"[①]邓氏此论，颇得古人"以类制方"的旨趣。

---

① 邓中甲.邓中甲方剂学讲稿[M].叶俏波,刘舟整理.北京：人民卫生出版社,2011,26-27.

2. 五味相合 五味相合是早期医方另一重要的指导思想。结合出土与早期传世文献的记载来看,五味理论起源很早,其初始于烹调食物的实践。清华大学藏战国竹简(五)《汤处于汤丘》篇记载:"小臣善为食,烹之和,有莘之女食之,绝芳旨以粹,身体痉平,九窍发明,以道心嗌,舒快以恒。汤亦食之,曰:'允!此可以和民乎?'小臣答曰:'可。'乃与小臣基谋夏邦。"①讲述伊尹善于"食烹之和",有莘之女食后,达到了"身体痉平,九窍发明"的疗愈效果。又《周礼·天官冢宰》"食医中士二人",郑玄注曰:"食有和齐,药之类",《史记·扁鹊仓公列传》记载仓公教授太仓马长冯信医术,其中有"定五味及和齐汤法",皆说明中药五味理论以及方剂汤液的发明确与烹调食物的实践有关。

《吕氏春秋·本味篇》已论述五味调和是味道之本,其云:"调和之事,必以甘酸苦辛咸,先后多少,其齐甚微,皆有自起。鼎中之变,精妙微纤,口弗能言,志不能喻。"②上文(本草理论之"味")已论述不同的味道,具有不同的功用。

在制方时,需要考虑到五味之间的调和。如《五十二病方》:

> 睢(疽)病。白蔹(蔹)、黄蓍(耆)、芍乐(药)、桂、畺(姜)、椒(椒)、朱(茱)臾(萸),凡七物。骨睢(疽)倍白蔹(蔹),【肉】睢(疽)【倍】黄蓍,肤睢(疽)倍芍药,其余各一,并以三指大冣(最一撮)一入音(杯)酒中,日五、六歓(饮)之,须巳(已)□□。③(《五十二病方》)

此方以味苦之白蔹,味酸之芍药,味甘之黄芪,味辛之姜、桂、椒、茱萸,四味合用,组成一首治疗疽病的通用方。甘味可以养肉,若病在肉(肉疽),可以倍用黄芪。

又如武威医简:

> 治伏梁裹脓在胃肠之外方。大黄、黄芩、芍药各一两,消石二两,桂一尺,桑卑肖十四枚,䗪虫三枚,凡七物,皆父且,渍以淳(醇)酒五升,卒(晬)时,煮之三。④(武威医简)

---

① 李学勤.清华大学藏战国竹简5(下)[M].上海:中西书局,2015:135.
② 许维遹.吕氏春秋集释上[M].北京:中华书局,2009:313-314.
③ 裘锡圭.长沙马王堆汉墓简帛集成5[M].湖南省博物馆,复旦大学出土文献与古文字研究中心编纂.北京:中华书局,2014:266.
④ 张雷.秦汉简牍医方集注[M].北京:中华书局,2018:192.

此方用味苦之大黄、黄芩,味酸之芍药,味咸之消石、桑螵蛸、䗪虫,味辛之桂,治疗少腹内的痈肿。伏梁病在血(脉)分,故此方重用消石等咸味药。

再如:

> 治诸癃(癃),石癃出石,血癃出血,膏癃出膏,泔癃出泔,此五癃皆同乐(药)治之。术、姜、瞿麦各六分,菟丝实、滑石各七分,桂半分,凡六物,皆冶,合,以方寸匕,酒饮,日六七,病立愈,石即出。①

此方重用滑石、菟丝子治疗癃病,是滑以养窍的体现。

在《素问》结集成书时期,医家将五味和合理论进一步总结为:

> 辛甘发散为阳,酸苦涌泄为阴;咸味涌泄为阴,淡味渗泄为阳。六者或收或散,或缓或急,或燥或润,或耎或坚,以所利而行之,调其气使其平也。②

辛味与甘味相合可有发散之力;酸味与苦味配伍,则有涌泄之功;即两种不同味道的药物合用,可以产生新的功效。

五行体系成熟后,医家赋予了五味与五脏、五行的配属关系,大约在东汉后期形成基于五味生克制化的脏腑补泻理论,很多学者对此已做出很多阐释,详见《辅行诀》的相关研究。本文从略。

3. **五色相伍** 五色即黑、白、赤、青、黄五种颜色,是中国文明的外表,并用于标识社会规范与宇宙规范。早在殷商时期,已出现以五色彩石随葬的现象。2009 年发掘的河南安阳市殷墟王裕口村南地的商代遗址中,共 35 粒彩色石子③。石子共分五色,其中青灰色石五粒,白色石六粒,棕红色石四粒,黑色石十三粒,黄色石七粒。且其色泽呈现出东方青色、南方赤色、西方白色、北方黑色、中央黄色的五方色特征。④

五行体系在秦汉时期逐步完善时,五色与五脏、五行、五时的配属关系亦形成,即色青属肝、木,对应春季与东方;色红属心、火,对应夏季与南方,色黄

---

① 张雷.秦汉简牍医方集注[M].北京:中华书局,2018:131-132.
② 中医出版中心整理.黄帝内经素问[M].北京:人民卫生出版社,2012:364.
③ 何毓灵,唐际根.河南安阳市殷墟王裕口村南地 2009 年发掘简报[J].考古,2012(12):3-25,1,97-105.
④ 冯时.自然之色与哲学之色——中国传统方色理论起源研究[J].考古学报,2016(4):445-468.

属脾胃、土,对应中夏与中央;色白属肺、金,对应秋季与西方;色黑属肾、水,对应冬季与北方。

运用五色制方,是秦汉制方理论重要的一部分。如:

> 治鲁氏青行解解腹方。麻黄卅分,大黄十五分,厚朴、石膏、苦参各六分,乌喙、付子各二分,凡七物,皆并治,合,和以方寸匕一,饮之。良甚,皆愈。伤寒逐风。①(武威医简)

方中重用麻黄、大黄,麻黄青色,大黄与苦参色黄主治脾胃(腹),故名"青行解解腹方",此方即传世经方"青散"的祖剂。张家界古人堤简牍医方,因方中含有红色之代赭石,故名"治赤散方"。刘向《列仙传》记载"崔文子作黄散、赤丸"及"负局者……得无有疾苦者,辄出紫丸药以与之,得者莫不愈",黄散、赤丸、紫丸者,亦体现了五色制方。仲景三物白散、侯氏黑散等,亦是如此。

五色并用,在秦汉经方也有体现:

> 治心腹为病也……取消石大如桃,入温浆若水一杯中,酓(饮),出,日一,此已其病在心腹肝肺閒者;已食,有(又)取丹参、莎(沙)参、苦参、玄参、茈(紫)参、芍药等,屑(屑),并和,夕食以一刀圭为后饭,削(稍)益至一撮,日三,此已其病在腹中者。丹参主匈(胸),莎(沙)参主腹,苦参主胁,玄参主肠,茈(紫)参主心,勺(芍)药主少腹,病所在即倍其药。②(《和齐汤法》)

> 恶病大风方。雄黄、丹沙、礜石、□兹(磁)石、玄石、消石、长□一两,人参□,捣之各异,斯□三重盛药□□三石□□□三日□热□上□□十□□□,饭药以□猪鱼肉辛,卅日知,六七〈十〉日愈。□皆蘀(落),随(堕)复生,□虽折能复起,不仁皆仁。③(武威医简)

"治心腹为病"方,药用紫色之紫参、红色之丹参、黄色之苦参、白色之沙参、黑色之玄参,配合芍药,构成一首五色参方。恶病大风方,药用红色之丹砂、黄色之雄黄、白色之礜石与长石、黑色之玄石与磁石,配合人参,构成一首

---

① 张雷.秦汉简牍医方集注[M].北京:中华书局,2018:179.
② 天回医简整理组.天回医简(下)[M].北京:文物出版社,2022:103,116.
③ 张雷.秦汉简牍医方集注[M].北京:中华书局,2018:283.

五色石方。广州西汉南越王墓中出土"五色药石",有绿(青)色之绿松石、紫色之紫水晶、黄色之硫磺与雄黄、红色之赭石,亦是一首五色石方。

仲景经方中的青龙汤、白虎汤、朱雀汤、玄武汤等"四神"方,也体现有五色制方的理念。四神方的组方奥秘,《辅行诀》指出:"青龙者,宣发之方,以麻黄为主;白虎者,收重之方,以石膏为主;朱鸟者,清滋之方,以鸡子黄为主;玄武者,温渗之方,以附子为主。"①

4. 四气相佐 四气指药物的寒、热、温、凉四种性质。虽然《本经》提出"疗寒以热药,疗热以寒药"的四气运用原则,但在实际制方时,需要考虑四气之间的调和,不可使医方过于寒凉或温热。所以在使用寒性药物治疗典型热性病症之时,需考虑配合使用少量热性药物,以佐制全方的寒凉之性,反之亦然,如此有相反相成之妙。如:

> 治风热中。苦〈苦〉蒌四分,消石三分,小枺(椒)、圭(桂)、兔丝实各一分,提(知)母二分,合和,以方寸匕取药,直(置)▨【□□□□□□□】□□酓(饮),已。(《和齐汤法》)

此是治疗热性病症的医方,在运用苦蒌、知母、消石等寒性药物之余,亦配合使用少量桂、椒等热性药物。

再如:

> 治伤寒遂(逐)风方。付子三分,蜀椒三分,泽泻五分,乌喙三分,细辛五分,术五分,凡五〈六〉物皆冶,合,方寸匕,酒饮,日三饮。②(武威医简)

此方用附子、蜀椒、乌头、细辛等热药祛寒遂风,亦配合少量属于寒性的泽泻。

出土秦汉经方中,很多寒热并用的药方,皆体现了四气之间的调和:

> 治久咳逆上气汤方。茈菀七束,门冬一升,款东〈冬〉一升,橐吾一升,石膏半升,白□[一尺],桂一尺,密(蜜)半升,枣卅枚,半夏十枚,凡十物,皆父且,半夏毋父且,泊水斗六升,炊令六沸,浚去宰(滓),温饮一小柸

---

① 陶弘景.辅行诀五藏用药法要传承集[M].张大昌,钱超尘整理.北京:学苑出版社,2008:20.
② 张雷.秦汉简牍医方集注[M].北京:中华书局,2018:121.

（杯），日三饮，即药宿，当更沸之，不过三四日逾。①

　　　　治久泄肠辟（澼）呕血□□裹□□□□，[众]医不能，治皆射（谢）去方：黄连四分，黄芩、石脂、龙骨、人参、姜、桂各一分，凡七物，皆并冶，合，丸以密（蜜），大如弹丸，先餔食，以食大汤饮一丸，不起□□□□。肠中恿，加甘草二分；多血，加桂二分；多农（脓），加石脂二分；□一□□日□□□，多□，[加]黄[芩]一分。禁鲜鱼、猪肉。方禁，良。②（以上出自武威医简）

　　治咳方含有性寒之石膏、门冬，亦有性温之桂；治久泄肠辟方用寒性之黄连、黄芩，配合温热之姜、桂、人参，寒热并用，治疗顽固性下痢。

　　5. 针对病因　　病因是疾病的本质和症结所在。秦汉经方医学的病因主要包括属于外因的"风寒暑湿热"与属于内因的"忧、虑、劳、饮食（饥或酒）、宫（房事）"，以及利器外伤（金创）、虫咬、寄生虫等。针对病因进行治疗，是秦汉经方制方时主要的思维方法，尤其是外因导致的病症。

　　上文已论述，风是秦汉经方医学核心理论之一，治风是秦汉经方医学常见的治法之一，在制方用药时，亦贯彻此治风理念。如：

　　　　治风瘅。屑（屑）贝母、商茧（陆）、舃〈乌〉喙等，并合；取四撮，入水一斗半中，炊沸；酿米一升，炊米幣（敝），止火箄（盖）之，沸定，复炊之，五而已。已，热酓（饮）之，温衣卧，汗出至足，一已。禁。

　　　　治风聋。屑（屑）细辛、薑（姜）、圭（桂）、蜀林（椒）、土瓜并蕉荚等，并合挠，取一刀圭，以绵（绵）絮薄裹以窜。（以上出自《和齐汤法》）

　　风瘅与风聋病，风是主要病因。前者用乌头治风，贝母、商陆治热；后者用细辛、姜、桂、蜀椒治风，土瓜根、皂角通窍。

　　《五十二病方》言："诸伤，风入伤，伤痈痛。"③身体有开放性的伤口（金创），风随之而入，则有痈痛之患，所以金创类疾病也需治风。如：

　　　　治金创止㿗方。石膏一分，姜二分，甘草一分，桂一分，凡四物，皆冶，

---

① 张雷.秦汉简牍医方集注[M].北京：中华书局，2018：244.
② 张雷.秦汉简牍医方集注[M].北京：中华书局，2018：251.
③ 湖南省博物馆，复旦大学出土文献与古文字研究中心.长沙马王堆汉墓简帛集成（第五册）[M].北京：中华书局，2014：221.

合和,以方寸寸〈匕〉,酢浆饮之,日再夜一。良甚,勿传也。①(武威医简)

此金创止痛方,桂、姜皆是治风药。

寒导致的病症则治寒,热导致的病症则治热,其他依然。

6. 针对病机　疾病在发生、发展过程中,必然影响机体的气、血、水等生理状态,从而引起相应的病理变化。在制方用药时,需要针对气、血、水,进行治疗。上文已论述降气法、补气法,是秦汉经方医学常见的治法之一。

《和齐汤法》治血暴发方与治血痹方,则体现了治血法:

> 治血暴发者。屑(屑)土瓜二,牡蒙、菌(箘)圭(桂)各一。取一钥(龠),温美酒半升,筸(莫-暮)毋食,旦酓(饮)之,日一,五日已。禁。

> 治血痹。屑(屑)白签(薟)、勺(芍)药、节华、姜、圭(桂)、小林(椒)、朱(茱)臾(萸)等,并合。取三撮,入美酒一升中,先餔食酓(饮)之,日三。三日知,五日已。②

治血暴发方用土瓜配合紫参与桂治疗血暴发;治血痹方以白薟、芍药、节华、姜、桂、椒、茱萸等治疗血痹。上文治疗妇人病医方及武威医简"瘀方",亦多是针对瘀血而设。

之于治水,秦汉经方医学已形成较为成熟的药方,如《和齐汤法》中的"治伤饮方"与胡家草场西汉简牍医方的"治水、肤胀、面盈、胻肿、腹大、嗜卧方"。北大汉简医方亦有一首"治除病水者",目前还未公布此方的药物组成。

7. 针对证候　制方时,需考虑针对具体的证候进行治疗。小便不利,则需通利小便,如《五十二病方》癃方、武威医简诸癃方等;大便不通则通其大便,如火齐汤、消石汤等;心腹有癥瘕,则消积化症,如武威医简治心腹大积方与治伏梁方、《和齐汤法》"治心腹为病"方;下痢则治痢,如武威医简"治久泄肠澼(澼)呕血□□裹□□□□,[众]医不能,治皆射(谢)去方"、胡家草场西汉简牍医方"治肠澼方"等;这些医方是针对具体的症状制方。

8. 病所在倍其药　《和齐汤法》有"病所在负(倍)亓(其)药"之论,如:《和齐汤法》"治心腹为病"方,方后注云"丹参主匈(胸),沙参主腹,苦参主胁,玄参主肠,苙(紫)参主心,勺(芍)药主少腹,病所在即倍其药";同书"治消渴

---

① 张雷.秦汉简牍医方集注[M].北京:中华书局,2018:203-204.
② 天回医简整理组.天回医简(下)[M].北京:文物出版社,2022:103,124.

方"也有"溲多,负(倍)凝水石;渴,负(倍)圭(桂);烦,负(倍)畺(姜);饥,负(倍)长石"。此是根据疾病所在部位或当前疾病的主症,加倍使用所主之药。"病所在即倍其药"亦是秦汉时期制方理念之一。

"病在所倍其药"的制方法,亦散见于传世方书。如《千金要方》石斛散"阴不起,倍菟丝子、杜仲;腹中痛,倍芍药;膝中疼,倍牛膝;背痛,倍萆薢;腰中风,倍防风;少气,倍柏子仁;蹶不能行,倍泽泻。随病所在倍三分";《千金要方》五痔方"随其病倍其主药为三分";《古今录验》十水丸"随其病始所在,增其所主药";《古今录验》淮南八公石斛万病散"随病倍其分";《古今录验》九疸秦王散"随病所在加二分"等。"病在所倍其药"的制方法,值得进一步挖掘与临床实践。

以上,虽然从以类制方、五味相合、五色相伍、四气相佐等角度,解析出秦汉医家创制复方的方法。需要指出的是,以类制方与五味、五色、四气制方之间,存在相互交叉的关系。以五味、五色、四气制成的复方,有属以类制方者,亦有不属以类制方者。

三、制方结构

"一切神圣事物都应有其位置……使得它们成为神圣的东西就是各有其位"①,古人在制方时,斟酌每一味药物在复方中各有不同的地位或位置,使诸药之间各安其位,结构协调。秦汉经方的制方结构主要是"君臣佐使"。中医在发展过程中,借鉴国家组织结构,在组方遣药时,讲究君臣佐使配伍,以做到主次分明,全面兼顾,提高疗效。

"君臣佐使"有两种类型:一是《本经》记载的以"上中下三品"划分"君臣佐使",所谓"上药一百二十种为君,主养命,以应天。中药一百二十种为臣,主养性,以应人。下药一百二十五种为佐使,主治病,以应地。药有君臣佐使,以相宣摄,合和宜用一君二臣五佐,又可一君三臣九佐"②。二是《素问·至真要大论》定义的"主病之谓君,佐君之谓臣,应臣之谓使,非上下三品之谓也"③。《素问·至真要大论》的整理者认为君药是治病的主要药物,臣药是辅佐君药

---

① 列维-斯特劳斯.野性的思维[M].李幼蒸译.北京:商务印书馆,1987:14.
② 神农本草经[M].森立之辑,罗琼、赵永亮点校.北京:北京科学技术出版社,2016:1.
③ 黄帝内经素问[M].中医出版中心整理.北京:人民卫生出版社,2012:366-367.

的药物,使药辅佐臣药的药物。此隐约暗示《素问·至真要大论》的整理者并不认同《本经》所提出的以"上中下三品"划分"君臣佐使",而是将"君臣佐使"赋予了新意。

对于这两种不同的君臣佐使类型,王冰解释说:"上药为君,中药为臣,下药为佐使,所以异善恶之名位,服饵之道,当从此为法。治病之道,不必皆然,以主病者为君,佐君者为臣,应臣之用者为使,皆所以赞成方用也。"①王冰认为,针对不同的需求,而产生了两种不同君臣佐使类型。"上中下三品"的"君臣佐使",适用于养生或成仙需求的"饵服";"主病者君,佐君者臣,应臣者为使"针对的是临床治疗疾病;如此则调和了两种不同的"君臣佐使"制方结构之间的矛盾。

《素问·至真要大论》提出"大、小、缓、急、奇、偶、重"等制方结构:

> 君一臣二,奇之制也。君二臣四,偶之制也。君二臣三,奇之制也。君二臣六,偶之制也……补上治上制以缓,补下治下制以急,急则气味厚,缓则气味薄……奇之不去则偶之,是谓重方……君一臣二,制之小也。君一臣三佐五,制之中也。君一臣三佐九,制之大也。②

此根据病邪的微甚、病位的表里、病势的轻重,拟定不同的臣药、使药味数。此外,"君一臣三佐五,制之中也"对应《本经》所言的"合和宜用一君二臣五佐";而"君一臣三佐九,制之大也"亦对应《本经》"一君三臣九佐"之法。

第四节 制方的指导思想

秦汉医者是基于什么理念,运用草木、动物、矿物等,创制出一系列复方,并将其应用于临床实践?可能与他们"万物含精"的认知及中国传统文化"和实生物"的思想有关。

一、万物含精

秦汉时期,人们普遍相信精气是万物的本源。《管子·内业》云:"凡物之精,此则为生。下生五谷,上为列星。流于天地之间,谓之鬼神;藏于胸中,谓

---

① 中医出版中心整理.黄帝内经素问[M].北京:人民卫生出版社,2012:367.
② 中医出版中心整理.黄帝内经素问[M].北京:人民卫生出版社,2012:357-364.

之圣人……凡人之生也,天出其精,地出其形,合此以为人"①,同时指出"精也者,气之精者也"。天回医简《脉书·上经》亦有"☐声也,气之精也"之论。天地之精气,可化生万物,万物也内含天地之精气。人、动物、草木皆需凝聚精气,精气聚则生长,精气散则消亡。《吕氏春秋·季春纪·尽数》谓:

> 精气之集也,必有入也。集于羽鸟,与为飞扬;集于走兽,与为流行;集于珠玉,与为精朗;集于树木,与为茂长;集于圣人,与为复明。精气之来也,因轻而扬之,因走而行之,因美而良之,因长而养之,因智而明之。②

鸟兽、草木、珠玉、人,皆秉天地精气而生;鸟兽、草木、珠玉、人等能维持正常状态,亦是精气在发挥作用。人若患病,即可以借助草木、生物、珠玉所含的精气,以调养之。这种思想突出表现于东汉《太平经》"草木方诀第七十""生物方诀第七十一",其言:

> 草木,有德有道而有官位者,乃能驱使也,名之为草木方,此谓神草木也。治事立愈者,天上神草木也,下居地而生也。立延年者,天上仙草木也,下居地而生也。治事立诀愈者,名为立愈之方;一日而愈,名为一日而愈方,百百十十相应愈者是也。此草木有精神,能相驱使,有官位之草木也。十十相应愈者,帝王草也;十九相应者,大臣草也;十八相应者,人民草也;过此而下者,不可用也,误人之草也。是乃救死生之术,不可不审详。(《草木方诀第七十》)

> 生物行精,谓飞步禽兽跂行之属,能立治病。禽者,天上神药在其身中,天使其圆方而行。十十治愈者,天神方在其身中;十九治愈者,地精方在其身中;十八治愈者,人精中和神药在其身中。此三者,为天地中和阴阳行方,名为治疾使者,比若人有道而称使者、神人、神师也。是者,天地人精鬼使之。得而十十百百而治愈者,帝王上皇神方也;十九治愈者,王侯之神方也;十八治愈者,大臣白衣至德处士之神方也……故万物芸芸,命系天,根在地,用而安之者在人。得天意者寿,失天意者亡,凡物与天地为常,人为其王,为人王长者,不可不审且详也。③(《生物方诀第七十一》)

---

① 黎翔凤.管子校注(中)[M].北京:中华书局,2004:931.
② 许维遹.吕氏春秋集释上[M].北京:中华书局,2009:66.
③ 王明.太平经合校[M].北京:中华书局,1979:172-174.

草木有精神,用之可以救生死。生物行精气,尤其飞禽身中自含神药,能立治病。

东汉张道陵(34—156年)《老子想尔注》则直言:"万物含道精""有道精,分之与万物,万物精共一本。"人与天地万物,虽形态不同,其"精"则一。

对于"万物含精",清代医家徐灵胎在《神农本草经百种·序》进一步解释说:

> 百物与人殊体,而人籍以养生却病者,何也?盖天地亦物耳,惟其形体至大,则不能无生。其生人也,得其纯,其生动物也,得其杂,其生植物也,得其偏。顾人之所谓纯者,其初生之理然耳。及其感风寒暑湿之邪,喜怒忧思之扰,而纯者遂漓;漓则气伤,气伤则形败。而物之杂者、偏者,反能以其所得之性补之、救之。①

人得天地精气之纯,草木、动物得天地精气之偏。人感风寒暑湿之邪,则纯者随偏,偏则患病。此时即需得天地精气之偏的草木、动物,以纠正人体精气之偏。古人正是基于万物含精的认知,运用草木、动物、矿物,创制出了一系列经方,用于治病养生。

二、和实生物

经方,尤其是经方复方的创制,则与"和实生物"的思想有关。

和,《说文》言"相应也",本义是声音相应,和谐地跟着唱或伴奏;后引申为和谐或协调,如《广雅》"和,谐也"。又引申为调和或调治,如《周礼·医》"食医掌和王之六食、六饮、六膳、百羞、百酱、八珍之齐",郑玄注释说"和,调也"。

《中庸》云:"中也者,天下之大本也;和也者,天下之达道也。"和,是天下共行的普遍规则。《淮南子》则曰:"天地之气,莫大于和。和者,阴阳调,日夜分,而生物,春分而生,秋分而成,生之与成,必得和之精。"天地之间,以和为大。有了和,阴阳可以协调,日夜分明而万物滋长。生长与成熟,必然得到和气中的精微之气。

"和""同"有异。《左传·昭公二十年》(前522年)记载齐景公与晏婴关

---

① 徐大椿.神农本草经百种录[M].伍悦点校.北京:学苑出版社,2011:2.

于"和同之异"的一段对话：

> 齐侯至自田，晏子侍于遄台，子犹驰而造焉。公曰："唯据与我和夫！"晏子对曰："据亦同也，焉得为和？"公曰："和与同异乎？"对曰："异。和如羹焉，水火醯醢盐梅，以烹鱼肉，燀之以薪，宰夫和之，齐之以味，济其不及，以泄其过。君子食之，以平其心。君臣亦然。君所谓可而有否焉，臣献其否以成其可；君所谓否而有可焉，臣献其可以去其否。是以政平而不干，民无争心。故诗曰：'亦有和羹，既戒既平。鬷嘏无言，时靡有争。'先王之济五味，和五声也，以平其心，成其政也。声亦如味，一气，二体，三类，四物，五声，六律，七音，八风，九歌，以相成也；清浊，小大，短长，疾徐，哀乐，刚柔，迟速，高下，出入，周疏，以相济也。君子听之，以平其心。心平，德和。故诗曰：'德音不瑕'。今据不然。君所谓可，据亦曰可；君所谓否，据亦曰否。若以水济水，谁能食之？若琴瑟之专壹，谁能听之？同之不可也如是。"①

齐景公询问"和与同"有何差异？晏婴回答说："和"如做羹汤，用水、火、醋、酱、盐、梅来烹调鱼和肉，用柴烧煮，宰夫用各种调味品以调剂，味道不足则添加调料，味道过重则用水冲淡。君子食用这样的羹汤，可以使内心和畅。"同"则似用清水调配清水，或好像琴瑟专弹一种声音，无人愿意食之或听之。所以"和"可取，而"同"不可取。

《国语·郑语》则有"和实生物，同则不继"之说：

> 公曰："周其弊乎？"对曰："殆于必弊者也。泰誓曰'民之所欲，天必从之'。今王弃高明昭显，而好谗慝暗昧；恶角犀丰盈，而近顽童穷固。去和而取同。夫和实生物，同则不继。以他平他谓之和，故能丰长而物归之；若以同裨同，尽乃弃矣。故先王以土与金木水火杂，以成百物。是以和五味以调口，刚四支以卫体，和六律以聪耳，正七体以役心，平八索以成人，建九纪以立纯德，合十数以训百体。出千品，具万方，计亿事，材兆物，收经入，行姟极。故王者居九畡之田，收经入以食兆民，周训而能用之，和乐如一。夫如是，和之至也。于是乎先王聘后于异姓，求财于有方，择臣取谏工而讲以多物，务和同也。声一无听，物一无文，味一无果，物一不

---

① 左丘明.春秋左传校注下[M].陈戍国撰.长沙：岳麓书社，2006：1019-1020.

讲。王将弃是类也而与剸同。天夺之明,欲无弊,得乎?①

用此物调和彼物谓之和,故能丰富发展而万物所归,但若用同一性质的物质相互补助(以同裨同),万物不能发展。先王用土与金、木、水、火相和,化生出万物。如果只有一种声音、只有一种色彩、只有一种味道,如此抛弃协和而趋同,万物不生。"和"是不同事物之间的一种和谐状态。只有把不"同"质的事物或要素按照一定秩序结构成一体,才能产生出更丰富、更优良的新质来②,创造出无限多样的新属性与新功能。

中国古代医学将汤液的发明者归于伊尹,亦是由于"小臣(伊尹)善为食烹之和""食烹之和"与"调百药齐和"异曲而同工。经方治病讲求不同药物,遵循以一定的制方方法,按照一定的制方结构,将不同的药物组成一张复方,这本身即是"和合"思想的直接体现。

不同药物在"和合"后,彼此间的毒性相互制约,还可以产生新的功效,如《吕氏春秋·别类》言"夫草有莘有藟,独食之则杀人,合而食之则益寿"。莘与藟皆是毒药,单独服用偏性太大,甚至有生命危险,但若二者合成一张复方,反而产生了新的功效——"益寿",此即中医和合之妙。《周礼·天官冢宰》云"医师掌医之政令,聚毒药以共医事",所谓"聚"者,亦有将毒药和合使用之意。

经方制方与制剂技术,又称"和齐"或"和剂"。《史记·扁鹊仓公列传》记载:"菑川王时遣太仓马长冯信正方,臣意教以《案法逆顺》《论药法》《定五味》及《和齐汤法》。"淳于意传给弟子的医籍中有《和齐汤法》。"和齐汤法"义为"和调分剂得宜,以作汤液"之法,是专门记述合和制剂方法的医书。是知在西汉初期,合和制剂的理念及实践已形成专书。天回出土医书中,整理者将记录医方的简文命名为《治六十病和齐汤法》,是在把握了中医方剂的学术起源、核心观念及其发展脉络的基础上确定的,值得反复体味。

以上,笔者虽从本草与经方的关系、本草理论、配伍与制方、制方的指导思想等角度,对秦汉经方的配伍与制方作了梳理,依然难以全面剖析出"古圣制方之法"。徐灵胎《医学源流论》说:"圣人为之制方以调剂之,或用以专攻,或用以兼治,或相辅者,或相反者,或相制者,故方之既成,能使药各全其性,亦能

---

① 左丘明.国语[M].上海:上海古籍出版社,2015:347.
② 萧延中.中国思维的根系[M].北京:中央编译出版社,2020:77.

使药各失其性,操纵之法,大有权焉,此方之妙也。"①徐氏从专攻、兼治、相辅、相反、相同等角度对圣人制方的方法了归纳,却仍感叹道"古圣制方之法不传"。《四库书目提要·旅舍备要方》"解题"亦云:"盖古所谓专门禁方,用之则神验,至求其理,则和、扁有所不能解。"经方用之神验,但求其组方之理,即便医和、扁鹊等先贤,亦不能尽解。先贤制方之意,深妙难解如是。

---

① 刘洋.徐灵胎医学全书[M].北京:中国中医药出版社,1999:129.

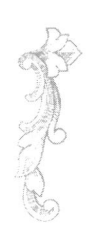

第八章
出土秦汉经方在后世的传承与发展

笔者在阅读、研究出土秦汉经方,不免有一个疑问:这些被埋在地下的经方,是消失在了历史长河中?还是有被传承?通过对读出土秦汉经方与传世方书发现,部分出土秦汉经方一直有被后世医家继承与发展。只是既往由于先秦两汉传世医学文献的散佚和缺失,学界并没有留意。结合当今学者的相关研究发现,笔者将《五十二病方》、《和齐汤法》方、武威医简方及其他散见汉简中的医方与传世方书中部分药方相似度较高者分析如下,以示出土秦汉经方在后世的传承与发展。

第一节 《五十二病方》与传世经方

《五十二病方》中一些复方,尤其是治疗外伤与痈疽的药方,在《刘涓子鬼遗方》中得以继承与发展。

诸伤方与泽兰散

【诸伤:□□】膏,甘草各二,桂、畺(姜)、椒、朱(茱)【萸】□【□□□□□□□□□□□□□□□】【□□】毁一垸(丸)音(杯)酒中,歙(饮)之,日壹歙(饮),以□其□。

治金疮内塞,泽兰散方。泽兰、防风、<u>蜀椒</u>(去目、汗、闭口)、石膏①、附子、<u>干姜</u>、细辛、辛夷(去毛)各二两,芎䓖三分,当归三分(炒),<u>甘草</u>四分(炙)。右十一味,捣筛,理令匀。调温酒服方寸匕,日三夜一。(《刘涓子鬼遗方》)

诸伤方,似用石膏、甘草、桂、姜、蜀椒,和合为丸,内服治疗外伤。而这五

---

① 下划线所示,为二方相同的药物。后同。

味药全部见于《刘涓子鬼遗方》治疗金疮内塞的泽兰散内。

诸伤方与当归赤小豆散

（诸伤）【一，□】□□朐,令大如荅,即以赤荅一斗并【□,□□□□□□□□□□□□】孰(熟)而□【□饮】其汁,汁宰(滓)皆索,食之自次(恣)殹(也)。

近血,赤小豆当归散主之。赤小豆三升(浸令芽出,暴干),当归三两。右二味,杵为散,浆水服方寸匕,日三服。(《金匮要略》)

赤荅,即赤豆①。此方疑似用赤小豆煮汁治疗外伤。外伤多见痈肿,《本经》云"赤小豆,下水,排痈肿脓血"。《金匮要略》则用赤小豆合当归治疗痔疮出血。二者在主治病症上,有一定的相似性。

伤者方与麻黄散

伤者,以续盬(断)根一把,独□长支(枝)者二廷(梃),黄衾(芩)二梃,甘草□廷(梃),秋乌豙(喙)二□□□□者二瓯,即并煎□孰(熟),以布捉,取出其汁,以陈缊□【□】傅之。

治金疮烦疼,麻黄散方。麻黄六分(去节),甘草五分(炙),干姜三分,附子三分(炮),当归三分,白芷三分,续断三分,黄芩三分,芍药三分,桂心三分,芎䓖三分。右十一味,捣筛,理令匀。调温酒服方寸匕,日三服,夜一服。(《刘涓子鬼遗方》)

伤者方,药用续断、黄芩、甘草、乌头,煮成药汁,后用布蘸取药汁外敷治疗外伤。伤者方的四味药,全部出现于《刘涓子鬼遗方》治金疮烦疼的麻黄散方内。《刘涓子鬼遗方》治疗金疮的药方,很多含有续断、黄芩、附子、甘草等药物,其更有"脓多倍甘草""烦加黄芩""或筋骨断,更加续断"等记载。据此亦可反推伤者方中的续断、黄芩、甘草之功用。

治痂方与仙人玉壶丸

（痂）燔碧,冶乌豙(喙)、黎(藜)卢、蜀叔(菽)、庶、蜀枨(椒)、桂各

---

① 裘锡圭.长沙马王堆汉墓简帛集成5[M].湖南省博物馆,复旦大学出土文献与古文字研究中心编纂.北京：中华书局,2014：215.

一,合,并和,以头脂【□,裹】以布,炙以尉(熨),卷(倦)而休。

仙人玉壶丸方。雄黄、藜芦、丹砂、礜石(一方矾石)、巴豆、八角附子各二两。右六味,先捣巴豆三千杵,次内礜石,又捣三千杵,次内藜芦,三千杵,次内附子,三千杵,次内雄黄,三千杵,次内丹砂,三千杵,内蜜又捣万杵,佳……头卒风肿,以苦酒若膏和,傅之,絮裹之;痈疽痤疖瘰疬及欲作瘘,以苦酒和,傅之;若恶疮不可名,瘑疥痘,以膏若苦酒和,先以盐汤洗疮去痂,拭干傅之;鼠瘘,以猪脂和,傅疮。(《千金要方》)

治痂方,药用礜石、乌头、藜芦、巴豆(蜀菽)、甘蔗、蜀椒、桂,外敷热熨治疗痂。而礜石、乌头、藜芦、巴豆亦是治疗痈疽、痤、疖、瘰疬、瘑疥、疸的仙人玉壶丸方的核心组成。

治癃方与治胎死腹中方

(癃)以水一斗煮葵种一斗,浚取其汁,以其汁煮胶一廷(挺)半,为汁一参,而□。

治胎死腹中,干燥著背方。葵子一两,阿胶五两。右二味,以水五升煮取二升,顿服之。未出,再煮服。(《千金要方》)

治瘙(癃)方,药用葵子、胶治疗小便不利。《千金要方》用此二药治疗胎死腹中、干燥著背。

治疽方与内补苁蓉散

睢(疽)病:冶白蔹(蔹)、黄耆(耆)、芍乐(药)、桂、畺(姜)、林(椒)、朱(茱)臾(萸),凡七物。骨睢(疽)倍白蔹(蔹),【肉】睢(疽)【倍】黄耆,肤睢(疽)倍芍药,其余各一,并以三指大冣(最一撮)一入音(杯)酒中,日五、六歓(饮)之,须巳(已)□□。

睢(疽),以白蔹、黄耆(耆)、芍药、甘草四物【□】者(煮),笙(桂)、畺(姜)、蜀焦(椒)、树(茱)臾(萸)四物而当一物,其一骨□疽□三,【□□】以酒一棓(杯)【□】□□□筋者俊俊翟翟【□】□之,其□【□□】□□。日四歓(饮),一欲溃之,□【□】。

治金疮去血多,虚竭,内补苁蓉散方。苁蓉、当归、甘草(炙)、芎䓖、黄芩、桂心、人参、芍药、干姜、吴茱萸、白及、厚朴(炙)、黄芪各一两,蜀椒三

分(出汗,去目闭口)。右十四味,捣筛,理令匀。调温酒服方寸匕,日三服,夜一服。(《刘涓子鬼遗方》)

治疽方药用白蔹、黄芪、芍药、姜、蜀椒、茱萸、桂、甘草等。这些药物亦是《刘涓子鬼遗方》治疗金疮去血多,虚竭,内补苁蓉散方的主要组成。

血疽方与白蔹薄、黄芪帖、增损散

血疸(疽)始发,儵儵以热,痛毋(无)适,□□【□□】□【□】□疸(疽)□【□□□□□□□□□】戴糁(糁—糁)、黄芩、白蓟(蔹),皆居三日,旦【□□□□□】为□【□□】虽□【□□□□□□】之,令汗出到足,已(已)。

治痈疽,白蔹薄方。白蔹、大黄、黄芩各等分。右三味,捣筛,和鸡子白涂布上,薄痈上,干燥辄易之,亦可治。又以三指撮置三升水中,煮三沸,绵注汁,拭肿上数十过,以寒水石沫涂肿上,纸覆之,燥复易,一易辄以煮汁拭之,昼夜二十易之。(《刘涓子鬼遗方》)

治痈肿黄芪帖,治痈肿瘰疬,及欲发背觉痛方。黄芪一两,黄芩一两,芎䓖一两,当归一两,黄连一两,白蔹一两,芍药一两,防风一两。右八物,捣下筛,以鸡子白和涂故布上,以贴肿上,燥复易。患热者加白蔹,患痛者加当归各一两。(《医心方》引《刘涓子方》)

治痈疽撮脓,增损散方。黄芪五分(脓多倍之),小豆一分(热口干倍之),芎䓖二分(肉未生倍之),白蔹三分(有脓疮不合倍之),栝蒌三分(若小便利倍之)。右六味,捣筛令细,酒调,温服方寸匕,日三。(《刘涓子鬼遗方》)

《本经》黄芪,一名戴糁。血疸始发方,疑似用黄芪、白蔹、黄芩治疗血疸之初起。黄芪、白蔹、黄芩亦是白蔹薄、黄芪帖、增损散治疗痈疽诸方的主药。

第二节 《和齐汤法》方与传世经方

《和齐汤法》的很多医方,流传于传世方书中。

治风痹汗出方与治风身体如虫行方

治风痹汗出方。水三石,陈粟三斗,盐三斗,煮之,每酿水一石,粟、盐各一斗,三沸三襄(酿),前美食,齐(济)取元(其)汁,浴之,已,复美食,毋令汗出。

治风,身体如虫行方。<u>盐一升,水一石</u>,煎减半,澄清,温洗三四遍,亦治一切风。(《千金要方》)

治风痹汗出方与《千金要方》治风身体如虫行方,主要药物与主治病症,并无二致。

治心痹方与乌头赤石脂丸

治心痹。蜀柭(椒)六分,少辛四分,圭(桂)、姜各二分,杏核中实、蕉荚各一分,合和,则(煎)半一分,并合和,以方寸匕取药,置温酒中饮之。

心痛彻背,背痛彻心,乌头赤石脂丸主之。方:<u>乌头(炮,去皮)一分,附子(炮,去皮)半两(一法一分),赤石脂一两(一法二分),干姜一两(一法二分),蜀椒一两(汗)(一法二分)</u>。右五味,末之,蜜丸如梧子大,先食服一丸,日三服。不知,稍增之。(《金匮要略》)

天回《脉书·下经》云:"心痹,心脊相直,寒而痛。"心痹以心、背寒痛为主,其症与"胸痛彻背、背痛彻心"的胸痹,颇为相合。治心痹方,药用蜀椒、细辛、桂、姜等散寒止痛以治心痹;而《金匮要略》乌头赤石脂丸也是以乌头、附子、干姜、蜀椒等治疗胸痹。二方在核心药物、主治病症,并无明显差别。

治痹寒方与附子酒

治痹寒。醇酒二斗,则(煎)二百果(颗),父(咬)且(咀),耆(捣),渍淳酒中,卒(晬)元(其)时,孰(熟)捉令宰(滓)干,取美枣一斗渍药中,暴(曝)干,复渍以尽竭,干,取如赤豆吞,稍益,以知身为齐(剂)。可以治咳。

附子酒主大风冷,痰澼胀满,诸痹方。大附子一枚重二两者,亦云二枚,酒五升渍之,春五日,一服一合,日二,以痹为度。(《千金要方》)

二方药物组成一样及主治病症,高度相同。

治痹寒方与疾风方

治痹寒。醇酒二斗,则(煎)二百果(颗),父(咬)且(咀),耆(捣),渍淳酒中,卒(晬)亓(其)时,孰(熟)捉令宰(滓)干,取美枣一斗渍药中,暴(曝)干,复渍以尽竭,干,取如赤豆吞,稍益,以知身为齐(剂)。可以治咳。

疾风方。雄黑豆三升(豆中小者是,拭光),大麻子三合(去枇),草乌头三两(细剉)。上三味,以无灰酒一斗于瓷瓶中贮,密封瓶。东舍深房内,东屋下寅地地安。其乌头、麻子以绢袋贮,悬酒内。春夏一七日,秋冬二七日,取黑豆,余药弃之。晒干,合中盛之。每日空心酒下四十九,三五日觉身痒,切忌抓也。五十有验,七十日眉生,百日平伏。五年者并治之。忌房事。愈后每日十粒,百日已。(敦煌出土《杂方术》)

治痹寒,将附子、枣置于酒中,反复浸泡、晒干,后单用富含附子及酒成分的枣,以治疗痹症与咳嗽。敦煌出土《杂方术》疾风方亦是同样的制剂流程:将黑豆、麻子仁、乌头,置于酒中浸泡7日或14日,取黑豆晒干,内服治疗大风病。相同的制剂技术,出现在西汉初期的《和齐汤法》及中唐时期的敦煌文献中,无不显示出传统制剂技术的源远流长与一脉相承。

治筋痹方与白敛薏苡汤

筋治筋痹。酸枣覈〈覈-核〉、起实各四分,校〈枝〉草、白蔹(蔹)、勺(芍)药、龙累各三分,则(萴)、礜、商律各二分,圭(桂)、畺(姜)、白参、赤参各一分,皆冶,合和,以方寸半匕取药,直酒中酓(饮)之,衰益,以知毒为齐(剂),日再酓(饮)。禁。校〈枝〉草,戴糁。

白敛薏苡汤治风,拘挛不可屈伸方。

<u>白敛</u>、薏苡仁、芍药、桂心、牛膝、酸枣仁、干姜、甘草各一升,<u>附子三枚</u>,右九味,㕮咀,以淳酒二斗渍一宿,微火煎三沸,服一升,日三,扶杖起行。不耐酒,服五合。(《千金要方》)

白敛薏苡汤似在治筋痹方的基础上,减去毒副作用较强的礜石、商陆,以及丹参、白参等,而增入牛膝以针对下肢的病症。《千金要方》所载"白敛薏苡汤"主治"拘挛不可屈伸",此与筋痹的症状,并无二致。

治金伤、武威医简治金创止㿃方与《深师》预备金疮散方

治金伤。熬蜀林(椒)、弓(芎)䓖(劳),冶林(椒)二、弓(芎)䓖(劳)

一,合,入刀圭(圭)一、酒二斗中,畲(饮)之。

治金创止㽲方。石膏一分,姜二分,甘草一分,桂一分,凡四物,皆冶,合和,以方寸寸〈匕〉,酢浆饮之,日再夜一。良甚,勿传也。(武威医简)

《深师》预备金疮散方：干姜、甘草(炙)、桂心各一两,当归三两,芎䓖四两,蜀椒三两(汗)。右六味捣散,以酒服方寸匕,日三。(《外台秘要》)

《深师》预备金疮散方,似是治金创止㽲方去石膏合治《千金》膏药方去白芷、附子。

治益气方与补虚方

治益气。取鹿肠,则(荝)各一分,犁(利)如、牛剞(膝)、卑(萆)挈(薢)、山朱(茱)臾(萸)、桔梗、圭(桂)、蜀枺(椒)、白茝(芷)、细辛各二分,以截一驷,煮枣卅,沸之,取汁,以饼药,大如人耳,厚少半寸,阴干之,服药大如赤豆,屑(屑)以为后饭。

治虚劳不起,囊下痒,汗出,小便淋沥,茎中数痛,尿时赤黄,甚者失精,剧苦溺血,目视眈眈,得风泪出,茎中冷,精气衰,两膝肿,不能久立,起则目眩,补虚方。蛇床子、细辛、天雄、大黄、杜仲、柏子仁、菟丝子、茯苓、防风、萆薢、菖蒲、泽泻各四两,栝楼根三分,桂心、苁蓉、薯预、山茱萸、蜀椒、石韦、白术各三分,远志、牛膝各六分。右二十二味末之,蜜丸如梧子,酒服十五丸,日再,渐加至五十丸。十五日身体轻,三十日聪明,五十日可御五女。(《千金要方》)

治益气方,药用玄参、附子、利如、牛膝、卑挈(萆薢)、山茱萸、桔梗、桂、蜀椒、白芷、细辛、大枣等。方中大部分药物,并见于《千金要方》补虚方。

治风方与紫石寒食散及深师疗冷癖方

治风。石脂七分,蜀枺(椒)五分,方(防)风、细辛各四分,厚柎(朴)五分,陈朱(茱)臾(萸)一分,圭(桂)十分,姜六分,皆冶,合,三指撮直(置)温酒一杯中,日三歓(饮),病已,止,精。

张仲景紫石寒食散治伤寒已愈不复方。紫石英、白石英、赤石脂、钟乳(炼)、栝楼根、防风、桔梗、文蛤、鬼白、太一余粮各二两半,人参、干姜、附子(炮,去皮)、桂心各一两。右一十四味捣筛为散,酒服三方寸匕。

(《千金翼方》)

又深师疗冷痢下脓血，绞脐痛，食不消，腹胀方。吴茱萸、干姜各六分，赤石脂、麴末(炒)各八分，厚朴(炙)、当归各四分。上六味，捣筛，蜜和，丸如梧子，空腹以饮下四十丸，日再。(《外台秘要》)

治风方以赤石脂合蜀椒、干姜、桂枝等治风，张仲景紫石寒食散同于此。深师以赤石脂合干姜、厚朴等温中消胀，似是对治风方主治病症的拓展。

治风水方与治妇人血瘕方

风水方。用藜(藜)卢(芦)，屑(屑)二料，焉〈乌〉喙，屑(屑)三料，已屑(屑)石膏，有(又)孰(熟)扴(研)之四料，半夏，屑(屑)五料，干畺，屑(屑)四料，菌(箘)圭(桂)，削去亓(其)上之皮到脐者，屑(屑)之二料，皆并合挠之，有(又)入臼中，孰(熟)扴(研)砲之，有(又)取蜀桥(椒)中，皆并和，丸如梧实，先餔吞，以知为齐(剂)。

牡蒙丸主男子疝瘕，女子血瘕，心腹坚，积聚，乳余疾，小腹坚满，贯脐痛，热中，腰背痛，小便不利，大便难，不下食，有伏虫，肤胀肿，久寒热，胃管有邪气方。牡蒙、苁蓉、乌喙(炮，去皮)、石膏(研)、藜芦各三分，巴豆六十枚(去心皮，熬)、干姜、桂心各二两，半夏五分(洗)。右九味捣筛为末，别捣巴豆如膏，合诸药令调和，捣至熟，以饮服如小豆二丸，日三。(《千金翼方》)

风水方，药用藜芦、乌头、石膏、半夏、干姜、桂等。在此方的基础上，加紫参(牡蒙)、肉苁蓉、巴豆，即《千金翼方》治疗疝瘕、血瘕及肤胀肿的牡蒙丸。

治风聋与治鼻中多清涕方

治风聋。屑(屑)细辛、畺(姜)、圭(桂)、蜀桥(椒)、土瓜并蕉荚等，并合挠，取一刀圭，以绵(绵)絮薄裹以窜。

治鼻中多清涕方。细辛二分，椒二分，干姜二分，皂荚一分，桂心二分，凡五物，冶筛，和以青羊脂，裹以帛，塞鼻中，良。(《外台秘要》引《范汪方》)

风聋，《诸病源候论》曰"风随气脉，行于头脑，则聋而时头痛，故谓之风聋"。风聋的主要病因在于风邪外袭。治风聋方，药用细辛、桂、姜、蜀椒祛风。《本经》记载皂荚"下水利九窍"，土瓜有"益气愈聋"之效。诸药合用，具有祛风通窍、益气愈聋的作用。且作为散剂外塞耳中,更易于药物作用的发挥。《范汪方》所载治鼻中多清涕方,较"风聋方"只有一味土瓜之差,余药相同。治鼻中多清涕方,不涉及耳聋,故不用土瓜,且也是作为散剂,外用塞鼻。二方在药物组成、剂型、主治病证等多方面,皆有较高的相似性。

止风汗出方与牡蛎散及丸方

止风汗出方。取厉（蛎）合（蛤）、石膏相半,裹之,大如中李;取美涧、酒相半,合而一小杯;烧一鲍鱼,卒（淬）之亓（其）中,令温;直（置）药亓（其）中,酓（饮）之,居温室。

疗伤寒大病瘥后,小劳便鼻衄,牡蛎散及丸方。左顾牡蛎十分（熬）,石膏五分,右二味,捣末,酒服方寸匕,日三四。亦可蜜丸如梧子大,酒服十五丸。（《外台秘要》引《肘后备急方》）

二方组成一样,主治不同;前者治汗出,后者治鼻衄。

治风热中方与瓜蒌根汤及九江太守散

治风热中。苦〈苦〉蒌四分,消石三分,小椒（椒）、圭（桂）、兔丝实各一分,提（知）母二分,合和,以方寸匕取药,直（置）☐【☐☐☐☐☐☐☐】☐☐酓（饮）,已。

九江太守散主男女老少未有不苦风者,男子五劳七伤,妇人产后余疾,五藏六腑诸风,皆悉主之方。知母、人参、茯苓各三分,蜀椒半两（汗,去目闭口者）,栝楼一两半,防风、白术各三两,泽泻二两,干姜、附子（炮,去皮）、桂心各一两,细辛一两,右一十二味捣筛为散,以酒服方寸匕,日再。饮酒常令有酒色,勿令大醉也。禁房室猪鱼生冷。无病常服益佳,延年益寿,轻身明目,强筋骨,愈折伤。（《千金翼方》）

又疗伤寒,除热止渴,欲饮水,瓜蒌根汤方。黄芩三两,人参二两,桂心二两,大黄二两,瓜蒌根三两,芒硝二两,甘草二两（炙）,上七味,切,以水八升,煮取三升,去滓,饮一升,须臾当下,不下,复饮一升,得下止,勿复饮。汤药力势歇,乃可食糜耳。一方用生姜二两。忌海藻、菘菜、生葱、油腻等物。（《外台秘要》）

治风瘙隐疹,心迷闷乱方。天雄、牛膝、桂心、知母各四分,防风六分,

干姜、细辛各三分,人参二分,栝楼根、白术各五分,右十味治下筛,酒服半钱匕,加至一匕为度。(《千金要方》)

治风热中方,药用天花粉、消石、知母等清热,蜀椒、桂等祛风。主治五藏六腑诸风的九江太守散及除热止渴的瓜蒌根汤与主治风瘙隐疹心迷闷乱方,似是在治风热中方的基础上,增损而成。

治常寒方与地榆散

治常寒,□□□勺(芍)药、白蔹(蔹)各三,方(防)风、山朱、白茝(芷)各二,则(荝)、礜、商律各一,合和,以清胶完(丸)之,大如起实,旦莫(暮)先餔食,吞五完(丸),衰益,以知毒为齐(剂)。

范汪疗金疮,内塞止痛,地榆散方。地榆根、白蔹各二分、附子一分(炮)、当归四分,芎䓖、白芷、芍药各三分,上七味,捣散。以酒饮服方寸匕,日三服。忌同前方。(《外台秘要》)

治常寒方中的芍药、白蔹、白芷、附子的组合,是范汪地榆散的基本组成。

治寒热方与露宿丸及硫黄丸

治寒热。山朱三,小㯉(椒)二分,厚柎(朴)、少辛、则(荝)、礜、圭(桂)、畺(姜)、桔梗、朱(茱)臾(萸)各一分,合和,以枣膏完(丸)之,大如起实。服吞之,始吞十完(丸),衰益,以知毒为齐(剂)。

露宿丸治大寒冷积聚方。礜石、干姜、桂、桔梗、附子、皂荚各三两,捣筛,蜜丸,服如梧子十丸,日三,稍增至十五丸。(《医心方》引《葛氏方》)

治气极虚寒,癖饮,胸中痰满,心腹痛,气急,不下饮食,硫黄丸方。硫黄、礜石、干姜、附子、乌头、桂心、细辛、白术、桔梗、茯苓各二两,右十味末之,蜜丸如梧子,酒服十丸,日三,渐加之,以知为度。(《千金要方》)

疗肝劳寒,眩忘咳唾,忧恚内伤,面离色,目青盲,硫黄丸方。硫黄、干姜、吴茱萸、人参、当归、防风各七分,礜石(泥裹烧半日)、乌头各八分(炮)、桂心、天雄(炮)、甘草(炙)各六分,蜀椒(汗)、皂荚(炙,去皮子)、枳实(炙)各五分,细辛、甘菊花各四分,上十六味,捣筛,白蜜和,为丸如梧子。初服二十丸,加至三十丸,日再,温清酒进之。忌猪肉、冷水、生葱、生菜、海藻、菘菜。(《外台秘要》引《删繁》)

治寒热方,药用术、蜀椒、厚朴、细辛、附子、礜石、桂、姜、桔梗、茱萸,以枣膏和丸。在药物组成上,治寒热方与露宿丸、硫黄丸,大部分重合。由露宿丸、硫黄丸的主治病症,可反推治寒热方主治范围。

治上气方与治肺痿方及八味生姜煎

治上气。美酒二斗半,梓(卒)饴半斗,枣半斗,芷(紫)菀(菀)五幷〈开-弄〉,圭(桂)二尺,姜五果(颗),麃煎脂半升,父(咬)且(咀);叚〈叚-煅〉亓(其)圭(桂)、姜、菀(菀);壁(擘)亓(其)枣,合。分以为三分,置一分,炊令沸,止火,入一分。凡三分,济取亓(其)汁,酓(饮)之。

治肺痿,咳嗽吐涎沫,心中温温,咽燥而不渴者。方:生天门冬,捣取汁一斗,酒一斗,饴一升,紫菀四合。铜器于汤上煎,可丸。服如杏子大一丸,日可三服。(《肘后备急方》)

治少小嗽,八味生姜煎方。生姜七两,干姜四两,桂心二两,甘草三两,杏仁一升,款冬花、紫菀各三两,蜜一升,右合诸药末之,微火上煎取如饴铺,量其大小多少与儿含咽之,百日小儿如枣核许,日四五服,甚有验。(《千金要方》)

治上气方,药用酒、饴糖、枣、紫菀、桂、姜等。《肘后备急方》治肺痿方与八味生姜煎的核心组成与之相似,主治病症亦同。

治咳方与治小儿嗽方

治咳。取紫菀(菀)十只,陈肉酱(酱)以完(丸)之,大如羊矢。服吞之,始吞一,不知,吞二,不知,吞三。

治小儿嗽方,饮服紫菀末。(《医心方》引《新录方》)

疗三十年咳。紫菀二两,款冬花三两,右二味,为散。先食饮服一钱匕,日三,七日愈。(《千金要方》)

治咳方单用紫菀治疗咳嗽,《新录方》"治小儿嗽方"同此。疗三十年咳方,亦为治咳方的类方。

治沓咳方与小紫菀丸

治沓咳。菀二只,则(煎)一果(颗),皆屑(屑),七分之;以所常溲涂完(丸)之,以为七完(丸);燔一使赤,卒(淬)一入 淳酒中,歙(饮)□之。一曰,取屏前弱(溺)涂,丸之五十,燔令火,卒(淬)之美酒中,酓(饮)之。

小紫菀丸,疗上气,夜咳逆,多唾浊方。干姜、甘皮(一作甘草)、细辛、款冬花各三分,紫菀三分,附子二枚(炮),上六味,捣筛,以蜜和,为丸如梧子。先食服三丸,日再,以知为度。忌冷水、猪肉、生菜等物。(《外台秘要》引《古今录验》)

沓咳者,反复咳嗽之意。上文主用附子的"治痹寒方",方后注云"可以治咳",此治沓咳方,将紫菀、附子合而用之,亦是以类组方的体现。《古今录验》小紫菀丸是在治沓咳方的基础上,更加款冬、干姜、细辛、甘草而成。

治鼠方与蚍蜉瘘方及治丈夫阴肿方

治鼠。取生鼠,剥去亓(其)肠;冶礜,直(置)亓(其)腹中,置之鬴(鬲)中,以一鬴(鬲)盖而涂之,炊以桑薪,三日出而冶之。以方寸匕取药,直(置)温酒一杯中,酓(饮)之,衰益。

五日蚍蜉瘘,始发于颈,初得之如伤寒,此得之,因饮食中有蚍蜉毒不去,其根在肾,礜石主之,防风为佐。(《外台秘要》引《集验》)

治鼠方药用礜石治疗鼠瘘等恶性疮疡,《集验》曰"蚍蜉瘘,礜石主之,防风为佐",二者相似。

治疝方与桂枝汤

治山(疝)。取穀〈穀〉大把二,干姜三果(颗),圭(桂)二尺,勺(芍)药五寸,枣半斗,淳酒三斗,合和。以为三酿,三沸,济取汁,酓(饮)之。日再饮,饮一升。衰益,以知毒为齐(剂)。

太阳中风,阳浮而阴弱,阳浮者,热自发,阴弱者,汗自出,啬啬恶寒,淅淅恶风,翕翕发热,鼻鸣干呕者,桂枝汤主之。桂枝三两(去皮),芍药三两,甘草二两(炙),生姜三两(切),大枣十二枚(擘),右五味,㕮咀三味,以水七升,微火煮取三升,去滓。适寒温,服一升。服已须臾,歠热稀粥一升余,以助药力。(《伤寒论》)

治疝方与桂枝汤,仅有穀与甘草之别。据此可以窥见仲景桂枝汤的来源。

治疝方与解散方

治山(疝)。少腹痛,引要(腰)脾(髀)痛,前后溲难,如瘴(癃)状。屑(屑)大黄二,黄芩、状〈伏-茯〉霝(苓)、土娄根、蜱蛸各一,并合挠。温醇【酒】二升,取药一合入中,挠。莫(暮)毋食,旦先食酓(饮)之。仑再出,酓(饮)糒(粥),药力必而食。禁鲜鱼、彘肉、荤。

解散小便不通神良方。<u>桑螵蛸三十枚,黄芩一两</u>,凡二物,以水一升,煮取四合,顿服之。(《医心方》引《小品方》)

解散闭闷结,小便不通如淋方:<u>大黄一两</u>,麻子仁半斤,夕药①一两,<u>茯苓二两、黄芩一两</u>,凡五物,以水五升,煮取二升半,分再服。(《医心方》引《录验方》)

疝病,以少腹痛伴见二便不利为特征。治疝方,药用大黄、茯苓、黄芩、天花粉、桑螵蛸等。其中大黄、茯苓、黄芩的配伍,见于《录验方》"解散闭闷结,小便不通如淋方"。而桑螵蛸与黄芩的组合,即《小品方》"散小便不通神良方"。

治肠疝方与黄芩加半夏生姜汤

治肠山(疝)。取干桼(漆)八,芷(紫)参七,黄芩六,勺(芍)药四,圭(桂)、畺(姜)各二,半夏一,合和。以方寸匕,直(置)酒中,酓(饮)之,日三,以知毒为齐(剂)。

太阳与少阳合病,自下利者,与黄芩汤。若呕者,黄芩加半夏生姜汤主之。黄芩加半夏生姜汤方:<u>黄芩三两,芍药二两</u>,甘草二两(炙),大枣十二枚(擘),<u>半夏半升(洗)生姜一两半</u>(一方三两,切)。右六味,以水一斗,煮取三升,去滓。温服一升,日再夜一服。(《伤寒论》)

小阴旦汤治天行身热,汗出,头目痛,腹中痛,干呕,下利者。方:<u>黄芩三两</u>,芍药三两,<u>生姜二两(切)</u>,甘草二两(炙),大枣十二枚,右五味,以水七升,煮取三升,温服一升,日三服。服汤已,如人行三四里时,令病者啜白酨浆一器,以助药力。身热去,自愈也。(《辅行诀》)

天回《脉书·下经》云"肠疝。少腹痛,菀府偏上,欲之后",肠疝以少腹痛为主症。治肠疝方,药用干漆、紫参、黄芩、芍药、姜、半夏、桂等。其中黄芩、芍

---

① 《医心方》中,"芍药"多写成"夕药"。下同,不再出注。

药、姜、半夏的配伍,是黄芩加半夏生姜汤的基础。《辅行诀》补充黄芩加半夏生姜汤(小阴旦汤)的主治症状有"腹中痛",此与肠疝之见症,亦是相合。

治女疝方与疗风汗出少气方

治女山(疝)。山芥□分,魁合(蛤)三分,则(荝)一,皆冶,合和。以方寸匕取藥,直(置)温酒一杯中,酓(飲)之,旦莫(暮)常先铺食。山芥,苿也。

《深师》疗风汗出少气方(赵子高法)。防风十分,<u>白术九分</u>,<u>牡蛎三分(熬)</u>,上三味,捣筛为散。以酒服方寸匕,日三,增至二三匕。恶风倍防风,少气倍术,汗出面肿倍牡蛎。忌桃李、雀肉、胡荽、大蒜、青鱼鲊等物。(《外台》)

《深师》疗风汗出少气方似在治女疝方的基础上去附子,加入防风而成。

止内崩方与麻子酒

止内偑(崩)方。取麻,小熬之,摩(磨)取亓(其)中膏二升,以美酒粲(餐)之,先旦莫(暮)食。

治产后血不去,麻子酒方。麻子五升捣,以酒一斗渍一宿,明旦去滓,温服一升,先食服。不差,夜服一升。不吐下。忌房事一月,将养如初产法。(《千金要方》)

主妊娠损动后腹痛。冬麻子一升,杵碎熬,以水二升煮取汁热沸,分为三四服。(《证类本草》引《食医心镜》)

产后秽污不尽,腹满。麻子三两,酒五升,煮取二升。分温二服,当下恶物。(《证类本草》引《子母秘录》)

内崩,即崩漏。止内崩方,药用麻仁化瘀以止血,是"通因通用"之法。《千金要方》"治产后血不去麻子酒方"、《食医心镜》"主妊娠损动后腹痛"方及《子母秘录》"产后秽污不尽腹满"方,皆是取麻仁活血化瘀,以治疗相关妇人病症。

治女子不月方与治吐血不定方

治女子不月,自以为有子,至十岁无有,复(腹)大。蔓先洗,教取麦鞠(曲),屑(屑),三指撮至 节,直(置)美酒中酓(饮)之,廿日已。令。出士黄洛,已试。

治吐血不定。茜草一两,生捣罗为散。每服二钱,水一中盏,煎至七分,放冷,食后服之良。(《证类本草》引《简要济众》)

蔓,疑是茜草。茜草,活血凉血,可治疗闭经。《简要济众》以茜草治疗吐血不定,亦是取活血凉血之用。

治黄瘅方与治卒肿满方

治黄单(瘅)。取黄牡牛弱(溺)歙(饮)之。能多歙(饮)之,亟已。

若胫已满,捏之没指者。但勤饮乌犊牛溺二三升,使小便利息,渐渐消。当以铜器,尿取新者为佳。无乌牛,纯黄者,亦可用之。(《肘后备急方》)

治卒肿满,身面皆洪大。方:黄牛溺,顿服三升,即觉减。未消,更服之。(《肘后备急方》)

治黄瘅方,药用黄牡牛溺,《别录》云"黄犍牛、乌牯牛溺,治水肿,腹胀,脚满,利小便"。黄瘅为湿热内蕴,黄牡牛溺清热利湿,符合黄瘅的病机。《肘后备急方》用牛溺治疗脚满或肿满是对治黄瘅方的进一步发展。

治寒热咳醪与治咳紫菀牙上丸方

治寒热咳醪。取款冬、菀各百只,则(荆)五十果(颗),牛剌(膝)大把;煮以水九斗,令三费(沸),济亓(其)汁;露之一宿,清徵(澄),以渍麦鞠(曲)四斗,封涂之。八日,济取亓(其)汁,为炊稻米、黍米相半七斗,酿之一宿;炊六斗,酿之一宿;炊五,酿之一宿;炊四斗,酿之一宿;炊三斗,酿之一宿。取姜十果(颗),圭(桂)五尺,蜀林(椒)、少辛各一升,缓裹以榖,与再酿俱入。初食一升,衰益,以知每〈毒〉为齐(剂)。

治咳紫菀牙上丸方:紫菀一分(一方一两),干姜一分,附子一分,桂心一分,款冬花一分,细辛一分,凡六物,冶筛,和蜜丸,丸如小豆,先食,以二丸着牙上,稍咽,日再,不知稍增。(《范汪方》)

太医令王叔和所撰,御服甚良,蜀椒丸,治上气咳嗽方:蜀椒五分,乌头、杏仁、菖蒲、皂荚、礜石各一分(一云矾石),细辛、款冬花、紫宛、干姜各三分,吴茱萸、麻黄各四分。右十二味末之,蜜丸,暮卧吞二丸如梧子。治二十年咳,不过三十丸。(《千金要方》)

治咳嗽,胸胁支满,多唾上气方。蜀椒五合,干姜五分,吴茱萸四分,款冬花、紫菀、杏仁各三分,细辛、黄环各二分,礜石(一作矾石)、乌头(一方不用),菖蒲各一分。右十一味末之,蜜丸,著牙上一丸如梧子,咽汁,日五六服,剧者常含不止。(《千金要方》)

治寒热咳醪,是用醪醴剂治疗寒热咳嗽的一张药方。方中紫菀、款冬、附子、蜀椒、细辛、姜、桂,皆有治疗"咳逆上气"的作用。较为特殊之处,在于配伍使用牛膝,传世文献未见有牛膝治疗咳嗽的记载。《范汪方》所载"治咳紫菀牙上丸方",似在寒热咳醪方的基础上,减去蜀椒、细辛而成,剂型由醪醴而变为丸剂,然二方主治病证相同。王叔和所撰蜀椒丸及"治咳嗽胸胁支满多唾上气方",也是治寒热咳醪的类方。

治目多泣方与治清盲无所见三十年方

治目多泣。取殷(殺)羊角、少辛相半,屑(屑)之,以方寸匕取药,直(置)酒中,歓(饮)之。取鲤鱼胆,陷絮亓(其)中,阴干之,傅之,炙巾以尉(熨)目。

细辛得决明、鲤鱼胆、青羊肝共治目痛。(《本草经集注》)

疗小儿眼痛方,取鲤鱼胆点之。(《古今录验》)

治目茫茫不明如年老方。鲤鱼胆一枚,取汁染绵,拭目。(《医心方》引《千金方》)

治清盲无所见三十年方。细辛一分,荧火十二枚,芜菁子一升,鲤鱼胆三枚。凡四物,冶芜菁子,细辛,荧火下筛,以鱼胆和之,不足,人乳汁益之,服如梧子三丸,七日知,十五日愈。(《医心方》引《治眼方》)。

治目多泣方以殺羊角、细辛为散,温酒冲服;同时以鲤鱼胆外敷。细辛及鲤鱼胆治疗眼疾的经验,一直被后世医家传承使用。

饮消石方与透格散及白花散

歓(饮)消石方。取汤一升置杯中,消石半升,置汤中,盖,毋使见风,挠泽(释),饮之。饮之之使人泄,三出之后即渴,温粘汁、莘(滓)相半,□□□过一杯;五出之后,渴欲饮,少多自适。全一日毋食它食,一日之后,毋食清,毋饮酒,毋食采(菜),毋食鸡肉、彘肉、莘。

治五种淋疾,劳淋、血淋、热淋、气淋、石淋,及小便不通至甚者,透格散。用硝石一两,不夹泥土,雪白者,生研为细末,每服二钱,诸淋各依汤使如后……服诸药未效者,服此立愈。(《本草图经》引《灵苑方》)

著石昱山人甘露饭:疗热壅、凉膈,上呕,积滞。蜀朴硝成末,每一大斤用蜜,冬用十三两,春、夏、秋用十二两。先捣筛朴硝成末后,以白蜜和令匀,便入新青竹筒,随小大者一节,著药得半筒以上即止,不得令满。却入炊甑中,令有药处在饭内,其虚处出其上,不妨甑箄即得,候饭熟取出,承热绵滤入一瓷钵中,竹篦搅勿停手,令至凝即药成,收入合中。如热月即于冷水中浸钵,然后搅,每食后或欲卧时,含一匙、半匙,渐渐咽之。(《本草图经》引《刘禹锡传信方》)

治小便不通,膀胱热,白花散。朴硝不以多少,研为末,每服二钱匕,温茴香酒调下,无时服。(《本草图经》引《简要济众》)

饮消石方、透格散、著石昱山人甘露饭与白花散,四方皆是用消石,以治疗相应的热性病症。

治下气方与治胫已满捏之没指者方

治下气。取白昌根七尺,圭(桂)尺,煎一果(颗),并治,三指撮,每旦歙(饮)。白昌,一名曰三白。

若胫已满,捏之没指者方:三白根,捣碎,酒饮之。(《肘后备急方》)

治下气方,药用白昌根(三白根)、桂、附子。《别录》云:"有一种草,叶上有三白点,世因以名三白草,其根以治脚下气,亦甚有验。"《新修本草》则称:"三白草,主水肿脚气,利大小便,消痰破癖,除积聚,消疔肿。生池泽畔。"三白根,通利二便,有下气之功,可治脚满气急。此经验,被《肘后备急方》继承。

已身病大疕方与治大风疾方

已身病大疕方。取柏叶莝(剉)之,春之木白中,孰(熟)之,可一石所。以美酒六斗,三汋煮之;已,浚(捘),温汁令热,以洎(洗)疕。百日已。

治大风疾,令眉须再生。用侧柏叶九蒸九曝,捣罗为末,炼蜜和丸如梧桐子大。日三服,夜一服,熟水下五丸、十丸,百日即生。(《太平圣惠方》)

二方,皆是用柏叶治疗皮肤类病症。已身病大疕方用酒煎煮柏叶,外洗;治大风疾令眉须再生方,用侧柏叶作丸,内服。

治伤饮方与治水肿方

治伤歙(饮)方。大戟七分,芫华六分,苃(紫)参五分,苿三分,商律二分,桂一分,合和;以水渍蘘,捉取亓(其)汁,以完(丸)药

治水肿,利小便,酒客虚热当风饮冷水,腹肿,阴胀满方。<u>当陆四两,甘遂一两</u>,芒消、吴茱萸、芫花各二两。右五味末之,蜜丸,服如梧子大,饮服三丸,日三。(《千金要方》)

治伤饮方,药用大戟、芫花、商陆、桂、紫参、术,作丸内服,以利水消肿。《千金》"治水肿"方,亦是用大戟、芫花、商陆(当陆)等药物,作蜜丸内服,以利小便,治腹肿、阴胀满。

治伤寒而足清痒方与蛇床子散

治伤寒而足清痒(痒)者。取桐根、蛇床苳(茎)各一斗,盐一升,煮以水六斗,一濆(沸),济取亓(其)汁,以渍足,已,炙巾尉(熨)之。

温阴中坐药,蛇床子散。方:蛇床子人,右一味,末之,以白粉少许,和令相得,如枣大,绵裹内之,自然温矣。(《金匮要略》)

伤寒而足清痒,疑是受寒导致的足部冻疮后的瘙痒,药用海桐皮、蛇床子、盐,煎汤外熨,以散寒止痒。《金匮要略》蛇床子散,则用蛇床子做成栓剂,温阳燥湿,祛风止痒,以治疗女子阴寒。

身有疕伤方与疗脚气挛不能行方及五枝浴方

身有疕伤。取柳、杨、荆、藜枝叶,苳(茎)剉长寸,以水泊,三温煮而浴若洗之。亓(其)甚者,苳(茎)剉穀、柏支(枝)以益此四物者,并煮,洗浴如前。

唐疗脚气挛不能行,及干疼不肿自渐枯消,或复肿满缓弱方:取桃、<u>柳</u>、槐、桑、<u>穀</u>五木枝叶,各切一斗,以水一斛,盐五升,煮取五斗,浸将膝以下,一捋得,七日瘥。发即浸捋亦良。(《医心方》)

五枝浴,治大风年深不愈,面毛脱,鼻梁崩损不愈,取效如神。<u>柳</u>、桃、桑、槐、<u>楮</u>五般枝煎浓汤,大缸浸坐没颈,一日,俟汤如油,出浴安矣。(《串

雅外编》）

疵伤，《和齐汤法》目录简作"疕伤"。《说文》称"疕，头疡也"。段玉裁《说文注》云"亦谓秃也"。身有疵伤方，以柳枝、杨枝、荆枝、藜枝，煎汤外洗。若是疵伤严重，则更加入榖枝、柏枝等。此是形态相似的六种树枝组成的一张治疗皮肤病的药方。

《串雅外编》所载五枝浴方，药用柳枝、桃枝、桑枝、槐枝、楮枝（即榖枝），煎汤外洗治疗长期不愈的大风病（麻风）。大风病的症状特征是"面毛脱"，此方与身有疵伤方所治病证，高度相合。五枝浴方与身有疵伤方，共用柳枝、榖枝，其他药不尽相同，但同样是用形态相似的树枝，组成的一张复方。此外，《医心方·脚气肿痛方第六》记录有："唐疗脚气挛不能行，及干疼不肿自渐枯消，或复肿满缓弱方：取桃、柳、槐、桑、榖五木枝叶，各切一斗，以水一斛，盐五升，煮取五斗，浸将膝以下，一挦得，七日瘥。发即浸挦亦良。"此脚气挛不能行方，药物组成与五枝浴方相同，但主治病症不同。但可表明，晋唐时期，身有疵伤方的类方，一直在流传使用。

治蹶方与五膈丸

治蹶。屑（肩）芍药、方（防）风、细辛、蜀枺（椒）、姜、桂各六撮，伏（茯）靈（苓）三撮，并合挠。先旦夕食，温美酒一杯，歙（饮）药二撮，日再。病已，止。禁。

《古今录验》疗邪气呕逆吸气五膈为病，五脏俱虚，则受风冷，五脏有邪，呼吸不足，阴按于内，阳结于外，阴阳错乱，语言无常，膈中左右，状如结气，喉咽不利，气出不入，此血气衰微，脏凝冷气成之。服此丸，安谷通气温脏。五膈丸，出《僧深方》。

<u>蜀椒一升（汗），干姜二两，桂心二两，芍药一两半，半夏（洗）、细辛、茯苓各一两</u>，前胡一两半，右八物，捣筛，蜜和服如弹丸一枚，喉中稍稍吞之，可增至三丸，或冷则加远志一两佳，日再。忌羊肉饧生葱生菜醋物。

蹶，为气逆之疾，其病因在寒与湿。治蹶方，药用防风、姜散寒，蜀椒、桂、细辛下气，茯苓、芍药祛湿。诸药和合，有散寒祛湿、下气降逆之功。五膈之病，是因五脏虚而受风冷，导致喉咽不利、气出不入。蹶病与五膈病，病因与病证相似，二方所用药物，亦多相同。五膈丸似在"治蹶方"的基础上，去防风加

前胡、半夏。《本草经集注》记载"前胡主治胸胁中痞,心腹结气,下气",而半夏"下气",二药相伍,可通顺心腹之气。五膈丸证,气逆之程度较治蹶方证为甚,故方中减去祛风的防风,而配伍前胡、半夏以加强下气之力。

治温病发方与鸡子汤

治温病发。以水半斗,煮米一升,米毚(纔)孰(熟),捉以巾,取汁;毁鸡卵一,沃汁中,孰(熟)挠,复炊孰(熟)。适寒温,尽歙(饮)之,温衣卧,汗出至足,已。

治伤寒及时气温病及头痛,壮热脉大,始得一日方……鸡子一枚,着冷水半升,搅与和,乃复煮,三升水极令沸,以向所和水,投汤中,急搅,令相得,适寒温,顿服,取汗。(《肘后备急方》)

二方在治疗温病在主治药物、服药要求等方面是相同的,但在制药方法,稍有不同。

治心腹为病方与五参丸

治心腹为病也……以旦未食,取消石大如桃,入温浆若水一杯中,畲(饮),出,日一,此已其病在心腹肝肺閒者;已食,有(又)取丹参、莎(沙)参、苦参、玄参、茈(紫)参、芍药等,屑(屑),并和,夕食以一刀圭为后饭,削(稍)益至一撮,日三,此已其病在腹中者。

《千金》五参丸,主治心虚热,不能饮食,食即呕逆,不欲闻人语方。

人参一两,苦参一两半,沙参一两,丹参三分,玄参半两,右五味捣筛,炼蜜和为丸,食讫饮服十丸如梧子大,日二,渐加至二十丸。

二方皆是"五参"合方;不同之处在于"治心腹为病"用紫参,五参丸用人参。或许西汉早期,人参还未进入当时医家的用药目录,故有此不同。

治心腹盈发方与大柴胡汤

治心腹盈新发,五日一畲(饮)药。药刉大黄大如大豆二畲(合),黄芩、半夏、姜各一畲(合),并,以醇酒半斗,渍药一宿,煮□挠去宰(滓)。莫(暮)毋食,旦歙(饮)一升,陖再出,歙(饮)糕(粥),药必食。服之廿日,已。禁荤、鲜鱼、彘肉、寒歙(饮)食。

若有热实,得汗不解,复满痛烦躁,欲谬语者,可服大柴胡汤。方:柴胡半斤,大黄二两、黄芩三两,芍药二两,枳实十枚,半夏五两(洗之),生姜五两,大枣十二枚。水一斗,煮取四升,当分为四服,当微利也。(《肘后备急方》)

治心腹盈发方,药用大黄、黄芩、半夏、黄芩,清热通腑,治疗心腹胀满。而大黄、黄芩、半夏、黄芩的配伍,为大柴胡汤的核心组合。

治逆气方与度瘴散

治逆气。屑(屑)蜀朴(椒)四,姜二,桂、舃〈乌〉喙、桔梗各一,并合挠。先旦夕食,温美酒半杯,酓(饮)药一刀圭,日再,病已。禁。

度瘴散,辟山瘴恶气。若有黑雾郁勃,及西南温风,皆为疫疠之候。方:麻黄、椒各五分,乌头三分,细辛、术、防风、桔梗、桂、干姜各一分。捣,筛,平旦酒服一钱匕,辟毒、诸恶气。冒雾行,尤宜服之。(《肘后备急方》)

治逆气方中的蜀椒、桂、姜、乌头、桔梗,皆见于度瘴散。

治消渴方与疗男子尿精方

治消渴。凝水、栝蒌各二分,泽舃(泻)一分,冶,合和,以美桼(漆)丸,大如起实。始吞十九〈丸〉,衰益,以知毒为齐(剂)。

深师疗男子尿精方:栝蒌根、泽泻、土瓜根各二两,右三味捣合下筛,以牛膝和为丸,如梧子。先食服三丸,良。(《深师方》)

《深师》疗男子尿精方,似是消渴方去凝水石加土瓜根。

治消渴方与凝水石散

亓(其)一曰,长石一,石膏一,凝水石一,圭(桂)、畺(姜)各二分,蜀朴(椒)二,兔丝实二分,冶,合和。以小蒙(檬)早(皂)取药,直(置)水华一升中,酓(饮)之。有閒,酓(饮)麛(糜)。为麛(糜),即米一升,水三升,成麛(糜)五升。日三酓(饮)之,三日而止。

凝水石散治肉疸饮少,小便多,如白泔色,此病得之从酒。凝水石、白石脂、栝楼根、桂心各三十铢,菟丝子、知母各十八铢,右六味治下筛,麦粥

饮服五分匕,日三服,五日知,十日差。(《千金要方》)

治消渴方,药用长石、石膏、凝水石清热,桂、姜、蜀椒祛风,菟丝子滋阴。凝水石散是同此组方结构。

治内消方与栝楼丸方

治内消,酓(饮)少溺多,有 膏 。 用 铅 十 斤,稍入斧匋(鉴),燔令销,而焠(淬)铅廿斗水中,令耗(耗)为五斤善精;取其水,以稻米二斗,孰(熟)黍与蘖(糵)米一斗,挠,以为浆。服酓(饮)其精,酸而更为,服之一月,必已。

治日饮一石许,小便不通,栝楼丸方:栝蒌三分,铅丹三分,葛根三分,附子一分(炮),凡四物,治下筛,蜜丸如梧子,饮服十丸,日三。(《医心方》引《肘后备急方》)

治大渴、利,日饮数斛,小便亦尔者方。栝蒌、黄连、防己、铅丹(一名铅华),分等捣末,以苦酒一合,水一合,和作浆,服方寸匕,日三。(《医心方》引《葛氏方》)

治内消饮少溺多方,主用铅丹。铅丹,《本经》云"味辛,微寒。主吐逆胃反,惊痫癫疾,除热下气";《别录》称"止小便利,除毒热脐挛,金疮益血";其性寒,除热下气,与内消饮少溺多的内热病机相合。以铅丹治疗小便不利的经验,见于栝楼丸及"治大渴、利,日饮数斛,小便亦尔者方"。

治消渴方与疗劳疸谷疸丸

一曰,苦参卅分,龙胆廿分,沈潘十分,圭(桂)、定畺(姜)各五分,则(萴)、增(曾)青、白丹各三分,皆冶,并合之;取生栝娄(蒌)根,捣而捉取亓(其)汁,澄渴〈清〉之,以酒药而丸 之 ,大如起以(苡)。以麋(糜)酓(饮)之,日三酓(饮),稍以利为齐(剂)。

《集验》疗劳疸、谷疸丸方。苦参三两,龙胆草一两。上二味,下筛,牛胆汁和丸。先食,以麦粥饮服如梧子大五丸,日三,不知稍增。(《外台秘要》)

范汪疗小便数而多方。黄连二分,苦参二分,麦门冬(去心)一两,土瓜根、龙胆各一分,上五味,捣筛,以蜜丸如梧子。每服十丸,加至二十丸良。(《外台秘要》)

消渴,为内热所致。治消渴方以大剂量苦参、龙胆、知母等清热润燥。《素问·脉要精微论》云"瘅成为消中",瘅病与消渴,内在病机一致。《集验》取苦参、龙胆治疗劳疸、谷疸,似是对治消渴方的继承与发展。范汪疗小便数而多方,亦是治消渴方的类方。

治消渴方与人参丸

亓(其)一曰,礜石、长石、理石、石钟、莫石、凝水石、白英、增(曾)青、脂石、石膏,磁石 皆 治 各一斤,直(置)器中;青粟米六斗,炊之,清加石上,沃以糜(糜)汁,令亓(其)上三寸,葢(盖)涂。七日之后,取浆一斗,反水□□□ 汁 一 斗。

人参丸主百病,三虫疝瘕,成鱼鳖虾蟆,令人面目枯无润泽,精寒劳瘦方。人参、龙胆、杏仁(去皮尖及双仁,熬)、<u>礜石各二两(炼),曾青三分,黄石脂一两</u>。右六味捣筛为末,饧和,为丸如梧子,饮服二丸,日三。亦可作散,服一刀圭。服药二日白虫下,十日长虫下,有虫皆相随下,耐药者二十日乃下。(《千金翼方》)

治消渴方中的礜石、曾青、石脂的配伍组合,亦见于《千金翼方》人参丸。

治风热中方与凝水石散

【治】风热中。苦〈苦〉蒌四分,消石三分,小椒(椒)、圭(桂)、兔丝实各一分,提(知)母二分,合和,以方寸匕取药,直(置)☑【□□□□□□】□□龠(饮),已。

凝水石散治肉疸饮少,小便多,如白泔色,此病得之从酒。凝水石、白石脂、<u>栝楼根、桂心</u>各三十铢,<u>菟丝子、知母</u>各十八铢。右六味治下筛,麦粥饮服五分匕,日三服,五日知,十日差。(《千金要方》)

治风热中方以瓜蒌根、桂、菟丝子、知母配合消石、蜀椒治疗风热中;凝水石散则以瓜蒌根、桂、菟丝子、知母配合凝水石、白石脂治疗肉疸。风热中、肉疸同为内热之疾,组方亦相类。

治隔中方与二车丸

治隔中。屑(屑)圭(桂)、细辛、疾胡、大黄皆等,以竹篅盛酒少半升,入药二撮沂(其)中,挠。常先餔食酓(饮)之,日三,十五日已。

《华佗方》二车丸,主临饭腹痛不能食,复又大便难方:大黄十三两,柴胡四两,细辛二两,茯苓一分,半夏一两。凡五物,治筛,丸以蜜,饮服如梧子五丸,日再。

《集验》淮南五柔丸,疗虚劳不足,饮食不生肌肤,三焦不调,大便秘涩。此药和肠藏,并疗癖饮百病方。大黄一斤,前胡二两,茯苓一两,细辛一两,苁蓉一两,半夏一两(汤洗),当归一两,葶苈子一两(熬),芍药一两。上九味,捣筛,蜜和,捣万杵,丸如梧子。食前以汤饮下五丸,日再服,加至十丸。忌生菜、酢物、羊肉、饧等。(《外台秘要》)

隔中,亦作膈中或鬲中,如张家山《脉书》云"在胃脘,痈,为鬲中",《灵枢·邪气藏府病形》言"脾脉急甚为瘛疭;微急为膈中,食饮入而还出,后沃沫"。隔中,多指邪气壅滞于胃脘,导致饮食不下、隔塞不通、大便不利的病证。治隔中方,药用大黄、疾胡(即柴胡)荡涤肠胃、推陈致新,细辛、桂温中下气,四药合用,可治疗饮食不下、隔塞不通等症状。《华佗方》二车丸的主治病证为"临饭腹痛不能食,复又大便难",症状特点与膈中甚是相近。二车丸似在治膈中方的基础上,去桂,加入"下气"茯苓、半夏。《集验方》"疗虚劳不足,饮食不生肌肤,三焦不调,大便秘涩"的淮南五柔丸也是治膈中方与二车丸的类方。淮南五柔丸,在二车丸的基础上加入芍药、当归、苁蓉、葶苈,一方面加强"下气",另一方面多出补益之功;构成一张攻补兼施的药方,芍药、当归、苁蓉皆有良好的"通便"作用,亦与淮南五柔丸证的"大便秘涩"相符。

治内瘀方与妊娠漏胎方

治内瘀。取生地黄蓍(捣)之半斗,以淳酒三斗沃,稍温酓(饮)之,以糔(粥)亦可。

疗踒折,四肢骨破碎及筋伤蹉跌。烂捣生地黄熬之,裹所伤处,以竹简编夹之遍,急缚勿令转动,一日一夕,可以十易,则瘥。(《本草图经》引《肘后备急方》)

妊娠漏胎。生地黄汁一升,渍酒四合,煮三五沸服之。不止,又服。(《本草图经》引《百一方》)

治内瘀方,药用生地黄,活血化瘀,治疗瘀血内阻。地黄,《本经》云:"主折跌绝筋,伤中,逐血痹,填骨髓,长肌肉。作汤除寒热积聚,除痹,生者尤良";《别录》补充曰:"生地黄,大寒。主治妇人崩中血不止,及产后血上薄心、闷绝,伤身、胎动、下血,胎不落,堕坠,踠折,瘀血,留血,衄鼻,吐血,皆捣饮之。"《肘后备急方》"疗踠折"方及《百一方》"妊娠漏胎"方,皆主要用生地黄治疗相关血病,是对治内瘀方的传承。

治血暴发方与土瓜根散

　　治血暴发者。屑(屑)土瓜二,牡蒙、菌圭(桂)各一。取一篿(龠),温美酒半升,筭(莫-暮)毋食,旦酓(饮)之,日一,五日已。禁。

　　妇人带下,经水不利,少腹满痛,经一月再见者,土瓜根散主之。方:<u>土瓜根</u>、芍药、<u>桂枝(去皮)</u>、䗪虫(熬)各三分,右四味,杵为散,酒服方寸匕,日三服。阴颓肿,亦主之。(《金匮要略》)

治血暴发方,以土瓜、紫参(牡蒙)、桂,作散,美酒送服。土瓜,即王瓜,《本经》云:"味苦,寒。主消渴内痹,瘀血月闭,寒热酸疼,益气愈聋。一名土瓜。"治血暴发取王瓜、桂、紫参的活血化瘀之力,通因通用,以治疗出血。《金匮要略》土瓜根散,亦是用王瓜、桂等活血化瘀,以治疗妇人月经不利。

治血痹方与仲景黄芪桂枝五物汤

　　治血痹。屑(屑)白莶(蔹)、勺(芍)药、节华、姜、圭(桂)、小林(椒)、朱(茱)臾(萸)等,并合。取三撮,入美酒一升中,先餔食酓(饮)之,日三。三日知,五日已。

　　《金匮要略》血痹阴阳俱微,寸口、关上微,尺中小紧,外证身体不仁,如风痹状,黄芪桂枝五物汤主之。黄芪三两,<u>芍药三两</u>,<u>桂枝三两(去皮)</u>,<u>生姜六两</u>(切),大枣十二枚(擘),右五味,咬咀,以水六升,煮取二升,去滓,温服七合,日三服。

二方核心药物相似,主治病症相同。

治气暴上走嗌方与赤丸及附子粳米汤

　　治气暴上走嗌。煮水三斗,取细辛半两,舃〈乌〉喙一果(颗),半夏毁之如叔(菽)二合,入中安炊之,令渴(竭)为一斗,浚(挼)去宰(滓),以汁糦(粥)。粲(毇)米二合,安炊,令为二升。适寒温,先旦食尽酓(饮)之。

寒气厥逆,赤丸主之。方:茯苓四两,半夏四两(洗),细辛一两,乌头二两(炮,去皮),附子二两(炮,去皮),射罔一枚(如枣大)。右六味,末之,内真朱为色,炼蜜和丸如麻子大。先食,酒饮服一丸,日再夜一服。不知,二丸为度。(《金匮要略》)

腹中寒气,雷鸣切痛,胸胁逆满,呕吐,附子粳米汤主之。方:附子一枚(炮,去皮,破八片),半夏半升(洗),甘草一两(炙),大枣十枚(擘),粳米半升。右五味,哎咀,以水八升,煮米熟,汤成去滓,温服一升,日三服。(《金匮要略》)

治气暴上走嗌方,药用细辛、乌头、半夏,降气止逆。《金匮》赤丸在此基础上增入茯苓、附子、射罔,治疗寒气厥逆。《金匮》附子粳米汤主治寒气逆满导致的呕吐,方中的附子、半夏、粳米与治气暴上走嗌方的药物重合。三方皆是使用半夏与乌头(或附子)的配伍,治疗气逆病症。

治气暴上走嗌方与治卒心痛方

治气暴上走嗌。煮水三斗,取细辛半两,舄〈乌〉喙一果(颗),半夏毁之如叔(菽)二合,入中安炊之,令渴(竭)为一斗,浚(挍)去宰(滓),以汁糦(粥)。粲(毇)米二合,安炊,令为二升。适寒温,先旦食尽酓(饮)之。节(即)烦心,入白微(薇)一两,十七已。禁。

治卒心痛。方:半夏五分,细辛五分,干姜二分,人参三分,附子一分。捣末,苦酒和丸如梧子大。酒服五丸,日三服。(《肘后备急方》)

治气暴上走嗌方,药用细辛、乌头、半夏,降气止逆。《肘后备急方》将"治气暴上走嗌方"增入干姜、人参,以治卒心痛。

治泄而烦心方与白薇散

治泄而烦心。煮浆三斗,适病者酸淡,父(咬)沮(咀)白微(薇)三撮,入中炊之;三沸而抒去宰(滓),清,取汁十二升,炊之沸;因取析(淅)汏(汰)米一升,酿以为糦(粥),炊之,适亓(其)河(渭)澶(概),抒歠(啜)之,及以亓(其)浆餐(餐)可也。糦尽,有(又)复糦如前,数为之,三日已矣。

妇人乳中虚,烦乱呕逆,安中益气,竹皮大丸主之。方:生竹茹二分,石膏二分(研),桂枝一分(去皮),甘草七分(炙),白薇一分。右五味,末之,枣肉和丸,如弹丸大,以饮服一丸,日三夜二服。有热者,倍白薇;烦喘者,加柏实一分。(《金匮要略》)

(桂枝汤)虚弱浮热汗出者,除桂,加白薇、附子各三分、故曰二加龙骨汤。(《小品方》)

治泄而烦心方,主要用白薇,以清热止烦。《金匮要略》竹皮大丸方后注云"有热者,倍白薇"及《小品方》"虚弱浮热汗出者,除桂,加白薇、附子"等白薇的使用经验,皆不出"治泄而烦心方"之外。

第三节 武威医简方与传世经方

武威医简中的大部分复方,在传世方书有其类方。

治鲁氏青行解解腹方与麻黄散

治鲁氏青行解解腹方。麻黄卅分,大黄十五分,厚朴、石膏、苦参各六分,乌喙、付子各二分,凡七物,皆并治,合,和以方寸匕一,饮之。良甚,皆愈。伤寒逐风。

《深师》疗温病差愈食复病,麻黄散方。麻黄十分(去节),大黄十五分(炙),附子一分(炮),厚朴二分(炙),苦参六分,石膏六分(碎,绵裹),乌头六分(炮)。右七味,捣筛,以酒若米汁,和服方寸匕,日三夜二服。(《外台秘要》)

二方的药味组成一样,只是剂量稍有不同。《深师方》记载麻黄散方与治鲁氏青方,在药物组成、剂型、服用剂量等方面,完全一样,只有药物剂量稍有差异。麻黄散主治"温病差愈食复病"。

秦汉、晋唐时期的温病与明清时期的温病,在概念与范畴上不尽相同。如张家山《脉书》云:"头、身痛,汗不出而渴,为温。"汗不出,提示腠理郁闭,邪难外散;而邪犯体表,则头身疼痛;邪气化热,热灼伤津,则口渴。"汗不出而渴"是温病的主要症状特点,需发汗清热以治之。《深师方》麻黄散方,以麻黄配合石膏等解表清热,符合秦汉医家对"温病"的认知与诊治。温病,虽有汗不出,但内热较盛,故麻黄散方较治鲁氏青方,在麻黄与大黄的比例上,有所调整。

麻黄散方以清热为主,大黄分量较重;治鲁氏青方以逐风散寒为要,故麻黄量为大。但不论是"治鲁氏青方"治"伤寒逐风",还是《深师》麻黄散疗"温病食复",皆是针对外感病证发热药方。

治伤寒遂风方与发汗六味青散

> 治伤寒遂(逐)风方。付(附)子三分,蜀椒三分,泽泻五分,乌喙三分,细辛五分,术五分,凡五〈六〉物皆冶,合,方寸匕,酒饮,日三饮。

> 六味青散,疗伤寒敕色恶寒者方。<u>乌头</u>(炮)、桔梗、<u>白术</u>(各十五分),<u>附子</u>(炮)五分,防风、<u>细辛</u>。上六味,捣筛为散,温酒服钱五匕,不知稍增;服后食顷,不出汗者,饮薄薄粥一升,以发之,温覆汗出,溅溅可也,勿令流离,勿出手足也,汗微出,勿粉。若汗大出不止,温粉粉之。不得汗者;当更服之,得汗而不解,当服神丹丸。(《外台秘要》)

治伤寒逐风方中的"附子、乌头、细辛、术"四味药,见于发汗六味青散。二方主治病症皆是"伤寒"。

治久咳上气方与前胡丸

> 治久咳上气,喉中如百虫鸣状,世岁以上方。茈胡、桔梗、蜀椒各二分,桂、乌喙、姜各一分,凡六物,冶,合和,丸以白密(蜜),大如婴桃,昼夜含三丸,消(稍)其汁。甚良。

> 《深师》疗新久咳嗽,前胡丸方。前胡六分,乌头(炮)二枚,桔梗、干姜各二分。桂心八分,蜀椒八分(汗),右六味,捣筛,蜜和如樱桃大一丸。含化,稍稍咽之,日三。又疗久咳,昼夜不得卧,咽中水鸡声欲死者,疗之良。忌猪肉冷水生葱。(《外台秘要》)

治久咳上气方中,蜀椒、乌头、桂、姜,祛风散寒,且有治疗"咳逆上气"的作用,桔梗"治喉咽痛",柴胡"除痰热结实,胸中邪逆"。六味药,研末制成蜜丸,昼夜含服,以治疗咳嗽。《深师方》所载治疗新久咳嗽的前胡丸与此治久咳上气方,在药味组成上、主治病症、剂型、服用方法(含服)、服用剂量(日三丸)等诸多方面几乎一致,只有药物比例稍有差异。前胡丸证中所言"咽中水鸡声欲死者"与治久咳上气方所言"喉中如百虫鸣状",亦是相似。此外,由治久咳上气方用"茈胡",而前胡丸用"前胡",可证早期药方中的

"茈胡",在后世传承中分为"柴胡"与"前胡"二药,但二药在实际临床运用中,并无显著差异。

白水侯方与更生丸、开心薯蓣肾气丸、赤石脂丸

治东海白水侯所奏方:治男子有七疾及七伤,何谓七伤,一曰阴寒,二曰阴痿,三曰阴衰,四曰囊下,湿而养,黄汁出,辛恿(痛),五曰小便有余,六曰茎中恿如林(淋)状,七曰精自出,空居独怒,临事不起,起,死玉门中,意常欲得妇人。甚者更而苔轻,重时腹中恿(痛),下弱旁光(溺膀胱),此病名曰内伤□。桔梗十分,牛膝、续断、方(防)风、远志、杜仲、赤石脂、山朱臾(茱萸)、柏实各四分,肉从容(苁蓉)、天雄、署与(薯蓣)、蛇□□□[凡十]五物,皆并冶,[合]□

《素女经》四季补益方七首。春三月,宜以更生丸(更生者,茯苓也)疗男子五劳七伤,阴衰消小,囊下生疮,腰背疼痛,不得俛仰,两膝膑冷,时时热痒,或时浮肿,难以行步,目风泪出,远视,咳逆上气,身体痿黄,绕脐弦急,痛及膀胱,小便尿血,茎痛损伤,时有遗沥,汗衣赤黄,或梦惊恐,口干舌强,渴欲饮水,得食不常,或气力不足,时时气逆,坐犯七忌,以成劳伤,此药主之甚验方。茯苓、山茱萸、菟丝子、菖蒲、栝萎根、牛膝、赤石脂、细辛、薯蓣、蛇床子、巴戟天、远志、杜仲、干地黄、防风、续断、柏实、天雄、石斛、肉苁蓉,上二十味,捣筛,蜜和,丸如梧桐子。先食服三丸,日三。不知渐增,以知为度。亦可散服,以清粥饮服方寸匕。七日知,十日愈,三十日余气平,长服老而更少。忌猪羊肉、饧、冷水、生菜、芜荑等物。(《外台秘要方》)

《范汪方》云:开心薯蓣肾气丸治丈夫五劳七伤,髓极不耐寒眠,即胪胀、心满、雷鸣不欲饮食。虽食心下停淡不能消,春夏手烦热,秋冬两脚凌冷虚,多忌肾气不行,阴阳不发,跎如老人服之,健中补髓填虚、养志、开心、安藏、止泪、明目、宽胃、益阴阳、除风、去冷、无所不治方。苁蓉一两,山茱萸一两(或方无),干地黄六分,远志六分,蛇床子五分,五味子六分,防风六分,茯苓六分,牛膝六分,菟丝子六分,杜仲六分,薯蓣六分。凡十二物捣下筛蜜丸如梧子,服廿丸,日二夜一。若烦心即停减之。只服十丸,服药五日,玉茎炽热,十夜通体滑泽,十五夜颜色泽常,手足热,廿夜雄力欲盛,廿五夜经脉死,满卅夜热气朗彻,面色如花,手纹如渼血,心开,记事不忘,去愁止忘,独寝不寒,止尿和阴。年四十以下一剂即足,五十以上

两剂,满七十亦有子,无所禁忌,但忌大辛酢。(《医心方》)

　　赤石脂丸主五劳七伤,每事不如意,男子诸疾方。赤石脂、山茱萸各七分,防风、远志、栝楼根、牛膝、杜仲、署预(薯蓣)各四分,蛇床仁六分,柏子仁、续断、天雄、菖蒲各五分,石韦二分,肉苁蓉二分,右十五味末之,蜜枣膏和,丸如梧子,空腹服五丸,日三。十日知,久服不老。加菟丝子四分,佳。(《千金要方》)

治东海白水侯所奏方,是治疗男子七疾及七伤的一首医方。在所治病症与核心药物上,《素女经》更生丸、《范汪方》开心薯蓣肾气丸、《千金要方》赤石脂丸等诸方与治东海白水侯所奏方大同。

调中药与小泻肺汤

　　鼻中当腐血出,若脓出去死肉,药用代庐(藘)如、巴豆各一分,并合和,以絮裹药塞鼻,诸息肉皆出,不出,更饮调中药,用亭磨〈历〉二分,甘逐〈遂〉二分,大黄一分,冶,合和,以米汁饮一刀圭,日三四饮,癥出乃止。

　　小泻肺汤治咳喘上气,胸中迫满,不可卧者方。葶苈子(熬黑,捣如泥)、大黄、芍药各三两,右三味,以水三升,煮取二升,温分再服,喘定止后服。(《辅行诀》)

调中药以葶苈、大黄、甘遂治鼻塞;小泻肺汤以葶苈、大黄、芍药泻肺气。《素问·阴阳应象大论》言"肺在窍为鼻",《辅行诀》也载"吹鼻以通肺气";鼻与肺相通,治鼻之药亦可治肺,反之亦然。二方虽主治病症不同,但可"相通"。

治心腹大积方与瘘肿病方

　　治心腹大积,上下行如虫状大恚方。班蝥十枚,地胆一枚,桂一寸,凡三物皆并冶,合和,使病者宿毋食,旦饮药一刀圭,以肥美闭塞,七日壹饮药,如有微(癥),当出。

　　《刘涓子》瘘肿病方。斑蝥四十枚(去足翅,熬),桂心四分,芫青十枚(去足翅,熬),葛上亭长三十枚(熬),右四味捣下筛。酒服半钱匕。日一。忌生葱。

　　又疗瘘方。斑蝥四十枚(去足翅,熬),地胆三十枚(去首足翅,熬),蜥蜴三枚(炙),右三味捣之千杵。蜜和如大豆。服二丸。(《外台秘要》)

治心腹大积方与瘘肿病方,皆是治疗有形肿物,药用有腐蚀作用斑蝥及地胆,以消肿物。

治心腹大积方与疗五淋方

治心腹大积,上下行如虫状,大恿方。班彡(斑蝥)十枚,地胆一枚,桂一亢,凡三物,皆并冶,合和,使病者宿毌食,旦饮药一刀圭,以肥美闭塞,七曰壹饮药,如有微(癥)当出,从□血出,徵(癥)当下,从大便出。

《范汪》疗五淋方:蘆虫五分(熬。一作虻虫),<u>斑蝥二分(去翅足,熬),地胆二分</u>(去足,熬),猪苓三分。右四味,捣筛为散。每服四分匕,日进三服,夜二服。但少腹有热者,去猪苓。(《外台秘要》)

治心腹大积方与疗五淋方,亦共同含有斑蝥、地胆这一组合,前者加入桂,治疗心腹大积;后者增入蘆虫、猪苓治疗淋病。

治伏梁方与柴胡加大黄芒硝桑螵蛸汤

治伏梁裏脓在胃肠之外方。大黄、黄芩、芍药各一两,消石二两,桂一尺,桑卑肖(螵蛸)十四枚,蘆虫三枚,凡七物,皆父且(咬咀),渍以淳(醇)酒五升,卒(晬)时,煮之三。

柴胡加大黄芒硝桑螵蛸汤。柴胡二两,<u>黄芩</u>、人参、甘草、生姜各十八铢,半夏五枚,大枣四枚,<u>芒硝</u>三合,<u>大黄</u>四两,<u>桑螵蛸</u>五枚。上前七味,以水四升煮,取二升,去滓,下芒硝、大黄、桑螵蛸煮,取一升半,去滓,温服五合,微下即愈。(《金匮玉函经》)

《金匮玉函经》柴胡加大黄芒硝桑螵蛸汤,是在小柴胡汤的基础上更加大黄、芒硝、桑螵蛸,恰对应治伏梁方核心药物。

治鴈声□□□言方与九江太守独活散

治鴈声□□□言方。术、方(防)风、细辛、姜、桂、付(附)子、蜀椒、桔梗,凡八物各二两,并冶,合和,以方寸匕,先铺饭,米麻饮药耳。

《古今录验》九江太守独活散,疗风眩厥逆,身体疼痛,百节不随,目眩心乱,反侧若癫,发作无常方。独活四分,<u>白术十二分</u>,防风八分,细辛、人参、<u>干姜各四分</u>,蜀天雄(炮)、<u>桂心各一分</u>,瓜蒌六分,上九味,捣合,细筛。

旦以清酒服半方寸匕,日再。忌桃李、雀肉、猪肉、冷水、生菜、生葱等物。(《外台秘要》)

治鴈声□□□言方,主治病证不明,似是一首治疗声音异常的医方。药用术、防风、细辛、姜、桂、附子、蜀椒、桔梗等。《古今录验》九江太守独活散似在"治鴈声□□□言方"的基础上,增入独活、人参、瓜蒌,以治疗风眩。秦汉时期,防风、细辛、姜、桂、附子、蜀椒等主要是用于治风,九江太守独活散以"治鴈声□□□言方"增损,治疗风眩,是对早期用药经验的继承。

治久泄肠澼方与干姜黄芩黄连人参汤、甘草泻心汤

治久泄肠辟(澼)呕血□□裏□□□□,[众]医不能,治皆射(谢)去方:黄连四分,黄芩、石脂、龙骨、人参、姜、桂各一分,凡七物,皆并冶,合,丸以密(蜜),大如弹丸,先餔食,以食大汤饮一丸,不起□□□□。肠中恿,加甘草二分;多血,加桂二分;多农(脓),加石脂二分;□一□□日□□□,多□,[加]黄[芩]一分。禁鲜鱼、猪肉。方禁,良。

伤寒,本自寒下,医复吐下之,寒格更逆吐下,若食入口即吐,干姜黄芩黄连人参汤主之。干姜、黄芩、黄连、人参各三两,右四味,以水六升,煮取二升,去滓。分温再服。(《伤寒论》)

伤寒中风,医反下之,其人下利,日数十行,谷不化,腹中雷鸣,心下痞鞕而满,干呕,心烦不得安。医见心下痞,谓病不尽,复下之,其痞益甚。此非结热,但以胃中虚,客气上逆,故使鞕也。甘草泻心汤主之。甘草四两(炙),黄芩三两,干姜三两,半夏半升(洗),大枣十二枚(擘),黄连一两。右六味,以水一斗,煮取六升,去滓,再煎取三升。温服一升,日三服。(《伤寒论》)

仲景干姜黄芩黄连人参汤,在核心药物及主治病症,与治久泄肠澼方同。治久泄肠澼方中加入治疗肠中痛的甘草,则是甘草泻心汤之方源。

瘀方与温经汤

□□瘀方。干当归二分,弓穷(芎藭)二分,牡丹二分,漏庐二分,桂二分,蜀椒一分,䖟一分,凡□□(【七物】),皆冶,合,以淳酒和,饮一方寸匕,日三饮。倍(背)恿(痛)者卧药中,当出血久瘀。

问曰:妇人年五十所,病下利数十日不止,暮即发热,少腹里急痛,腹满,

手掌烦热,唇口干燥,何也?师曰:此病属带下,何以故?曾经半产,瘀血在少腹不去,何以知之?其证唇口干燥,故知之。当以温经汤主之。方:吴茱萸三两,当归、芎䓖、芍药各二两,麦门冬一升(去心),人参、桂枝(去皮)、阿胶、牡丹(去心)、生姜、甘草(炙)各二两,半夏半升,右一十二味,咬咀,以水一斗,煮取三升,去滓,分温三服。亦主妇人少腹寒,久不作躯。(《金匮要略》)

瘀方中的"当归、芍药、川芎、桂枝、牡丹皮"等药物,并见于温经汤。瘀方或为温经汤之源。

残方与紫丸

□石钟乳三分,巴豆一分,二(代)者(赭)二分,凡三物,皆冶,合,丸以密,大如吾实。宿毋食,旦吞三丸。

紫丸治小儿变蒸,发热不解,并挟伤寒温壮,汗后热不歇,及腹中有痰癖,哺乳不进,乳则吐哯,食痫,先寒后热方。代赭、赤石脂各一两,巴豆三十枚,杏仁五十枚。右四味,末之,巴豆、杏仁别研为膏,相和,更捣二千杵,当自相得,若硬,入少蜜同捣之,密器中收,三十日儿服如麻子一丸,与少乳汁令下,食顷后与少乳,勿令多,至日中当小下热除。若未全除,明旦更与一丸。百日儿服如小豆一丸,以此准量增减。夏月多热,喜令发疹,二三十日辄一服佳。紫丸无所不疗,虽下不虚人。(《千金要方》)

残方中巴豆、代赭石的组合,是紫丸的核心配伍。

两手不到头方与桂枝加大黄汤

□两手不到头,不得卧方。大黄、勺乐、姜、桂、桔梗、蜀[椒]。

本太阳病,医反下之,因尔腹满时痛者,属太阴也,桂枝加芍药汤主之。大实痛者,桂枝加大黄汤主之。桂枝加大黄汤方:桂枝三两(去皮),大黄二两,芍药六两,生姜三两(切),甘草二两(炙),大枣十二枚(擘),右六味,以水七升,煮取三升,去滓。温服一升,日三服。(《伤寒论》)

"两手不到头"方中的大黄、芍药、桂、姜,并见于桂枝加大黄汤。

治金创内漏血不出方与调胃承气汤、下瘀血汤、抵当汤

治金创内漏血不出方。药用大黄丹二分,曾青二分,消石二分,䗪虫

三分,䗪头二分,凡五物,皆治合,和以方寸匕,一酒饮,不过再饮,血立出,不(否),即从大便出。

若胃气不和,谵语者,少与调胃承气汤。调胃承气汤方:大黄四两(去皮,清酒洗),甘草二两(炙),芒消半升。右三味,以水三升,煮取一升,去滓,内芒消,更上火微煮令沸。少少温服之。

师曰:产妇腹痛,法当与枳实芍药散。假令不愈者,此为腹中有干血著脐下,与下瘀血汤服之。主经水不利若瘀血。方:大黄二两,桃人三十枚(去皮尖),䗪虫二十枚(熬、去足),右三味,末之,炼蜜和为四丸,以酒一升,煎一丸,取八合,顿服之,新血利下如豚肝。(《金匮要略》)

太阳病六七日,表证仍在,脉微而沉,反不结胸,其人发狂者,以热在下焦,少腹当鞕满,小便自利者,下血乃愈。所以然者,以太阳随经,瘀热在里故也,抵当汤主之。水蛭(熬)、䗪虫各三十个(去翅足,熬)桃仁二十个(去皮尖),大黄三两(酒洗)。右四味,以水五升,煮取三升,去滓。温服一升。不下更服。(《伤寒论》)

治金创内漏血不出方中大黄、消石的组合,为调胃承气汤之先;方中大黄、䗪虫的组合,为下瘀血汤之源;方中大黄、虻虫的组合,为抵当汤的核心构成。

治金创止痛方与白薇散

治金创止痛方。石膏一分,姜二分,甘草一分,桂一分,凡四物,皆冶,合和,以方寸寸〈匕〉,酢浆饮之,日再夜一。良甚,勿传也。

治金疮烦满,疼痛不得眠睡,白薇散方。白薇、栝蒌、枳实(炒)、辛夷(去毛)、甘草(炙)、石膏以上各一两,厚朴三分(炙),酸枣二分(炙)。右八味为末,调温酒服方寸匕,日三服,夜一服。(《刘涓子鬼遗方》)

治金创止痛方中的石膏、甘草组合,并见于治疗金疮烦满的白薇散方。

治久咳逆上气汤方与竹叶石膏汤、射干麻黄汤

治久咳逆上气汤方。茈菀七束,门冬一升,款东〈冬〉一升,橐吾一升,石膏半升,白□[一尺],桂一尺,密(蜜)半升,枣世枚,半夏十枚,凡十物,皆父且,半夏毋父且,洎水斗六升,炊令六沸,浚去宰(滓),温饮一小桮(杯),日三饮,即药宿,当更沸之,不过三四日逾。

伤寒解后，虚羸少气，气逆欲吐，竹叶石膏汤主之。竹叶二把，石膏一斤，半夏半升(洗)，麦门冬一升(去心)，人参二两，甘草二两(炙)，粳米半升。右七味，以水一斗，煮取六升，去滓，内粳米，煮米熟，汤成去米。温服一升，日三服。(《伤寒论》)

咳而上气，喉中水鸡声，射干麻黄汤主之。方：射干十三枚(一法三两)，麻黄四两(去节)，生姜四两(切)，细辛三两，紫菀三两，款冬花三两，五味子半升，半夏大者八枚(洗)，(一法半升)，大枣七枚(擘)。右九味，哎咀，以水一斗二升，先煮麻黄两沸，去上沫，内诸药，煮取三升，去滓，分温三服。(《金匮要略》)

治久咳逆上气汤中的麦冬、石膏、半夏组合，为竹叶石膏汤的核心配伍。治久咳逆上气汤中的紫菀、款冬、半夏、大枣，并见于射干麻黄汤。而且三方，皆是主治气逆咳喘。

治痹方与秦艽散

治痹，手足雍种(肿)方。秦瘳(艽)五分，付子一分，凡二物，冶，合和，半方寸匕，先餔饭，酒饮，日三，以愈为度。

《集验》秦艽散。疗风冷虚劳、腰脚疼痛诸病。悉主之方。秦艽四分，白术十四分，桔梗四分，干姜五分，附子三分(炮)，牡蛎(熬)、防风六分，人参、细辛三分，甘草三分。上十五味，捣筛为散，以酒服方寸匕，日再服。一方加钟乳粉一两，亦好。忌桃李雀肉、生葱、生菜、猪肉、冷水。(《外台秘要》)

《集验》秦艽散继承武威医简秦艽、附子治痹的经验，并有所发展。

恶病大风方与西王母玉壶赤丸、五疰丸及风引汤

恶病大风方。雄黄、丹沙、礜石、□兹(磁)石、玄石、消石、长□一两，人参□，捣之各异，斯□三重盛药□□三石□□□三日□热□上□□□十□□□，饭药以□猪鱼肉辛，卋日知，六七〈十〉日愈。□皆蘀(落)，随(堕)复生，□虽折能复起，不仁皆仁。

《僧深方》云：西王母玉壶赤丸，备急治尸注猝恶水陆毒螫万病方。武都雄黄一两(赤如鸡冠)，八角大附子一两(炮，称)，藜芦一两，上丹砂一两

(不使有石者)，白礜石一两(炼之，一日一夕)，巴豆一两(去皮，熬令紫色，称之，一方有真朱一两)。凡六物，悉令精好。先冶巴豆三千杵；次纳礜石，冶三千杵；次纳藜芦，冶三千杵；次纳雄黄，冶三千杵；次纳白蜜，冶三千杵。亦可从此更冶方杵最佳。有加真朱一两者。若不用丹砂而纳真朱二两，无在也。生礜石、黑礜石皆可用，不必白色者。巴豆勿用两人者。又方别捣藜芦、附子下筛，乃更称之。又一方每纳药辄冶五百杵，辄纳少蜜，恐药飞。捣都毕乃更冶万杵。合药得童子冶之大佳。无童子，但凡人三日斋戒，乃使之合药。用建除日天清无云雾日向月建，药成密之，勿令泄，着清洁处。大人服之皆如小豆，但丸数亦无常。此药治万病，无所不主。方上虽不能具载，故略说耳。若本病将服者，禁食生鱼、生菜、猪肉。(《医心方》)

《古今录验》五疰丸，一名神仙丸，一名千金丸，一名转疰丸，一名司命丸，一名杀鬼丸。疗万病，邪鬼疰忤，心痛上气，厌梦蛊毒，伤寒时疾疫疠方。丹砂(研)、礜石(泥裹烧半日)、雄黄(研)、巴豆(去心皮，熬)、藜芦(熬)、附子(炮)各二分，蜈蚣一枚(炙，去足)，上七味，捣筛，蜜和，丸如小豆。服一丸，日一，即差。不解，夜半更服一丸定止。带一丸辟恶。忌猪肉、冷水、生血物、狸肉。(《外台秘要》)

《广济》飞黄散，疗诸恶疮肿方。曾青、雌黄、白礜石、磁石、雄黄、丹砂各一两，上六味，各细研，依四方色，以药置色处，曾青东方，丹砂南方，白礜石西方，磁石北方，雄黄中央，瓦瓮二枚，以黄泥下再三过，使厚五六分，以雌黄屑著下，合筛诸药著上，后以半雌黄屑覆上，以泥密涂际，勿令气泄，土须厚。一宿，如常点火，点火用二年陈芦作樵，中调火。以新布沉水中，覆釜上，干复易，九十沸止。若日暮，七十七沸亦足，止，大熟。一斛米饭顷发出药，恶肉青黑干，不复出汗，愈。无瓮，以土釜二枚，如上法也。(《外台秘要》)

风引除热主瘫痫汤方。大黄、干姜、龙骨各四两，桂枝三两(去皮)、甘草(炙)、牡蛎(熬)各二两，凝水石、滑石、赤石脂、白石脂、石膏、紫石英各六两。右十二味，杵，粗筛，以韦囊盛之，取三指撮，井华水三升煮三沸，去滓，温服一升。(《金匮要略》)

恶病大风方中的"雄黄、丹砂、礜石、消石"的组合，为西王母玉壶赤丸、五疰丸的基础。《广济》飞黄散亦是恶病大风方的传承方之一。恶病大风方以矿物药治风的思想，也被后世医家继承与发展，如《金匮要略》风引汤，亦是用龙骨、牡蛎、凝水石、滑石、赤石脂、白石脂、石膏、紫石英等矿物药治疗风痫之病。

治姅人膏药方与令人体香方

治姅(妇)人膏药方。[楼]三升,付子卅枚,弓(芎)䓖(藭)十分,当归十分,甘草七分,菓(藁)草二束,白芷四分,凡七物,以肦䏙高(膏)舍(合)之。

《肘后》令人体香方。瓜子仁、芎䓖、藁本、当归、杜蘅、细辛各二分,白芷、桂心各五分,甘草二分(炙)。上九味,捣下筛。食后服方寸匕,日三。五日口香,二十日肉香。(《外台秘要》)

治妇人膏药方中的药物,并见于《肘后》令人体香方,故治妇人膏药方有可能是一首妇人用于美容的保健医方。

第四节　其他出土经方与传世经方

北大秦简医方、周家台秦简医方、里耶秦简医方、胡家草场简牍医方、居延汉简医方、敦煌汉简医方等,亦一直被后世医家传承与发展。

北大秦简痈溃方与疗鼠瘘及瘰疬膏方

北大秦简《病方》:雎(痈)溃者,以豕矢、羊矢、鸡矢、奄(庵)卢(闾)、豕膏,熏之冬(终)日,已矣。

《范汪方》疗鼠瘘及瘰疬膏方:白马、牛、羊、猪、鸡等屎屑各一斤,漏芦、藁本各一斤。右七味,并于石上烧作灰,研,绢筛之。以猪脂一升三合,煎乱发一两半,令沸。发尽,乃内诸药屑,微火上煎五六沸,药成。先去疮上痂,以盐汤洗,新绵拭疮令燥,然后傅膏。若无痂,犹须汤洗,日再。若着膏,当以帛覆,无令风冷,神验。瘰疬以膏傅上,亦日再。(《外台秘要》)

二方皆是用动物粪便加工成膏药,外敷治疗痈疽或瘰疬类疾病,主治病症相似,组方理念无别。

周家台《病方及其他》去黑子方与去黑子及赘方

周家台《病方及其他》去黑子方:取橐(藁)本小弱者,齐约大如小指。

取东〈枣〉灰一升,渍之。染稾(藁)本东〈枣〉灰中,以摩(摩)之,令血欲出。因多食葱,令汗出。柜(恒)多取檿桑木,燔以为炭火,而取牛肉剗(劙)之,小大如黑子,而炙之炭火,令温勿令焦,即以傅黑子,寒辄更之。

《范汪》去黑子及赘方:生藜芦灰五升,生姜灰五升,石灰二升半。右三味合和令调,蒸令气溜,取甑下汤一斗,从上淋之,尽汤取汁,于铁器中煎减半,更闹火煎,以鸡羽摇中即燃断,药成。欲去黑子疣赘,先小伤其上皮,令栽破,以药点之。此名三灰煎,秘方。(《外台秘要》)

二方皆是用草药之灰外摩或外敷治疗皮肤上的黑子,药物组成虽异,但组方思路一致。

里耶秦简"病暴心痛"方与治卒心痛方

病暴心痛灼灼者,治之,析莫实,冶,二;枯橿(姜)、菌桂,冶,各一。凡三物并和,取三指最(撮)到节二,温醇酒。(里耶秦简)

治卒心痛。桂末若干,姜末,二药并可单用。温酒服方寸匕,须臾,六七服,瘥。(《肘后备急方》)

此二方仅有一味药之差;但在主治病症、剂型、服法方面,几乎一致。

胡家草场简牍治水方与仲景十枣汤及大黄丸

治水、肤胀、面盈、胈肿、腹大、嗜卧方。冶大戟、甘遂、䕡,大黄各一合,芫华半合,并和以醯,丸,大如梧实

《金匮要略》病悬饮者,十枣汤主之。方:芫花(熬)、甘遂、大戟(熬),右三味,捣筛,以水一升五合,煮大枣十枚,煮取八合,去滓内药,强人一钱匕,羸人服半钱,平旦温服之。不下者,明日更加半钱。下后,糜粥自养。

《古今录验》疗十水,大黄丸方。大黄一分,硝石一分,大戟一分(熬),甘遂一分(熬),芫花一分(熬),椒目一分,葶苈一分。右七味捣合下筛,以蜜和丸如小豆,先食饮服一丸,日再,渐增,以知为度。(《外台秘要》)

此三方药物组成及主治病症,很相近。不同之处,在于仲景十枣汤用大枣替换大黄,制约全方的毒副作用;并将丸剂改成汤剂;使药物更快的发挥疗效。

居延汉简伤寒四物方与发汗六味青散及解散方

居延汉简：伤寒四物。乌喙四分，术四分，细辛六分，桂四分，以温汤饮一刀刲(圭)，日三夜再，行解，不汗出□□。

六味青散，疗伤寒敕色恶寒者方。乌头(炮)、桔梗、白术(各十五分)，附子(炮)五分，防风、细辛。上六味，捣筛为散，温酒服钱五匕，不知稍增；服后食顷，不出汗者，饮薄薄粥一升，以发之，温覆汗出，潒潒可也，勿令流离，勿出手足也，汗微出，勿粉。若汗大出不止，温粉粉之。不得汗者；当更服之，得汗而不解，当服神丹丸。(《外台秘要》)

《范汪方》崔文行解散，疗伤寒发热者方。乌头一斤(炮)，桔梗、细辛各四两，白术八两。右四味，捣散，皆令尽，若中寒服一钱匕，覆取汗，若不觉，复少增服之，以知为度。时气不和，旦服钱五匕。辟恶气欲省病服一服。皆酒服。忌生菜、猪肉、桃李、雀肉等。(《外台秘要》)

此三方核心药物一样，且皆是治疗伤寒。由华佗发汗六味青散及《范汪》解散方方后注"不出汗者，饮薄薄粥一升，以发之，温覆汗出"等，亦可补"伤寒四物"方后"不汗出"之缺。

敦煌医简□治久咳逆方与钟乳丸及温白丸

敦煌医简：治久咳逆、匈(胸)痹、痿痹、止泄、心腹久积、伤寒方：人参、芷(紫)宛(菀)、昌(菖)蒲、细辛、姜、桂、蜀椒各一分，乌喙十分，皆合和，以。

《深师方》又疗咳逆上气，燥嗽冷嗽，昼夜甚，喉中水鸡鸣，钟乳丸方：钟乳、人参、桂心、干姜各八分，附子(炮)、款冬花、细辛各六两，紫菀十分，杏人四分，右九味，捣筛，蜜和。酒服如小豆二丸，日三。不知，稍稍加之。忌猪肉冷水、生葱、生菜等物。(《外台秘要》)

《新录方》云：治一切病，温白丸方。南州刺史臣阴铿言：臣蒙慈泽，视事三年，自到任官以来，臣妻不便水土，有地下湿，遂得腹胀病，顷年以来，恒遣医师疗治，于今不瘥。有一苍吴道士，名杜胜，到臣州界采药，臣遂呼道士至舍，说臣妻病状，于时，道士即与臣药方，用治万病，无不得瘥。紫菀二分，吴茱萸二分，石上菖蒲二分，厚朴二分，桔梗二分，皂荚二分，乌头十分，茯苓二分，桂心二分，干姜二分，黄连二分，蜀椒二分,巴豆二分,人参二分,茈胡二分,上十五味,捣,下筛为散,用好蜜和,更捣三千杵,丸如梧子大,服二丸,不知稍增,可至五丸,以知为度。当下心腹积聚久,癥瘕块大如杯碗,黄疸宿食,朝起呕吐,四肢痛,上气,时时腹胀,心坚结冲心,旁攻两胁,彻背连胸,痛无常发,绕脐痛,状如虫钻。(《医心方》)

深师钟乳丸,似是治久咳方去菖蒲加钟乳石、款冬、杏仁。

治久咳方8味药,有7味药出现在"温白丸"中。敦煌治久咳方的主治病症是:咳逆、胸痹、痿痹、止泄、心腹久积、伤寒;温白丸主治病症是:"心腹积聚、癥瘕,黄疸宿食,朝起呕吐,四肢痛,上气,时时腹胀,心坚结冲心,旁攻两胁,彻背连胸,痛无常发。"温白丸中配合有"巴豆",较之敦煌方,增加治疗宿食一症。温白丸,亦含有武威医简"治久咳上气"方的全部组成。

悬泉汉简残方与七疝丸及小七疝丸

悬泉汉简:□朱(茱)臾(萸),桔梗,小细辛,乌喙,芍药各二分,姜,桂各一分,凡八物,皆冶,合,合和丸以□□。

《僧深方》七疝丸:桔梗、细辛、桂心、夕(芍)药、厚朴、黄芩各一两半,蜀椒二两半,乌喙二合,服三丸,日三。(《医心方》)

《张文仲方》小七疝丸。主暴心腹厥逆,不得气息,痛达背脊,名曰尸疝;心下坚痛,不可手迫,名曰石疝;脐下坚痛,得寒冷食辄剧,名曰寒疝;胁下坚痛大如手,痛时出见,若不痛不见,名曰盘疝;脐下结痛,女人月事不时,名曰血疝;少腹胀满引膀胱急痛,名曰脉疝。悉主之方。椒四分(汗),桔梗、芍药、干姜、厚朴(炙)、细辛、附子(炮)各二分,乌头一分(炮),右八味,末之,蜜和丸,服如大豆三丸,加至七八丸,日三服。忌猪肉、冷水、生菜。(《外台秘要》)

此三方核心药物,也多同。据《僧深方》七疝丸及《张文仲方》小七疝丸,可推测《悬泉汉简》这首残方,亦或主治疝病。

张家界古人堤治赤散方与华佗赤散方

治赤散方:乌头三分,朱(茱)臾(萸)五分,细辛三分,防己三分,桂三分,术三分,白沙参三分,黄芩三分,茯令(苓)三分,麻黄七分,干姜三分,付(附)子三分,桔梗三分,人参三分,货(代)堵(赭)七分,凡十六〈五〉物,当熬之,令变色。①

治伤寒,头痛身热,腰背强引颈,及风口噤,疟不绝,妇人产后中风寒,经气腹大,华佗赤散方。丹砂十二铢、蜀椒、蜀漆、干姜、细辛、黄芩、防己、桂心、茯苓、人参、沙参、桔梗、女萎、乌头各十八铢,雄黄二十四铢,吴茱萸三十铢,麻黄、代赭各二两半,右十八味治下筛,酒服方寸匕,日三,耐药者二匕,覆令汗出。欲治疟,先发一时所服药二匕半,以意消息之。细辛、姜桂、丹砂、雄黄不熬,余皆熬之。(《千金要方》)

二方相同的药物有13味,核心组成高度一致。

治百病通明丸方与肾沥汤

治百病通明丸方。用甘草八分,弓(芎)穷(藭)四分,当归三分,方(防)风□,干地黄三分,黄芩三分,桂二分,前胡三分,五未(味)二分,干姜□四分,玄参三分,伏(茯)令(苓)二分。凡十八物,皆治,合和,丸以白蜜□

《删繁》骨极虚寒,主肾病则面肿垢黑,腰脊痛不能久立,屈伸不利,梦寐惊悸,上气,少腹里急,痛引腰,腰脊四肢常苦寒冷,大小便或白,肾沥汤方。羊肾一具、猪肾亦得、芍药、麦门冬(去心)、干地黄、当归各三两,干姜四两,五味子二合,人参、茯苓、甘草(炙)、芎䓖、远志(去心)各二两,黄芩一两,桂心六两,大枣二十枚,擘上十五味,切,以水一斗五升,煮肾取一斗,除肾内药,煮取四升,去滓,分为四服,昼三夜一。若遗小便,加桑螵蛸二十枚,炙。忌海藻、菘菜、生葱、酢物、芜荑。(《外台秘要》)

治百病通明丸方与肾沥汤的关系,上文已论及,本处从略。

通过以上论述,不难发现:形成于秦汉时期的经方并没有完全失传,而是保留在了传世医书内,一直有被后世医家继承。只是既往由于先秦两汉传世医学文献的散佚和缺失,学界并没有留意。尤其南北朝时期的《范汪方》《深师方》中,有不少与出土秦汉经方高度一致的药方。这是一值得注意的现象,今后有必要加强对《范汪方》《深师方》的研究。

通过出土秦汉经方与传世方书的比较,可以看到后世医家为了临床需要,

---

① 周琦.张家界古人堤医方木牍"治赤散方"新证[J].出土文献研究,2017(0):297-304.

对早期经方进行了创新。如五膈丸似在"治蹶方"的基础上,去防风加前胡、半夏;二车丸似在治膈中方的基础上,去桂加茯苓、半夏;白敛薏苡汤似在治筋痹方的基础上,减去毒副作用较强的礜石、商陆,以及丹参、白参等,而增入牛膝以针对下肢的病证。这些化裁方法,值得当今经方学人参考借鉴。

　　经方是中国古代科学的瑰宝之一,其本身关系到文化积淀与历史传承,是组成民族记忆与中华文明不可或缺的一部分。出土经方重要性的一个体现,恰恰在于其与传世经方是一脉相承的,从而为印证中华文明的源远流长、从未中断,提供了医学上的证据。虽然《汉书·艺文志》所著录的"经方十一家"等经方技术性书籍,已亡佚不见。但技术本身却未必中断,其精华已悄然汇入经方医学的历史长河,滋养着后世经方医学的发展与创新。历代医家传承使用着这些形成于秦汉时期的经方,为中华民族的繁衍生息保驾护航。

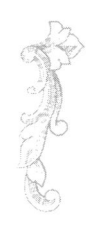

第九章
对于经方医学的思考与探讨

行文最后,对经方起源、经方医学与经脉医学及导引医学的关系、秦汉经方医学对后世的影响等相关学术问题,作一些初步的思考与讨论。

第一节 经方的多元起源

某一事物或某一阶段多少总是以"前因"或前一阶段发生的事件为起始点,察其源则知其流,追其本则知其变。但源头的前面,还有"源头","源头"无穷无尽,如心理学家皮亚杰所言:"从研究起源引出的重要教训是:从来就没有什么绝对的开端……起源是无限地往回延伸的。"[①]之于经方起源的研究,亦复如是。基于目前可见的材料,笔者尝试对经方的起源,作如下讨论。

中医向来有"神农尝百草""毒药从西方来""伊尹制汤液"等记载或传说。神农氏与农业文明有关,其活跃在祖国的陕西一带,属于祖国西部;而伊尹,生活在山东西部、河南东部,属祖国的东方。一东一西,似暗示经方的不同起源。中华文明起源并非"一元";考古学泰斗苏秉琦先生提出的"满天星斗"说,考古学家严文明先生提出"多重花瓣"论,现在比较公认中华文明的起源是多元一体。文化既然是"多元"起源,文化中孕育出的医学及经方,自然非"一元"起源。

一、与巫术有关

"医巫同源"或"医源于巫"已是共识。经方的起源,与巫之间,有着千丝万缕的联系。

经方可视为药物治疗学,其是运用药物治疗疾病。甲骨文中,有用枣的

---

① 皮亚杰.发生认识论原理[M].王宪钿等译.北京:商务印书馆,2017:18.

卜辞：

……戌卜……贞……梦秉枣。《合集》17444

甲戌卜，贞，有疟，秉枣？《合集》62310

"枣"并没有治疗"疟"的作用。若以此材料认为商人已经认识到枣的药用作用，并不符合实际。《本草纲目》引《岣嵝神书》："咒枣治疟，执枣一枚，咒曰，吾有枣一枚，一心归大道，优他或优降。或劈火烧之，念七遍吹枣上，与病人食之，即愈。"《岣嵝神书》"咒枣治疟"与甲骨"有疟，秉枣"是相似的。结合殷商的时代特征，可知"甲戌卜，贞，有疟，秉枣"之"枣"，是"巫用"，而非"药用"。

《山海经》记载很多殷商时代草木的巫用经验。例如"迷榖佩之不迷""草状如葵，食之使人不惑"，更有"蘴，可以御凶，服之已瘅""冉遗之鱼食之使人不眯，可以御凶"等。所谓"御凶"即是"杀鬼""辟邪"之同义词。同书还记载"丹木，其实大如瓜，食之已瘅，可以御火"。丹木因其"色红"，可以"御火"；"沙棠，可以御水，食之使人不溺"，这是交感巫术的体现。

巫觋通过舞蹈与音乐并配合特定的草木，以"降神"。如战国屈原《离骚》记载："巫咸将夕降兮，怀椒糈而要之。"东汉王逸注云："椒，香物，所以降神。糈，精米，所以享神。言巫咸将夕从天上来下，愿怀椒糈要之，使占兹吉凶也。"①东汉崔寔《四民月令》言"正月之旦……子、妇、孙、曾，各上椒酒于其家长，称觞举寿，欣欣如也。"崔寔注云："正日进椒酒柏酒，椒是玉衡星精，服之食人身轻耐老。柏亦是仙药。"两晋郭璞《山海经图赞》称"椒之灌殖，实繁有伦。拂颖沾霜，朱实芬辛。服之洞见，可以通神"②。这些记载表明，先秦两汉乃至两晋时期，椒（蜀椒、花椒）有降神、通神的作用。今有学者研究战国时期的楚国屈原，其身份为巫史③，屈原所喜的兰、若、荷、蕙等花草在古代作佐助降神的作用，有的也正是巫觋所服之物；《楚辞》中的"香草"意象，与楚地巫风密切相关④。《诗·含神雾》亦有类似的记载，其云"菖蒲益聪、茱萸耐老、郁金降

---

① 汤炳正.楚辞类稿[M].成都：巴蜀书社，1988：219.
② 郭璞.山海经笺书[M].北京：中国致公出版社，2019：501.
③ 李回.三闾原系巫官 屈原应为巫史[J].辽宁教育学院学报（社会科学版），1987（4）：38-45.
④ 蔡红燕.落英沐巫风——屈原作品中的"香草"与巫文化[J].荆门职业技术学院学报，2008（5）：53-57.

神"①。上古时期,古人使用芳香类的草木,主要是为了"降神"。当然,这些具有"降神"之效的草木,不无医疗作用。

本草的巫用经验,是中医经方与本草的母体。本草的巫用,已融入其药用之中。如朱砂,《本经》列为"上品第一"。有考古资料显示,仰韶时代(新石器时代晚期),墓葬中就已经使用朱砂陪葬。古人钟爱"朱砂",主要是因其鲜红的颜色。朱砂巫用是"杀精魅邪恶鬼"。在《本经》中,红色的物品,多有"杀鬼"作用,如:丹雄鸡,通神,杀毒辟不祥,头主杀鬼。赤箭:主杀鬼,精物蛊毒恶气。代赭石:主鬼注,贼风,蛊毒,杀精物恶鬼,腹中毒,邪气,女子赤沃漏下。桃花:杀注恶鬼,令人好颜色。

红色是太阳与火的颜色,代表光明。在远古时期,太阳驱逐了黑暗;火可以在黑夜中驱逐野兽;二者皆可给人带来温暖与安全,驱逐"恐惧"。在巫术相似律的联想下,红色的物品(朱砂、代赭石、赤石脂、桃花)也可以驱逐令人恐惧的"鬼邪"。虽然后来逐渐认识到诸如朱砂、代赭石等药物的性味,以及各自的功效,但其最初的"作用"或背后的"文化深意",却保留了下来。当今还有佩戴朱砂以辟邪的文化习俗。

商人好"饮酒"。《尚书·酒诰》记载周公认为"商人嗜酒亡国"的训诫。其云"祀兹酒,惟天降命,肇我民,惟元祀。天降威,我民用大乱丧德,亦罔非酒惟行;越小大邦用丧,亦罔非酒惟辜。"周公告诫年幼的康叔,认为商朝之所以灭亡,是由于纣王酗于酒。嘱咐康叔在卫国宣布戒酒令,不许酗酒,并颁布施行了中国目前的第一个禁酒法令。但商周时期,祭祀时喝酒的人是巫觋,喝酒的目的,是把巫觋的精神状态提高,便于沟通神界②。后来"酒"被赞为"百药之长",如《说文解字》云"医之性然得酒而使……酒所以治病也",《汉书·食货志》曰"夫盐,食肴之将;酒,百药之长,嘉会之好",与酒早期作为"沟通神界"的灵物,亦似有一定的关系。

巫术作为早期医学的一部分,亦同样竭尽全力地蠲除人体疾病痛苦,以达到治疗的目的。英国人类学家詹·乔·弗雷泽在其《金枝》中指出:"当我们更进一步地想到巫术还曾经为科学的发展铺平道路时,我们就不得不承认:

---

① 山右历史文化研究院.四书说外三种[M].上海:上海古籍出版社,2016:460.
② 周策纵.中国古代的巫医与祭祀、历史、乐舞及诗的关系.[J]清华学报,1979:1-2,1-60.

如果说巫术曾经做过许多坏事,那么,它也曾是许多好事的根源。如果它是谬误之子,那么它也是自由与真理之母。"①之于中医学,亦复如是。中医学若是一棵树,巫术是其根,中医学的核心理念与治疗手段,多是在其基础上生发而成。经方医学,概莫能外。

二、与饮食有关

药食同源不仅言药物与食物之间的界限并不明显,也揭示出部分药物的发现与运用,与早期饮食有关。

刘莉等人对陕西高陵杨官寨遗址(距今5700—5300年前)的器物中的遗存进行了淀粉粒和植硅体分析,其结果揭示了它们作为酿酒器具的功用,淀粉粒和植硅体鉴定是黍和薏苡为基本原料,辅以野生小麦族种子、栝楼根、山药及百合等②。其中薏米、小麦、栝蒌根、百合皆是经方常用的药物。可证药食同源具有悠久的历史。

《淮南子·修务训》记载:"神农尝百草之滋味,水泉之甘苦,令民知所避就。当此之时,一日而遇七十毒。"③神农时代,药与食不分,无毒者可食,有毒者当避。结合神农氏发祥地为黄河中上游,今陕西境内渭水上游一带,毗邻陕西高陵杨官寨遗址,此合于传说"神农尝百草"的地理位置。

1973年6月至11月间,河北省博物馆、文管处在藁城县台西村商代遗址西台进行发掘,发现了植物种子30余枚,鉴定结果显示为桃仁、郁李仁。研究人员认为这些种仁作药用的可能性大,并认为商代已有"用药治病"的事实④。笔者认为商人或许只是将这些种仁作为"食物"。1972年初至1974年发掘的长沙马王堆三座汉墓,出土了大量的动植物标本。研究人员认为可以分为4类共计17种:一为谷物及豆类(稻、小麦、大麦、黍、粟、大豆、赤豆);二为瓜果类(甜瓜、枣、梨、梅、杨梅);三为蔬菜类(葵、芥菜、姜、藕);四为麻类(大麻)⑤。小麦、赤豆、甜瓜子、梅、葵子、姜、麻仁等,是食物亦是药物。1999年6

---

① (英)J.G.弗雷泽.金枝巫术与宗教之研究上[M].北京:商务印书馆,2017:87.
② 刘莉,王佳静,赵雅楠,等.仰韶文化的谷芽酒:解密杨官寨遗址的陶器功能[J].农业考古,2017(6):26-32.
③ 何宁.淮南子集释(下)[M].北京:中华书局,1998:1312.
④ 耿鉴庭,刘亮.藁城商代遗址中出土的桃仁和郁李仁[J].文物,1974(8):54-55.
⑤ 余斌霞.长沙马王堆汉墓出土动植物标本研究综述[J].湖南省博物馆馆刊,2012(0):78-85.

月至 9 月,湖南省文物考古研究所主持对位于湖南省沅陵县城关镇西的虎溪山一号汉墓进行了抢救性考古发掘。同样发现了杨梅果核(少部分带有果肉)、樱桃果核(少部分带有果肉)、桃果核(无果肉)、梅果核(少部分带有果肉)、枣果核(无果肉)、山苍子种子①。这些种仁,亦多是药食两用。

虎溪山汉墓出土有一部《食方》,记载了多种食物烹饪的方法:

> □装之,令黍一梯、枣膏一柂,盖以巾烝(蒸),彻上,反之复烝,紲出置巾上,以手排去其大气而成,为□。

> 其中,尝之,孰(熟),紲出,以朱臾资,乃进之□。

> □取牛甘洎,请(清)间(滤)之,以洎鼎,称所酿肉,孰(熟)煮之,和以美酒、酱、櫃(姜),尝之味,和美,成。

> □□取其脯□肉□□以水□□□□□□□□□□□□□尊□□□而治之,和以酒上尊二斗、肉酱汁二升、盐二升、干芷一斤。

> □去其沫,和以酒、酱、盐、櫃(姜)、木闌(兰),尝之味□□。②

《食方》中的茱萸、木兰、姜、盐、酒等,即是调味品,也是药物;此与传世文献《吕氏春秋·孝行览》"本味"所言"和之美者,阳朴之姜,招摇之桂,越骆之菌,鳖鲔之醢,大夏之盐,宰揭之露,其色如玉,长泽之卵"相合。《食方》中的枣、紫草等,是食材亦是药物。

中医有"伊尹制汤液"之传说,而出土文献与传世文献,皆记载伊尹的身份是一位庖厨:

> 小臣(即伊尹)善为食,烹之和。有莘之女食之,绝芳旨以粹,身体痊平,九窍发明,以导心嗌,舒快以恒。汤亦食之,曰:"允!此可以和民乎?"小臣答曰:"可。"乃与小臣基谋夏邦,未成,小臣有疾,三月不出。③(《清华简(五)·汤处于汤丘》)

> 汤得伊尹,祓之于庙,爝以爟火,衅以牺豭。明日,设朝而见之。说汤以至味。汤曰:"可对而为乎?"对曰:"君之国小,不足以具之,为天子然后可具。夫三群之虫,水居者腥,肉玃者臊,草食者膻。臭恶犹美,皆有所以。凡味之本,水最为始。五味三材,九沸九变,火为之纪。时疾时徐,灭

---

① 沅陵虎溪山 1 号汉墓(上)[M].北京:文物出版社,2020:168.
② 张畅.沅陵虎溪山汉简《食方》集释及相关问题研究[D].武汉:武汉大学,2022.
③ 李学勤.清华大学藏战国竹简 5[M].上海:中西书局,2015:134-140.

腥去臊除膻,必以其胜,无失其理。调和之事,必以甘酸苦辛咸,先后多少,其齐甚微,皆有自起。鼎中之变,精妙微纤,口弗能言,志不能喻,若射御之微,阴阳之化,四时之数。"①(《吕氏春秋》)

伊尹善于调和饮食,并以烹饪为例,为商汤讲述治国驭民之道;调和饮食之理与和合制剂之理,并无二致。且上文已论述"汤液"本身,即为五谷加工的制剂。

再如,出土经方与传世经方常用到的芍药。在秦汉时期,芍药作为一种调料,主要是用于调和食物之味:

> 芍药之和,具而后御之。(司马相如《子虚赋》)
> 芍药以兰桂调食。(伏俨注《子虚赋》)文颖云:"芍药,五味之和也。"
> 有伊之徒,调夫五味,甘甜之和,芍药之羹。(扬雄《蜀都赋》)
> 芍药之酱。(枚乘《七发》)
> 和兼芍药。(张景阳《七命》)韦照云:"芍药和齐咸酸美味也。"
> 归雁鸣鹅,香稻鲜鱼,以为芍药酸甜滋味。(张衡《南都赋》)
> 酿酒于罍,烹肉于鼎,皆欲其气味调得也,时或咸、苦、酸、淡不应口者,由人芍药失其和也。(《论衡·谴告》)
> 大羹不和,不极芍药之味。(嵇康《声无哀乐论》)

这些资料表明,芍药作为"和味"之品,是秦汉士人的常识。芍药"调和"之意,一直流传至中晚唐时期。宋代王谠《唐语林·文学篇》有一段材料:

> 刘禹锡曰:"芍药,和物之名也。此药之性能调和物,或音著略,语讹也。"绚时献赋,用此"芍药"字,以"烟兮雾兮,气兮霭兮"言四物调和为云也。公曰:"甚善。"因以解之。②

唐代刘禹锡,仍知芍药的调和之功。文献学家陆宗达从音韵学的角度研究认为"勺药"与"佐料"本一音之转:

> 《说文》药,治病草。汉人谓之"勺药"或"芍药"。勺药之名有调味之义。如《论衡·谴告》:"酿酒于罍,烹肉于鼎,皆欲其气味调得也。时或

---

① 许维遹.吕氏春秋集释上[M].北京:中华书局,2009:313-314.
② 郑福田,王槐茂,杨飞云.名家藏书第32卷唐语林唐才子传[M].王谠撰,辛文房著.呼和浩特:内蒙古大学出版社,2000:47.

咸苦酸淡不应于口者，犹人勺药失其和也。"《论衡》所说的"勺药"即今语的"佐料"，"勺药"与"佐料"本一音之转，应是连语。引申之，食物也叫"勺药"。如张衡《南都赋》"归雁、鸡鹜（hongdu）、黄稻、鲜鱼以为勺药。"此犹今语泛谓食物为调和。《说文·甘部》"厬"（gan 甘）下说："厤（历），调也"。调即调和。可见以食物为调和，其语甚古。勺药即药的语变，可见我国古代的医药与饮食有极密切的联系。考药物有姜、葱、桂皮、乌梅等实际即和齐咸酸苦辣甘辛的佐料。广东有"黄芪鸭子"，就是用药物调味。唐人昝殷写过一个医书，名《食医心鉴》，其处方中多用食品。如治脚气方用"鸭子""粳米"等物，则药物即食物的调和。①

"芍药"即"佐料"，有调和食物五味之效，亦有调和药物之用。《和齐汤法》"治疝方"（桂、姜、芍、枣、楮实子）及传世经方桂枝汤，所用的桂、姜、芍、枣，皆为食物或制作食物的调味品。

《周礼·天官》记载医师分为食医、疾医、疡医、兽医四类。其中食医"掌和王之六食六饮六膳百羞百酱八珍之齐，凡食齐视春时，羹齐视夏时，酱齐视秋时，饮齐视冬时，凡和，春多酸，夏多苦，秋多辛，冬多咸，调以滑甘"；这些饮食理论与经方用药理论无有差别。疾医"掌养万民之疾病……以五味五谷五药养其病"，疾医亦运用五味、五谷等调养疾病。饮食与经方之间，存在悠久的渊源关系。

三、与初步的医疗实践有关

"有了人类，就有医疗活动"。医学的发生，与人类进化是同时的。上文所言，古人寻求巫术治疗疾病，亦是出于健康需要。但作为万物之灵的人类，不尽止于被动的积累药物经验，而是主动地去探索可以治疗疾病的动植物。古仁人志士致力于药草的试验，道理即此。世传神农尝百药，虽是传说，然不失为对事实的一种夸张记载。《本经》言"砒霜，大毒"，此或不止一人尝试砒霜，其结果都不免于死亡，方有如此记录。春秋战国时期有因服药病亡及不轻易服药的事实，如《左传》记载：

鲁昭公十九年。夏，许悼公疟。五月戊辰，饮太子止之药卒。太子奔

---

① 陆宗达.训诂简论[M].北京：北京出版社，1980：155.

晋。书曰"弑其君"。君子曰：尽心力以事君，舍药物可也。①

这是《左传》记载发生在昭公十九年（公元前523年）的一起医疗事故，当事人为许悼公姜买（？—前523年）及其太子姜止。许悼公病疟病，病程已久，未见好转。太子姜止担心父亲的病情，于农历（或夏历）5月的某一天（戊辰日）进献自己的父亲一张治疗疟病的医方。然许悼公服用此药后，却病情加重而亡。太子姜止无奈之下，只好逃亡到晋国。史官认为，太子姜止虽然无弑君之心，但有弑君之实，故以"弑其君"记录之。这则材料反映了祖国医学起始即是在人体上进行药物试验，是诸如此反复的治疗实践，甚至以众多生命为代价，才换得了经方稳定的疗效。而众多药物的运用实践，最终汇集成了本草专著《神农本草经》。

以上，虽从以上三方面讨论了经方的起源。但在时间上，这三方面，并非有孰先孰后的顺序，而是可能在同一时间内，彼此影响与交融发展。后在秦汉时期，呈现出高度成熟的经方医学。

第二节　三世医学之间的关系

经方医学与经脉医学及导引医学，构成了早期中医学的三世医学。三者之间的关系需要辨析。

一、彼此独立

经方医学与经脉医学及导引医学，彼此间相互独立，各有不同的起源、诊法、治法、适用的主治疾病及对应的疾病分类模式。

《素问·异法方宜论》云：

> 东方之域，天地之所始生也，鱼盐之地，海滨傍水。其民食鱼而嗜咸，皆安其处，美其食。鱼者使人热中，盐者胜血，故其民皆黑色疏理，其病皆为痈疡，其治宜砭石。故砭石者，亦从东方来。
>
> 西方者，金玉之域，沙石之处，天地之所收引也。其民陵居而多风，水土刚强，其民不衣而褐荐，其民华食而脂肥，故邪不能伤其形体，其病生于

---

① 左丘明.春秋左传校注上[M].陈戍国撰.长沙：岳麓书社，2006：997.

内,其治宜毒药。故毒药者,亦从西方来。

北方者,天地所闭藏之域也。其地高陵居,风寒冰冽。其民乐野处而乳食,藏寒生满病,其治宜灸焫。故灸焫者,亦从北方来。

南方者,天地所长养,阳之所盛处也。其地下,水土弱,雾露之所聚也。其民嗜酸而食胕,故其民皆致理而赤色,其病挛痹,其治宜微针。故九针者,亦从南方来。

中央者,其地平以湿,天地所以生万物也众。其民食杂而不劳,故其病多痿厥寒热,其治宜导引按蹻。故导引按蹻者,亦从中央出也。①

《素问》的整理者回溯不同诊疗技术的起源时认为：使用毒药技术的经方医学,发源于祖国西方；使用砭石、针灸技术的经脉医学,发源祖国东方及南北；而导引技术,发源于中原地区；三者的起源地域是不同的。

在诊法方面,早期经方医学以问诊为主,并不诊脉。而色脉诊是经脉医学的特征之一。导引医学以"春生、夏长、秋生、冬藏"四时养生为特征,一般不涉及诊法。

在治法方面,经方医学治疗疾病以药物内服为主；经脉医学是用砭石针灸等外治法治疗疾病；而导引医学则是以导引配合呼吸吐纳为主,是运动性质的治法。

药物内服为主的经方医学,主治的病症多在身体内部脏腑。以针、砭、汤熨、艾灸等外治法为主的经脉医学,主治病症多在体表。此如天回《逆顺》所言"病不表,不可以镶石。病不裹〈里〉,不可以每〈毒〉药。不表不里者,死"②；体表的疾病治以针石,体内脏腑的疾病治用经方,二者泾渭分明。导引医学有养生导引术与疗病导引术两类；前者是对人体有特定保养作用的术式；后者多是针对以疼痛为主要性质的疾病所进行的导引术式。

三世医学各有其疾病分类模式。经方医学以"皮肉筋骨脉""五脏六腑"模式,对主治病症进行分类。经脉医学是以"十一脉"或"十二脉"的经脉体系,对主治病症进行分类。导引医学则是以"头面五官、四肢、躯干"为主的疾病分类。

---

① 中医出版中心整理.黄帝内经素问[M].北京：人民卫生出版社,2012：55-56.
② 柳长华,顾漫,周琦,等.四川成都天回汉墓医简的命名与学术源流考[J].文物,2017(12)：58-69,1.

经方医学与经脉医学及导引医学,在起源、诊法、治法、主治疾病及对应的疾病分类模式等方面,各有其特征,三者之间彼此独立。

二、以气相通

尽管三世医学有以上不同,但不论是经方医学,还是经脉医学,亦或导引医学,所研究的对象毕竟是有生命的人,三者皆是以"气"为主,构建了相似的生命观。

上文已论述,气在经方医学理论构建时的重要作用。

气亦是经脉医学与导引医学理论构建的基础。如天回《脉书·上经》云"敝(扁)昔(鹊)曰:人有九窍五藏十二节,皆朝于气",人体的九窍、五脏、十二节,皆与"气"保持相同。

诊脉是经脉医学的特征之一。在施以砭石、灸刺等治疗时,需诊察脉象以确定疾病的起因与疾病之所在;而诊脉主要是察"气"。如桓宽《盐铁论·轻重》记载:"扁鹊抚息脉而知疾所由生,阳气盛,则损之而调阴,寒气盛,则损之而调阳,是以气脉调和,而邪气无所留矣。"[1]《灵枢·九针十二原》亦言:"凡将用针,必先诊脉,视气之剧易,乃可以治也。"

导引医学与"气"亦有密切关系。张家山《引书》云:

> 是以必治八经之引,炊(吹)昫(呴)虖(呼)吸天地之精气,信(伸)复(腹)折要(腰),力信(伸)手足,辄踵曲指,去起宽亶,偃治巨引,以与相求也,故能毋病。[2]

导引时需"呼吸天地之精气",配合肢体动作以养生祛疾。导引即导气与引体,如晋代李颐说"导气令和,引体令柔"。

三世医学皆是以"气"构建了各自的诊疗理念与技术,以"气"为主的生命观,是三世医学的共同点。《庄子》云"通天下一气耳",三世医学亦以"气"相通。

三、相互融合

三世医学技术各异,但有着相同的生命观,针对的对象是生命体,已埋下

---

[1] 桓宽.盐铁论[M].上海:上海人民出版社,1974:31.
[2] 张家山二四七号汉墓竹简整理小组.张家山汉墓竹简二四七号墓(释文修订本)[M].北京:文物出版社,2006:185.

三者之间技术与理论相融合的伏笔。

三世医学的相互融合是一个长期的过程。目前资料显示,在春秋战国,彼此间的技术已开始联用,后逐渐是理论间的融合。如《史记·扁鹊仓公列传》记载,虢国太子突发尸厥,昏迷不醒后:

> 扁鹊乃使弟子子阳厉针砥石,以取外三阳五会。有间,太子苏。乃使子豹为五分之熨,以八减之齐和煮之,以更熨两胁下。太子起坐。更適阴阳,但服汤二旬而复故。①

扁鹊针对虢国太子的病情,先以针石针刺三阳五会;太子苏醒后,再用八减之汤剂,热熨两胁下;最后再"服汤"20余日,如此太子病愈。整个诊疗过程中,扁鹊联合运用了属于经脉医学的针石、热熨,以及属于经方医学的"服汤"。此表明春秋战国时期,医家已有针药并用的医疗实践。

西汉早期的淳于意亦有艾灸与药物并用治疗疾病的案例:

> 齐北官司空命妇出于病,众医皆以为风入中,病主在肺,刺其足少阳脉。臣意诊其脉,曰:"病气疝,客于膀胱,难于前后溲,而溺赤。病见寒气则遗溺,使人腹肿。"臣意即灸其足蹶阴之脉,左右各一所,即不遗溺而溲清,小腹痛止。即更为火齐汤以饮之,三日而疝气散,即愈。
>
> 齐中大夫病龋齿,臣意灸其左大阳明脉,即为苦参汤,日嗽三升,出入五六日,病已。得之风,及卧开口,食而不嗽。②

针对出于的气疝,淳于意先以艾灸灸足蹶阴之脉,再让其内服火齐汤,治疗三日,病即愈。齐中大夫的"龋齿"淳于意先艾灸左大阳明脉,后让其饮用苦参汤,治疗五六日,病亦愈。此二例,淳于意皆是艾灸与药物并用,疗效甚捷。

西汉后期,侍医李柱国"校方技"时,将当时的医药学分为"医经、经方、神仙、房中"四家。"医经"对应"经脉医学";"经方"自然是"经方医学";"神仙与房中"是对应"导引医学"。侍医李柱国在分类方技时,亦将三世医学作了一定程度的融合。如其论"医经"是说:

> 医经者,原人血脉经落(络)骨髓阴阳表里,以起百病之本,死生之分,

---

① 中华书局编辑部.二十四史简体字本 史记[M].北京:中华书局,2000:2148.
② 中华书局编辑部.二十四史简体字本 史记[M].北京:中华书局,2000:2156-2157.

而用度箴石汤火所施,调百药齐和之所宜。①

以"箴石汤火"为主要疗法的医经(经脉医学),却含有属于经方医学的"调百药齐和"。

而属于导引医学的"房中、神仙"类,却有形似以药物疗法为主的"《黄帝三王养阳方》二十卷、《三家内房有子方》十七卷、《黄帝杂子十九家方》二十一卷、《泰壹杂子十五家方》二十二卷"等文献。西汉中后期,经脉医学与经方医学、经方医学与导引医学的融合,已彰显无疑。

约成书于东汉中期的《素问》,更是三世医学的"融合体"。《素问》中的《风论》《痹论》《咳论》《奇病论》《大奇论》《藏气法时论》《汤液醪醴论》等,属于"经方医学"性质的文献;《平人气象论》《三部九候论》《经脉别论》等,则是"经脉医学"的特征;而《上古天真论》《四气调神大论》与"导引医学"极为密切。《素问·异法方宜论》进一步确立"杂合以治"的治法,将三世医学的毒药、砭石、针灸、导引等技术,综合用之。

此外,《素问·热论》的整理者使用三阴三阳的经络体系诊疗热病,并用汗法与下法治疗热病,已开始尝试将经脉医学与经方医学进行理论层面的融合。东汉末年张仲景,成功地将"经脉医学"的"六经"及"脉诊",融入"经方医学",从而创作出中医的另一部经典《伤寒杂病论》。

曾被东汉末年华佗学派的医家传承与运用,后由王叔和收录于《脉经》中的《平三关病候并治宜》,则将"经脉"与"医方"进行全方位的融合。《平三关病候并治宜》体例是以脉证为提纲,寸、关、尺三部脉各涉及19种脉象,每一脉象下附病候、治法、针刺穴位、方名,每一脉证皆采取内服和外治结合的综合疗法,其外治法丰富多彩,有摩膏、药熨、针、灸等,体现了全方位地运用脉诊指导医方临床应用及药物与针灸并用的综合疗法。

自后,"经脉"与"医方"融合,针药并用,以提高疗效的实践,被历代医家普遍接受。唐代孙思邈明确提出"若针而不灸,灸而不针,皆非良医也。针灸不药,药不针灸,亦非良医也……知针知药,固是良医"的医学主张。宋代王执中继承孙思邈的理念,认为:"此言针灸与药之相须也,今人或但知针而不灸,灸而不针,或惟用药物而不知针灸者,皆犯真人之所戒也。"②明代杨继洲也主

---

① 中华书局编辑部.二十四史简体字本汉书[M].北京:中华书局,2000:1395.
② 王执中.针灸资生经 针经摘英集[M].杜思敬辑.北京:人民卫生出版社,2007:96.

张针灸药三者得兼,在《针灸大成·诸家得失策》中提出"药与针灸,不可缺一者也"。这些名医在医疗实践中充分意识到"经脉"与"医方"融合、针药并用的重要性。

第三节　出土秦汉简帛医药文献与《本经》《伤寒》《金匮》的关系

传世的秦汉经方医学文献,以《本经》《伤寒》《金匮》为主。借助出土秦汉简帛医药文献,我们可以重审甚至部分复原《本经》《伤寒》《金匮》的成书过程。

一、与《本经》的关系

我们团队翁晓芳博士通过对出土医药文献中含礜石药方的研究后,发现:

> 出土医药文献中的礜石与《本经》中礜石的功效记载高度相合,说明《本经》中关于礜石的记载是有来源的,应是基于当时所见相关医方中的本草知识的提取与概括。但《本经》的记载和出土文献和实物相比,并未收载其全部功用,而是选择了部分,很有可能是经过了有意识的筛选和加工的过程,选择可能是有一定的疗效评价标准的。而这一认识也可以类推于《本经》中的其他药物。[①]

由此发现,可以推断:《本经》记载绝大部分药物的功效,应该是本于对含有此药物的早期经方所治病症的总结。换言之:经方主治病症在前,而本草功效总结在后;经方主治病症是本草功效总结的重要依据之一。目前我们习用《本经》的药物功效记载,以解释出土经方、仲景经方的用药依据。然《本经》本就基于经方而成,以《本经》诠释出土经方、仲景经方,如此不难解开背后的用药奥秘。

二、与《金匮》《伤寒》的关系

《金匮》是东汉末年医家张仲景所撰,其融理论与实践为一炉、确立了以病

---

① 翁晓芳,顾漫.秦汉出土文献中的礜石考[J].简帛研究,2022(2):335-351.

为纲的杂病诊疗体系,是一部传世医学之作。仲景自言,此书是其"撰用《素问》《九卷》(即《灵枢》)《八十一难》《阴阳大论》《胎胪药录》"而成。但在结构体例、疾病治疗等方面,这些医书与《金匮》并无太多相似之处。上述医书,也甚少医方的记载。显然《金匮》似别有所承。既往由于秦汉医学文献的不足,《金匮》的成书存在着相当多的疑案。而大量出土的秦汉简帛医药文献为研究诸如《金匮》《伤寒论》等传世经方书籍的形成,提供了难得的材料。笔者通过《金匮》与出土秦汉简帛经方类文献对比分析,发现二者在体例结构、疾病概念、疾病治疗、医方传承等方面,存在甚深的渊源关系。

1. 结构体例　《金匮》与出土简帛医方类文献,在整体编写体例、医方记录格式、部分文字描述上,具有很多的一致性。

在医方记录格式上,《金匮》与出土简帛医方类文献,是相同的。中国中医医史文献研究所周琦老师发现吴迁本《金匮》百合病的医方,还在条文前还保留有"治"字,如:

> 治百合病,发汗后者,百合知母汤方……治百合病,下之后者,百合滑石代赭汤方……治百合病,吐之后者,百合鸡子汤方……治百合病,不经吐、下、发汗,病形如初者,百合地黄汤方……治百合病,变发热,百合滑石散方。①

"治百合病……方"的行文格式,与武威医简的"治风痹汗出方""治久泄肠辟(澼)呕血□□裹□□□□,[众]医不能治,皆射(谢)去方"等,高度相合。此亦可证,吴迁本《金匮》较之其他《金匮》传本,更为近古。

此外,《金匮》与简帛医方类文献在文字描述,也有很多的相似性,如武威医简"治久咳上气,喉中如百虫鸣状卅以上方"②与《金匮》"咳而上气,喉中水鸡声,射干麻黄汤主之",二者文字几乎一样。

2. 疾病概念　《金匮》中有一些病名如转胞、疟母、脾约、金疮、女劳疸、酒疸、阴狐疝气、狐惑、虚劳等,并不见于《素问》《灵枢》《难经》等,《金匮》之前的传世文献,但与出土简帛医药文献中的一些病名相近甚至相同。

(1) 转胞:《金匮》有转胞一病,其云:"问曰:妇人病,食饮如故,烦热不得卧,而反倚息者,何也? 师曰:此病转胞,不得溺也,以胞系了戾,故致此病,

---

① 张仲景.金匮要略 明吴迁钞本[M].北京:北京科学技术出版社,2016:9-10.
② 张雷编.秦汉简牍医方集注[M].北京:中华书局,2018:108-109.

但利小便则愈,宜肾气丸,以中有茯苓故也。"①妇人转胞以小便不利、烦热为主症,仲景治用肾气丸,化气利水。天回医简《脉书·下经》有对转胞更为详细的记述:"☐转胞。不弱(溺)不后,从要(腰)以下不用,腰以下不用尚可久也。手足不用,易(易)者三四日,久者五六日死矣。且死,必先多弱(溺)后,乃死。"②天回医简中的转胞,症见二便不利,腰以下失去正常的生理机能;若伴见手足失敏,则是危候。《金匮》中的转胞与天回医简中的转胞,在证候特征上有相同处。

（2）疟母与苦母:《金匮》有云:"问曰:疟以月一日发,当以十五日愈。设不差,当月尽解也。如其不差,当云何? 师曰:此结为癥瘕,名曰疟母,急治之,宜鳖甲煎丸。"③疟母是疟病日久不愈,邪气与痰瘀互结而成的有形实邪,仲景治用鳖甲煎丸,消癥化瘀。天回医简《脉书·下经》中有"苦母,产于久疟,类承瘕、带瘕,骨骨如匕枋"的简文。即疟病日久,会变成苦母,苦母类似癥瘕。此与《金匮》记载"疟病一月不解,结为癥瘕,而成疟母"的论述,是一致的。《金匮》"疟母"似承自"苦母产于久疟"之说。

（3）脾约与胃约:脾约,《金匮》云"趺阳脉浮而涩,浮则胃气强,涩则小便数,浮涩相搏,大便则坚,其脾为约,麻子人丸主之",是津液为胃热所迫、肠道失润,症见大便干结、小便频数的疾病。天回医简有"胃约"一名,其曰"土风以春气禺(遇)者,其发也,膿(体)重,肠厚,胃约"。肠厚,即厚肠,大便干结之意,如《名医别录》"黄连"条记载"调胃、厚肠",过服黄连,容易导致大便干结难解。胃约,也是以大便干结为证候特征。黄龙祥④研究发现,西汉初期"太阴属胃,胃为五脏之一"是当时的主流认识,《内经》的整理者则将"太阴属胃"转化成了"太阴属脾",最后以"脾"取代"胃",形成了通行的"心、肺、肝、脾、肾"五脏体系。东汉初期,两汉之际,既然"胃"与"脾"之间,发生了地位的转化,那么主症相同的胃约与脾约,也存在"胃约"被转为"脾约"的可能。

（4）金疮与金伤:《金匮》云:"若身有疮,被刀器所伤亡血故也。病金疮,

---

① 张仲景.金匮要略 明吴迁钞本[M].北京:北京科学技术出版社,2016:78.
② 天回医简整理组.天回医简(下)[M].北京:文物出版社,2022:29.
③ 张仲景.金匮要略 明吴迁钞本[M].北京:北京科学技术出版社,2016:12.
④ 黄龙祥.扁鹊医学特征[J].中国中医基础医学杂志,2015,21(2):203-208.

王不留行散主之。"金疮,即金属器皿导致的外伤病症。《说文》言"伤,创也",出土秦汉医学文献中的金伤,即《金匮》之"金疮"。金伤是秦汉时期的常见病,《五十二病方》记载治疗"诸伤"的药方近十余首;天回医简《脉书·下经》亦有专篇论述金伤的症状及死候;《和齐汤法》记载有金伤的内服与外治法;东汉初期的武威医简,记载有五首治疗金创的药方,涉及金创导致的瘀血不出、疼痛、创口冷、腹胀等病症。出土简帛文献中的治金伤方,多用蜀椒、干姜、黄芩等药物,这些药物也见于《金匮》王不留行散方。

(5) 女劳疸与髓瘅:《金匮》云:"额上黑,微汗出,手足中热,薄暮即发,膀胱急,小便自利,名曰女劳疸,腹如水状不治……其腹胀如水状,大便必黑,时溏,此女劳之病。"《肘后备急方》进一步补充说:"女劳疸者,身目皆黄,发热恶寒,小腹满急,小便难,由大劳大热交接,交接后入水所致。"①房劳伤肾,瘀热在里而致发黄,故名女劳疸;其以身目黄、额黑、手足热、大便黑溏、小便自利为主症。在天回医简有髓瘅之病,其曰:"隋单(瘅),喉干,弱(溺)清而黑以淳(沌),得之□。隋单(瘅),目焦,兑皀(眼),得之宫。隋单(瘅),目黄而兑,得之宫。"宫,即房事。房劳甚,消精耗髓,瘀热内生,故名髓瘅。其以咽干、目黄或目焦、小便清等内热为证候特征。女劳疸与髓瘅,病因皆是房劳过度;病机同为瘀热在里;在证候上,亦多相近。不同之处在于,女劳疸是依病因而命名;髓瘅则据病位而命名。

(6) 酒疸与膏瘅:《金匮》中的酒疸与出土文献中的膏瘅,也存在一定的相似性。酒疸,《金匮》云"心中懊憹而热,不能食,时欲吐,名曰酒疸。夫病酒黄疸,必小便不利,其候心中热,足下热,是其证也",其因饮酒过度所致,以心烦、身热、小便不利为主症。膏瘅,天回医简云"膏瘅,善渴,身热,弱(溺)白而淳(沌),得之酒。膏瘅,酓(饮)少而弱(溺)多,得之酒若渴",其以口渴、身热、小便白浊为特征,病因是"得之酒"。因小便白浊如膏,故名膏瘅。酒疸与膏瘅,在病因及证候上,极为相近。

(7) 阴狐疝气、狐惑与狐病:《金匮》中载有"阴狐疝气"一病,其云"阴狐疝气者,偏有小大,时时上下,蜘蛛散主之"。阴狐疝不见于《素问》《灵枢》,故古今医家对于阴狐疝气的认识,颇多争议。一些注家多引用《灵枢·经脉篇》"肝足厥阴所生病者,狐疝"及《灵枢·五色篇》"阴狐,癀阴之属",将阴狐疝气

---

① 葛洪撰.肘后备急方[M].北京:北京科学技术出版社,2016:117.

等同于狐疝,然似不合于"阴狐疝气"的本义。但在出土秦汉简帛医药文献中,狐病与疝病是两类不同的疾病,西汉初期的天回医简《脉书·下经》有专篇论述狐病,如"狐,状隐,徒少腹痛。阴狐。天阴而瘳"。狐病是以症状的时隐时现、伴见少腹痛为特点。狐病的阴阳属性,则据发病时间或病位在肚脐上下而判断。而疝病则以心腹痛为证候特点。《金匮》"阴狐疝气","阴狐"或是指病位在肚脐下、病证时隐时现、伴见少腹痛,而疝则指腹痛。"阴狐"与"疝气(疝)"共有"腹痛"症状,故仲景将二病合称为"阴狐疝气"。但其仍遗存有早期狐病的含义。《金匮》中的"狐惑",也是因病证的时隐时现、变幻无常,故命名为狐惑。

(8) 虚劳与男子七疾、七伤:《金匮》记载有虚劳一病。虚劳是五脏气血阴阳虚损的病证,是临床常见的疾病之一。此病在《金匮》之前的传世文献中,亦未见载。不过武威医简记载男子七疾、七伤中的"阴寒""精自出"与"《金匮》劳之为病……阴寒精自出"同;七疾、七伤中的"膝胫寒,手足热且烦,卧不安床"合于《金匮》"劳之为病……手足烦";七疾、七伤中的"小便时难,溺□赤黄泔白""小便有余"见于《金匮》"男子面色薄者……小便不利";七疾、七伤中的"有病如此,终古毋子"与《金匮》"男子脉浮弱而涩……为无子",并无二致;七疾、七伤中的"意常欲得妇人",与"梦交"近似。《金匮》强调"虚劳"男子易患,如其云"夫男子平人,脉大为劳,极虚亦为劳""男子面色薄者,主渴及亡血""男子脉虚沉弦,无寒热,短气里急,小便不利,面色白,时目瞑兼衄,少腹满,此为劳使之然""男子脉微弱而涩,为无子,精气清冷""男子平人,脉虚弱细微者,善盗汗也"。此与出土文献论七疾、七伤为男子所有,也是相合的。出土文献中的"七疾、七伤"与《金匮》虚劳,在证候表现方面,颇多重合,可证二者存在密切的关系。《金匮》所论"虚劳",或许源自早期的"七疾、七伤"。

3. 疾病治疗 《金匮》与早期简帛医方类文献,在辨病论治、疾病治法及随症化裁等疾病治疗方面,有很多相合之处。

在具体的疾病治疗上,《金匮》与出土的简帛医方类文献,也存在较多的一致性。

(1) 汗法治痉:汗法是以汗出为目的,使在表的外感邪气随汗而解的治法。《金匮》中常用汗法治疗痉病:如以葛根汤治疗刚痉。葛根汤含麻黄、桂枝、葛根等发散药,是一首典型的发汗方。仲景用此方治疗刚痉,并强调药后需"取微似汗"。然发汗治痉,已见于西汉初期的马王堆帛书《五十二病方》:

伤胫(痉)者,择蘽(藘)一把,以敦(淳)酒半斗者(煮)潰(沸),歓(饮)之,即温衣陕(夹)坐四旁,汗出到足,乃【□】。①

此"伤痉"方,用淳酒煮藘内服,药后覆衣,以"汗出到足"为度。虽然此方与葛根汤的药物组成不同,但同是用汗法治疗痉病。之于为何需以发汗治痉?仲景没有明言,《五十二病方》却指出"伤痉,痉者,伤,风入伤,身伸而不能屈",痉病是风邪从伤口入袭体内,引发身体强直不能屈伸,故需用发汗法以祛风。

(2)下法治水:下法是以泻下、荡涤、攻逐为目的,使停留于胃肠的宿食、燥屎、冷积、瘀血、结痰、停水等从下窍而出,以祛邪除病为目的的治法。《金匮》中常用下法治疗水饮病,如以甘遂半夏汤治疗留饮;大黄甘遂汤治疗水与血并结在血室。甘遂、大黄,泻水逐肿,消肿散结,具有明显的攻下作用。以下法治疗水饮病,已见于天回医简《和齐汤法》:

　　治伤歓(饮)方。大戟七分,芫华六分,茈(紫)参五分,茱三分,商律二分,桂一分,合和;以水渍藥,捉取亓(其)汁,以完(丸)药②

治伤饮方,药用大戟、芫花、紫参、商陆等。大戟、芫花、商陆与甘遂,功效相同,也具有强烈的攻下作用。治伤饮方为下法治水(饮)病之先。

(3)消法治瘀:消法是通过行气活血、化痰利水、驱虫等方法,使气、血、痰、食、水、虫等渐积形成的有形之邪渐消缓散的治法。《金匮》中以消法治疗瘀血、癥瘕积聚及疮疡痈肿等病症,如"师曰:产妇腹痛,法当与枳实芍药散。假令不愈者,此为腹中有干血著脐下,与下瘀血汤服之""所以下血不止者,其癥不去故也。当下其癥,宜桂枝茯苓丸""其脉迟紧者,脓未成,可下之,当有血,大黄牡丹汤主之"等。武威医简中,已有消法:

　　□□瘀方。干当归二分,弓穷二分,牡丹二分,漏庐二分,桂二分,蜀椒一分,虻一分,凡□□(【七物】)皆冶,合,以淳酒和,饮一方寸匕,日三饮。倍(背)恿者卧药中,当出血久瘀。③

　　治金创内漏血不出方。药用大黄丹二分,曾青二分,消石二分,䗪虫

---

① 裘锡圭.长沙马王堆汉墓简帛集成(第五册)[M].湖南省博物馆,复旦大学出土文献与古文字研究中心编纂.北京:中华书局,2014:221.
② 天回医简整理组.天回医简(下)[M].北京:文物出版社,2022:113.
③ 张雷.秦汉简牍医方集注[M].北京:中华书局,2018:139.

三分,䗪头二分,凡五物,皆治,合和,以方寸匕一酒饮,不过再饮,血立出,不(否),即从大便出。"

"瘀方"以当归、川芎、牡丹皮、䗪虫配伍漏芦、桂、蜀椒,治疗瘀血病症,药后"当出血久瘀",是诊疗长期性瘀血的一首药方。"治金创内漏血不出方"则是用䗪虫、䗪虫联合大黄、消石、曾青治疗外伤后的瘀血不出。武威医简中"瘀方""治金创内漏血不出方"所体现的治法及主用的药物,与《金匮》下瘀血汤、大黄牡丹汤,已没有明显区别。

(4)补法治虚:补法是通过补充人体阴阳气血,以治疗各种虚弱病症的治法。《金匮》中常用补法治疗虚劳,如"虚劳里急,诸不足,黄芪建中汤主之。虚劳腰痛,少腹拘急,小便不利者,八味肾气丸主之。虚劳诸不足,风气百疾,薯蓣丸主之"等。

补法,在出土文献中已早有体现,阜阳汉简《万物》中记载"使人倍力者以羊与龟",即食用羊、龟可以增长气力。据出土文献所示,古人采用益气之法,以预防衰老,很多冠以"益气"为名的药方,皆是补益方,如马王堆医书《养生方》《杂疗方》"加(补益身体)"方、"轻身益力"方、"除中益气"方、"治力"方、"益力"方、"醪利中"方、"益内利中"方等。这类药方多是以血肉有情之品配合乌头、桂、姜等内服,以补益气力,增强体质、延长寿命。

(5)清法治疸:清法是通过清热、泻火、解毒、凉血,以清除里热之邪的治法。《金匮》中的白虎汤类、泻心汤类、茵陈蒿汤类等方剂,属于清法的代表方,常用于治疗疸病、疟病、出血证等。如"膀胱急,少腹满,身尽黄,额上黑,足下热,因作黑疸。消石矾石散主之。黄病,腹满,小便不利而赤,自汗出,此为表和里实,当下之,宜大黄黄檗栀子消石汤"。

清法治疸,已见于《和齐汤法》,如:"治内瘅。屑(屑)土蒌、消石等,并合,已餔食,取药一钥(龠),以浆饔(飧)之,卅日已。毋禁。"[1]内瘅即内热,《和齐汤法》治内瘅方则用天花粉、消石,散剂内服。天花粉,《神农本草经》云"味苦寒,生川谷。治消渴,身热烦满,大热,补虚安中,续绝伤"。消石,《神农本草经》云"味苦寒,生山谷。治五脏积热,胃胀闭,涤去蓄结饮食,推陈致新,除邪气,炼之如膏,久服轻身"。天花粉、消石性寒,有治疗身热、大热、肠胃中痼热、五脏积热的作用,与内瘅病机相符。在出土文献治疗热性病症的医方内,高频

---

[1] 天回医简整理组.天回医简(下)[M].北京:文物出版社,2022:121.

出现天花粉与消石的配伍组合。

此外,《和齐汤法》有"治黄单(瘅)。取黄牡牛弱(溺)歓(饮)之。能多歓(饮)之,亟已"①的简文。"治黄瘅方"以黄牛尿治疗黄瘅。《名医别录》记载"黄犍牛、乌牡牛溺,治水肿,腹胀,脚满,利小便",《新修本草》补充言"牛尿,主消渴,黄疸,水肿,脚气,小便不通也"②。牛尿通利小便而祛黄,有治疗黄疸的作用。而仲景常用茵陈蒿汤(茵陈、大黄、栀子)治疗黄疸。茵陈蒿,清热利湿、利胆退黄,其与黄牡牛溺治黄疸的治法,是一致的。

(6) 温法治寒:温法是通过温里祛寒的作用,以治疗里寒证的一类治法。《金匮》中,温法常用于治疗寒性病证,如"胁下偏痛,发热,其脉弦紧,此寒也。以温药下之,宜大黄附子汤""腹满时减,复如故,此为寒,当与温药""病痰饮者,当以温药和之"等。

温法在西汉初期已有雏形,如阜阳汉简《万物》中有"姜叶使人忍寒也"的简文,姜叶有散寒之效,服之可让人耐受寒冷。肩水金关汉简记载一首治疗"寒气"残方"治寒气丸:蜀椒四分,干姜二分☐"③,此方似是通治寒病的一张药方,主要使用蜀椒、干姜等热药,祛风散寒。武威医简有:

治伤寒遂(逐)风方。付子三分,蜀椒三分,泽泻五分,乌喙三分,细辛五分,术五分,凡五〈六〉物皆冶,合,方寸匕,酒饮,日三饮。④

此方用附子、蜀椒、乌头、细辛等热药祛寒遂风,体现出"寒者热之"的治疗思想。

综上可见,《金匮》中很多疾病的具体治法,已见于早期的简帛经方类文献。《金匮》继承这些疾病的治法,并进一步发展完善。

(7) 随症化裁:《和齐汤法》有"病所在负(倍)亓(其)药"之论,如:"治心腹为病"方,方后注云"丹参主匈(胸),沙参主腹,苦参主胁,玄参主肠,茈(紫)参主心,勺(芍)药主少腹,病所在即倍其药"。此是根据疾病所在部位或当前疾病的主症,加倍使用所主之药。"病在所倍其药"的用药法,亦是

---

① 天回医简整理组.天回医简(下)[M].北京:文物出版社,2022:113.
② 苏敬.唐·新修本草 辑复本[M].尚志钧辑校.合肥:安徽科学技术出版社,1981:378.
③ 张雷.秦汉简牍医方集注[M].北京:中华书局,2018:415.
④ 张雷.秦汉简牍医方集注[M].北京:中华书局,2018:121.

《金匮》常见的医方化裁之法。如治疗妇人乳中虚,烦乱呕逆的竹皮大丸方后注云"有热者,倍白薇",即若是妇人兼见虚热,则将方中的白薇加倍使用。又如《金匮》附方的"妊娠养胎,白术散",方后注云"心下毒痛,倍加芎䓖",即若是妊娠期间,兼见心下疼痛,可以将方中的川芎,加倍使用。又如治疗奔豚气的桂枝加桂汤,其方后注云"本云桂枝汤,今加桂满五两。所以加桂者,以能泄奔豚气也"。桂枝汤中,桂枝本为三两,今加至五两,是为泻奔豚之气,虽然桂枝加减,不尽合于"病在所倍其药"的剂量要求,但亦是该思想的体现。

4. 医方传承 《金匮》中的医方配伍严谨,功效明确,一直被历代医家喜用。然《金匮》方的来源,一直是历史疑案。将先秦两汉简帛医方类文献与《金匮》对读可以发现,《金匮》方与出土经方,有很多组成相近者。如乌头桂枝汤(乌头、桂枝、芍药、生姜、大枣、甘草)与治疝方(桂、芍药、姜、枣、楮实子)、乌头赤石脂丸(乌头、附子、干姜、蜀椒、赤石脂)与治心瘴方(蜀椒、细辛、桂、姜、杏仁、皂荚)、黄芪桂枝五物汤(黄芪、桂枝、芍药、生姜、大枣)与治血痹方(白敛、芍药、节华、姜、桂、蜀椒、茱萸)、黄芩加半夏生姜汤(黄芩、芍药、半夏、生姜、大枣、甘草)与治肠疝方(干漆、紫参、黄芩、芍药、桂、姜、半夏)、土瓜根散(土瓜根、芍药、桂枝、䗪虫)与治血暴发方(土瓜、桂、紫参)、薯蓣丸(薯蓣、当归、桂枝、曲、大豆黄卷、地黄、甘草、人参、川芎、芍药、白术、蛮懂、杏仁、柴胡、桔梗、茯苓、阿胶、干姜、白敛、防风、大枣)与治百病通明丸方(甘草、川芎、当归、防风、地黄、黄芩、桂、前胡、五味子、干姜、玄参、茯苓)、附子粳米汤(附子、半夏、粳米、大枣、甘草)与治气暴上走嗌方(细辛、乌头、半夏、穀米)。

此外,《金匮》中很多药物的使用经验,与出土简帛经方相合。清华战国简《病方》中有一首治疗肩背痛的药方,其云"⿱雨瓠,煮以酒,饮之,以瘥肩、背疾"。侯乃峰释⿱雨瓠为"卵瓠",即圆形的葫芦,有"栝蒌"类植物的可能①。此方以酒煮栝楼治疗肩背疾。栝楼,在《神农本草经》并无治疗肩背痛的记载。但《金匮》中却用栝楼剂主治症见"心痛彻背"的胸痹,如栝楼薤白白酒汤、栝楼薤白半夏汤。而且仲景告诫栝楼薤白白酒汤、栝楼薤白半夏汤等方,需配合白酒煎煮,甚是合于清华战国简《病方》中治疗肩背痛方。

---

① 侯乃峰.释清华简《病方》篇的"卵"字兼谈相关问题[J].中医典籍与文化,2022,1(2):3-18.

北京大学藏秦简《病方》有治疗肠辟、肠泄的两首药方，其云：

> 肠辟（澼），取稻米善笱（溲）析（淅），磨取亓（其）汁，孰（熟）煮之而歙（饮）之，毋食它物。

> 肠泄者，取秫米熬，令毚（纔）焦，即虋之孰（熟）而歙（饮）之。①

肠澼方与肠泄方，皆用煮熟的米汁内服治疗痢疾。以米汁治疗痢疾的经验，亦见于《金匮》。如"桃花汤""附子粳米汤"等药方中使用粳米配合赤石脂或附子治疗下利。

胡家草场简牍医方中有"心痹，燔杏核，冶，以酒少饮之"的简文。天回医简《脉书·下经》云"心痹，心脊相直，寒而痛"。心痹以心背寒痛为特征，形似《金匮》中的胸痹。心痹方，单用一味杏核作散，以酒送服。《和齐汤法》"治心痹"方，也配伍使用杏仁。《金匮》有治疗胸痹的茯苓杏人甘草汤，其亦用到杏仁，是对早期杏仁治心痹经验的继承。

通过早期简帛经方类文献与《金匮》对比发现：在编排体例上，《金匮》与早期简帛经方类文献，皆是采用每一病症下附若干药方的结构；亦是采用"主治病症+药物组成+制剂方法+服法"的格式记录医方。《金匮》中转胞、疟母、脾约、金疮、女劳疸、酒疸、阴狐疝气、狐惑、虚等疾病概念，与出土简帛医药文献中的一些病名相近，甚者相同。《金匮》与早期简帛经方类文献，在辨病论治、疾病治法及随症化裁等疾病治疗方面，有很多相合之处。《金匮》中的很多医方，亦是对早期经方的传承。《金匮》与早期简帛经方类文献，存在甚深的渊源关系。

此外，也隐约发现，仲景在《金匮》与《伤寒论》中，针对早期经方类文献，呈现出明显不同的处理方式。在体例结构、疾病概念、疾病治法等方面，《金匮》与早期经方类文献相近，体现的是仲景对早期经方类文献的继承，而《伤寒论》则有仲景确立的极有新见的"三阴三阳"理论框架，与早期经方类文献存在显著的差异，体现出仲景对早期经方医学的"创新"。

20 世纪 60 年代，中医医史文献学家范行准先生在《张仲景〈伤寒杂病论〉的成书探讨》②一文中，将《金匮》与《汉书·艺文志·方技略》"经方十一家"，

---

① 北京大学出土文献与古代文明研究所.北京大学藏秦简牍（四）[M].上海：上海古籍出版社，2023：862.

② 科学史集刊编辑委员会.科学史集刊 第 4 期[M].北京：科学出版社，1962：59 - 65.

进行了对比研究,提出:"根据现存《金匮要略》一书的内容,和《汉书·艺文志·方技略》的经方家相参证,那么,他的'勤求古训,博采众方'的话,用在《金匮要略》上,比较更为恰当。因为我们如其把它们细为钩稽,则《金匮要略》一书,可说是《汉志》所藏十一家经方书的缩影。"其进一步论说:"今之《金匮》,当与原书相去不远,说它为《汉志·经方》缩影,自非过言。"

出土秦汉简帛经方类文献是构成《汉志·方技略》"经方十一家"的一部分。在出土秦汉简帛医药文献的视域下观之,范行准先生"今之《金匮》为《汉志·经方》缩影"的观点,基本符合历史真实。范行准先生在没有接触到出土秦汉简帛经方类文献的条件下,提出如此真知灼见,此得益于对秦汉医学形成及流变的深刻思考。

黄煌教授在对比出土秦汉经方类文献、《金匮》《伤寒》后,形象地说:"在秦汉时期,经方就像他的孩童时代,很天真的淳朴,就是什么病,有什么症状,用什么药……在秦汉经方基础上发展,再去看《金匮要略》,就像这个经方姑娘已经到了20岁左右,已经是骨架长开了、娉娉袅袅这种状态了,但是有点青涩,还不是非常的丰满……如果再和《伤寒论》来比较,《伤寒论》就不得了了,《伤寒论》是风韵饱满、魅力四射的美女了。"①黄煌教授亦敏锐地觉察到,在经方发展史上,似《金匮》在先,而《伤寒》在后。

质言之,仲景不仅是秦汉经方的集大成者,同时又为经方医学开一新境,其在经方医学史上的地位是极为突出的,是中医学"守正创新"的典范。

第四节　秦汉经方医学对后世的影响

作为奠基时期的秦汉经方医学,对之后的经方医学影响深远。

一、确立方书编写体例

《五十二病方》、天回医简《和齐汤法》、胡家草场简牍医方、北大汉代医简、武威医简等成体系的出土秦汉经方类文献,其编写方式一般是,每一病症下附若干药方,体现出"以病为纲"编写体例。如《和齐汤法》在疝病下,附载3首医方;《五十二病方》在癃病下附载20余首医方。北大汉代医简、武威医简

---

①　摘自网络文章《"黄煌教授门诊笔记"学中医最重要的:从源到流》。

等亦是如此编写体例。《五十二病方》虽然是关于52种病症的方书,其全部药方约有280首。同样《和齐汤法》是关于60种病的方书,全部药方约有102首。北大汉代医简,疾病编号已达186,推测其药方至少也在186首以上。出土经方类文献的这种编写体例,直接被继承使用,如《金匮要略》《肘后备急方》《小品方》《集验方》《千金要方》《外台秘要》《医心方》等方书,也是病症下附列若干药方。在编写体例上,这些传世经方类文献与出土经方类文献,保持一致。

出土秦汉经方的格式一般是:治某某病方(主治病症)、药物组成(含剂量)、制剂方法、服法(含饮食禁忌):

> 治风痹初发,身为寒热,洒洒痛者。用杏覈(核)十四,取中人,细辛一小抈(蘖),蜀朷(椒)一合,姜二果(颗),圭(桂)二尺,父(咬)沮(咀)。置酒半斗中炊涫,挍去宰(滓),尽酓(饮)汁,卧,汗出免(浼)足。以寒水渍巾,挺以摩头面身,一已。(《和齐汤法》)

> 治心痛。毁鸡卵二,直(置)醯小音(杯)中,饮之,蚘从口出。(胡家草场简牍医方)

> 治久泄肠辟(澼)呕血□□裹□□□□,[众]医不能,治皆射(谢)去方:黄连四分,黄芩、石脂、龙骨、人参、姜、桂各一分,凡七物,皆并冶,合,丸以密(蜜),大如弹丸,先餔食,以食大汤饮一丸,不起□□□□。肠中恿,加甘草二分;多血,加桂二分;多农(脓),加石脂二分;□一□□日□□□,多□,[加]黄[芩]一分。禁鲜鱼、猪肉。方禁,良。①(武威医简)

"主治病症+药物组成+制剂方法+服法"的医方格式,亦是传世方书记录医方的格式。如:

> 治百合病,不经吐、下、发汗,病形如初者,百合地黄汤。方:百合七枚(擘),生地黄汁一升。右二味,先以水洗百合,渍一宿,当白沫出,去其水,更以泉水二升煮取一升,去滓;内地黄汁,煮取一升五合,分温再服。中病勿更服,大便当如漆。②(《金匮要略》)

---

① 张雷.秦汉简牍医方集注[M].北京:中华书局,2018:146.
② 张仲景.金匮要略明吴迁钞本[M].北京:北京科学技术出版社,2016:9-11.

> 半夏橘皮汤,治胸中冷痰气满,不欲食饮方。半夏五两(洗),橘皮二两,桂肉四两,茯苓三两,人参一两,白术三两,生姜五两,细辛一两,甘草二两(炙),凡九物,以水八升,煮取三升半,分四服。①(《小品方》)

这种医方格式,陈延之称之为"方说",其谓:

> 古之旧方者,非是术人逆作方,以待未病者也。皆是当疾之时,序其源白诊候之,然后依药性处方耳。病者得愈,便记所主治,序为方说,奏上官府,仍为旧典也……夫用故方之家,唯信方说,不究药性,亦不知男女长少殊耐、所居土地温凉有早晚不同,不解气血浮沉深浅应顺四时、食饮五味以变性情。唯见方说相应,不知药物随宜,而一概投之,此为遇会得力耳,实非审的为效也……但问人男女长少依方说,方说有半与病相会便可服也。宜有增损者,一依药性也。②

陈延之认为医者明其病源,诊断其病候,依药性处方,病者得愈,则记载此方主治的病症,即成方说。在辨识体质的情况下,依据"方说"及"方说"中的症状,与当下病症有一半相符合,便可服用。此方说与方说对应,即当代方证与方证对应的雏形。推而论之,出土经秦汉经方类文献,虽无"方证"之名,但有"方证"之实,虽然其"方证"比较原始,仅是简单记述药方的主治症状。

二、开创辨病论治模式

出土经方类文献以病为纲的编写体例,提示秦汉医家是针对病进行设方治疗,此即"辨病论治"诊疗模式。有些疾病表现出贯穿始终的特殊规律,这样可以使医者预测疾病的发生、发展、变化与转归,进而可以从整体上给予诊治。

《史记·扁鹊仓公列传》记载不少他医误诊治疗无效而淳于意明确病名后治愈的医案:

> 齐郎中令循病,众医皆以为蹶入中,而刺之。臣意诊之,曰:"涌疝也,令人不得前后溲。"循曰:"不得前后溲三日矣。"臣意饮以火齐汤,一饮得前后溲,再饮大溲,三饮而疾愈。③

---

① 陈延之.小品方[M].高文铸辑校注释.北京:中国中医药出版社,1995:29.
② 陈延之.小品方[M].高文铸辑校注释.北京:中国中医药出版社,1995:1.
③ 中华书局编辑部.二十四史简体字本 史记[M].北京:中华书局,2000:2153.

  临菑氾里女子薄吾病甚,众医皆以为寒热笃,当死,不治。臣意诊其脉,曰:"蛲瘕。"蛲瘕为病,腹大,上肤黄粗,循之戚戚然。臣意饮以芫华一撮,即出蛲可数升,病已,三十日如故。①

  前者众医认为循之病为蹙,针刺无效;淳于意诊断后认为病当属涌疝,治用火齐汤,三日治愈。后者众医认为薄吾之病为严重的寒热,有生命危险;但淳于意诊断后认为,病属为蛲瘕,服用芫华一月余,即治愈。辨识疾病的能力,直接关系疾病治疗与预后。

  "辨病论治"的诊疗模式,一直被后世医家继承与发扬;代表性著作如张仲景的《金匮要略》。《金匮要略》全书25篇包括疾病40余种,主要是内科疾病,如:痉病、肺痈、百合病、狐惑病、中风、历节病、蛔虫病等;也有专篇论述外科、妇科疾病,如疮痈、浸淫病、妊娠病、产后病等。仲景诊疗杂病强调"病"的特殊性,甚至已有诸如百合地黄汤治疗百合病、鳖甲煎丸治疗疟母、甘草泻心汤治疗狐惑病、蜘蛛散治疗阴狐疝、乌头桂枝汤治疗寒疝、旋覆花汤治疗肝着、黄芪加黄芪汤治疗黄汗、甘麦大枣汤治疗脏燥等专病专方的临床实践。

  用今天的眼光看秦汉时期的疾病,部分疾病的内涵还不够清晰。很多是以单个的症来命名疾病,如心痛、咳嗽、短气、消渴、小便不利、惊悸、吐血下血、呕吐、下利等,并非现在意义上严格的疾病概念。这些"病"很难有贯穿始终的诊疗规律,这是中医学的局限。

三、蕴含辨证论治雏形

  虽然出土经方类文献中,没有辨证论治体系,但孕育着辨证论治的雏形。如《五十二病方》治疽病方,药用:冶白蔹、黄耆、芍药、桂、姜、椒、茱萸,凡七物。但附有加减法:"骨疽倍白蔹,肉疽倍黄耆,肤疽倍芍药,其余各一。并以三指大撮一入杯酒中,日五六饮之。须已。"《和齐汤法》治消渴方,亦有"溲多,负(倍)凝水石;渴,负(倍)圭(桂);烦,负(倍)姜;饥,负(倍)长石"的附录。武威医简有"治久泄肠辟(澼)呕血□□裹□□□□,[众]医不能治,皆射(谢)去方",方后注云:"肠中恚,加甘草二分;多血,加桂二分;多农(脓),加石脂二分;□一□□日□□□,多□,[加]黄[芩]一分。"这些对症加减的实践,在一定程度上,体现了"辨证论治"思想。

---

① 中华书局编辑部.二十四史简体字本 史记[M].北京:中华书局,2000:2159.

又如《和齐汤法》治消渴的两首药方：

亓(其)一曰,长石一,石膏一,凝水石一,圭(桂)、畺(姜)各二分,蜀朴(椒)二,兔丝实二分,冶,合和。以小蒙(橡)早(皂)取药,直(置)水华一升中,酓(饮)之。有閒,酓(饮)□(糜)。为糜(糜),即米一升,水三升,成糜(糜)五升。日三酓(饮)之,三日而止。

一曰,苦参卅分,龙胆廿分,沈潘十分,圭(桂)、定畺(姜)各五分,则(煎)、增(曾)青、白丹各三分,皆冶,并合之;取生栝娄(蒌)根,捣而捉取亓(其)汁,澄渴〈清〉之,以酒药而丸之,大如起以(苡)。以糜(糜)酓(饮)之,日三酓(饮),稍以利为齐(剂)。

前一首药方是长石、凝水石、配合桂、姜、蜀椒、菟丝子;方中寒凉药的比重,小于辛热药的比重,是以辛热化气为主;后一方是天花粉、苦参,龙胆,知母、增青配伍桂、姜、附,然寒凉药的比重明显大于辛热药,是以寒凉清热为主。这两首药方,皆是治疗消渴,但针对的病机有明显寒热差异。

再如武威医简简 79、简 80 甲、简 80 乙所述病名、主症基本相同,但所用药物却大相径庭,前方以热药为主,如桂枝、蜀椒等,可知久咳上气喉中百虫鸣状是寒饮停肺所致;后方以寒为主如石膏、门冬等,可知久咳上气是肺内郁热所致。①

药方的对症加减以及同病异方的实践,体现了医者抓主症、辨病机,同病异治的治则,此是辨证论治的雏形。

第五节　余　　论

著名学者陈寅恪先生在谈及敦煌材料的研究价值时,说:"一时代之学术,必有其新材料与新问题。取用此材料,以研求问题,则为此时代学术之新潮流。治学之士得预于此潮流者,谓之预流。其未得预者,谓之未入流。此古今学术史之通义,非彼闭门造车之徒所能同喻者也。"②新材料推进新发现,此学术研究之通例,中医的研究,概莫能外。出土秦汉简帛文献中丰富的医药内

---

① 戴恩来,金华,张延昌,等.汉代医简 辨证先声——武威汉代医简及其价值[J].中国现代中药,2013,15(4): 347-348.

② 陈寅恪.金明馆丛稿二编[M].上海:上海古籍出版社,1980: 236.

容,为研究中医学的起源、形成等问题,提供了新的机遇。

柳长华先生在《解读〈黄帝内经〉》一书中指出:"中国的学问,后出不取代前出。前面的学问就像大厦的基础,后之学者在此基础上不断积累、进步。从师徒授受、口耳相传到著之简帛,再到训诂以传、古籍整理,各种学问就这样传之百代。"①仲景既为秦汉经方的集大成者,表明在仲景之前,经方医学已有深厚的基础与悠久的历史发展。"人们常把历史比喻成一个老人,其实衰老的不是历史;愈是走向远古,历史便愈富有童年的天真与烂漫"②,之于经方医学史,亦复如是。经方愈是走向"前面"、走向远古,愈富有无限生机。

随着医学文献与文物的不断发现与研究,促使我们去追寻中医学形成与发展的足迹。而诸多证据表明,中医是从源头上与中华民族的传统文化一脉相承的,中医学仍历史地保持着中华文化的基因。中医是"中国古代科学的瑰宝,也是打开中华文明宝库的钥匙"这一论断,已将中医与中华文化之间的关系,昭揭无余。言中医之守正与创新,应着眼于中华传统文化。

深研秦汉医学史的廖育群,在完成重构秦汉医学整体图像后,语重心长地说道:

> 实际上,一切因岁月流逝而已然不知其原委的发明,虽然有可能用"科学"的方法复原其结果,但却无法"复原"其发明的过程。这或许才是秦汉医学中最具魅力的地方。而早期文明的种种其他遗存,不也同样是透过重重迷雾映射出灿烂的光芒,既令人惊叹其巧夺天工,又似乎永远都无法破解其身世之谜吗?③

笔者亦是此感。虽然已全面梳理了秦汉经方医学的形成与源流,并尝试解析经方的部分组方奥秘,但经方的身世之谜,并未随之减少。未来希望在胡家草场简牍医方、北大汉简医方全部简文公布后,进一步深化、推进秦汉经方医学理论研究及仲景经方的溯源研究。

---

① 黄帝内经[M].柳长华解读.北京:科学出版社,2019:30.
② 傅道彬.中国生殖崇拜文化论[M].武汉:湖北人民出版社,1990:344.
③ 廖育群.重构秦汉医学图像[M].上海:上海交通大学出版社,2012:114.